Clinical Sarcoidosis

临床结节病

主　审　缪竞智

主　编　柯会星

副主编　代华平　徐作军　王　和

编　者（以姓氏汉语拼音为序）

白文学（华中科技大学同济医学院附属同济医院）　　吕嘉琪（北京医院）

常建民（北京医院）　　罗庆锋（北京医院）

陈　彤（北京医院）　　毛永辉（北京医院）

陈起航（北京医院）　　潘　琦（北京医院）

代华平（中日友好医院）　　孙铁英（北京医院）

丁艳苓（北京大学第三医院）　　王　和（北京医院）

方保民（北京医院）　　王　艳（北京医院）

龚　涛（北京医院）　　王海涛（北京医院）

龚树生（首都医科大学附属北京友谊医院）　　王少为（北京医院）

韩志海（中国人民解放军总医院第六医学中心）　　韦晓宁（北京医院）

黄　可（中日友好医院）　　翁剑真（北京医院）

黄剑锋（北京医院）　　谢　敏（华中科技大学同济医学院附属同济医院）

姜丁源（中日友好医院）　　徐国纲（中国人民解放军总医院第二医学中心）

金　金（北京医院）　　徐作军（中国医学科学院北京协和医院）

柯会星（北京医院）　　叶东樊（陆军军医大学第二附属医院）

李　伟（北京医院）　　易　纯（北京大学口腔医院）

李　洋（北京市大兴区人民医院）　　张　旻（北京医院）

刘德平（北京医院）　　张　倩（中国医学科学院北京协和医院）

刘东戈（北京医院）　　张春阳（中国人民解放军总医院第六医学中心）

刘龙腾（北京医院）　　周庆涛（北京大学第三医院）

人民卫生出版社

·北京·

图书在版编目（CIP）数据

临床结节病 / 柯会星主编 . -- 北京 ： 人民卫生
出版社，2024. 10. -- ISBN 978-7-117-37055-4

Ⅰ. R563

中国国家版本馆 CIP 数据核字第 2024NV8920 号

人卫智网	www.ipmph.com	医学教育、学术、考试、健康，购书智慧智能综合服务平台
人卫官网	www.pmph.com	人卫官方资讯发布平台

临床结节病
Linchuang Jiejiebing

主　　编：柯会星
出版发行：人民卫生出版社（中继线 010-59780011）
地　　址：北京市朝阳区潘家园南里 19 号
邮　　编：100021
E - mail：pmph @ pmph.com
购书热线：010-59787592　010-59787584　010-65264830
印　　刷：三河市潮河印业有限公司
经　　销：新华书店
开　　本：787 × 1092　1/16　印张：18　插页：10
字　　数：382 千字
版　　次：2024 年 10 月第 1 版
印　　次：2024 年 12 月第 1 次印刷
标准书号：ISBN 978-7-117-37055-4
定　　价：88.00 元

打击盗版举报电话：010-59787491　E-mail：WQ @ pmph.com
质量问题联系电话：010-59787234　E-mail：zhiliang @ pmph.com
数字融合服务电话：4001118166　E-mail：zengzhi @ pmph.com

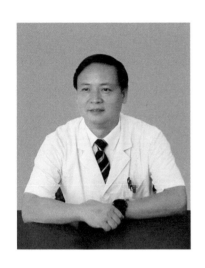

柯会星

北京医院呼吸与危重症医学科主任医师,北京大学副教授、研究生导师。中华医学会呼吸病学分会介入呼吸病学学组委员,中国医师协会变态反应医师分会委员,中国医师协会呼吸医师分会委员,中国老年医学会心血管病分会委员,中央保健委员会会诊专家。

北京医学会呼吸内镜和介入呼吸病学分会常务委员,北京医师协会变态反应专科医师分会常务委员。

北京市自然科学基金委员会评委,北京医学会医疗鉴定专家,北京市劳动能力鉴定委员会医疗卫生专家。

海峡两岸医药卫生交流协会呼吸病学专委会常委及老年医学专委会委员。

《国际呼吸杂志》编委,《中国心血管杂志》编委,《中华临床医师杂志》(电子版)编委,《保健医苑》杂志编委。

获中央保健委员会"中央保健工作先进个人"称号、北京大学医学部及北京医院优秀教师奖,以及局级新技术奖多项荣誉。

序

结节病是一种病因复杂的全身性疾病,近年来,随着医学的迅猛发展,国内外基础和临床工作者进行了大量研究,并取得了巨大进步,结节病诊治水平显著提高。由于结节病涵盖多个系统,呼吸科、风湿免疫科、皮肤科、眼科以及其他多个相关科室都有对结节病合理诊治的需求。结节病属于肉芽肿疾病,病情复杂,难以诊断,目前没有诊断金标准,所以需要结合临床、影像、病理、免疫等综合考虑,排除结核病、真菌感染等诊断后才能确诊。结节病症状复杂且可以累及全身所有系统,临床工作中往往需要多学科会诊,因此亟须系统梳理,以临床问题为导向,结合病例分析,提高临床医师对结节病的认识水平和诊治能力。

柯会星教授在呼吸领域深耕 30 余年,临床上尤其擅长老年、疑难、复杂的呼吸介入及综合诊疗,是我国最早一批从事呼吸介入的专家,参与组建北京医院支气管镜检查室,使之成为全国最早一批开展呼吸介入的单位。柯会星教授曾先后到德国海德堡大学胸科医院呼吸介入科、日本独协医科大学附属医院呼吸科、美国杜克大学医学中心 ICU 进修学习先进的介入技术,为北京医院后来的呼吸介入诊疗系统的建设和发展起到了积极的引领作用。柯会星教授做了大量结节病相关临床及研究工作,参编了我国第一部结节病专著;本次柯会星教授汇集全国名院名医,历时近 2 年,共同编撰《临床结节病》。

本书各章节均由长期工作在临床、教学和科研第一线的结节病专家结合自己的专长和经验认真撰写而成,是各位专家学者的集体智慧结晶。本书在注重实用的基础上兼顾基础研究,以丰富的图片资料为疾病的诊断与鉴别诊断提供助力。

本书分为总论和各论,共 22 章,全面系统地介绍了结节病诊治的最新概念、最新技术以及规范化的诊治方案。总论中包含结节病的命名和定义、历史及研究现状、流行病学、病因与发病机制、病理学及影像学表现、诊断与鉴别诊断、治疗;各论包括各系统结节病的临床症状、体征、影像学表现、实验室检查、诊断标准、治疗、随访、预后等内容,以及老年结节病的相关研究进展。

许多章节附有典型病例,以临床病例为导向,深入具体诊治细节,通过病例评析,重点突出诊断思路,将临床诊治经验倾囊相授。

本书适合从事结节病临床、教学和科研工作的医师、学者参阅,也可供结节病多学科会诊参考,内容翔实,相信本书对大家必将有所启发、带来裨益。

缪亮智

2024 年 10 月

　　结节病是一种全球性疾病,自 1877 年英国医师 Hutchinson 首先描述该疾病以来,人们对结节病的认识已经超过 140 年,但仍有诸多未明之处,主要包括:病因依然不明;症状非特异,复杂多变,与结核病等相互掺杂,易导致初始诊疗方向出现偏差,从而影响预后;目前仍缺乏特异的诊断手段;难治性结节病及复发患者处理困难等等。

　　结节病的病因未明,目前认为感染、免疫等多种因素都可能参与结节病的发生,基因易感性和环境因素的相互作用是导致结节病发生的主要原因,失调的免疫细胞、因子也可能参与结节病的发生。结节病的诊断主要依靠症状、影像学、组织学发现非干酪样肉芽肿。结节病可累及皮肤、眼睛等多个器官和系统,临床以呼吸系统受累最为常见,最容易考虑到结节病并诊断的表现是双侧肺门及纵隔淋巴结肿大,和/或典型的双侧肺内弥漫性侵犯。近年来,超声支气管镜(endobronchial ultra-sound,EBUS)在结节病诊断上的作用得到了进一步肯定,在支气管镜检查时,结节病患者的肺泡灌洗液检查结果往往也具有诊断意义。

　　本书邀请了长期工作在临床、教学和科研第一线的呼吸系统结节病专家,各单位的学科骨干,共同梳理了肺结节病的背景、流行病学研究、发病机制、病理生理学等,并结合大量临床病例,将各系统结节病的诊断思路及诊治重点详细评述,逐一分析,毫无保留地将自己的经验分享给大家,希望能给临床一线医务工作者带来帮助。

　　感谢各位专家在紧张的工作之余,广泛查阅资料,精选病例,认真编辑总结。

　　同时,由于医学是一门不断深入发展的学科,编者学识有限,书中的不足和疏漏之处在所难免,敬请广大读者提出批评指正。

柯会星

2024 年 10 月

各论

总　论

第一章

结节病概论

第一节　结节病的命名和定义

一、结节病的命名和同义词

1869 年 Hutchinson 首先描述该病的皮肤表现,1873 年 Besnier 报告 1 例面部冻疮样皮损,称为 Hutchinson 病。1899 年 Boeck 报告首例眼结节病临床表现及 24 例皮肤损害,曾命名为类肉瘤病(sarcoid),又称 Boeck 病,我国曾译名为鲍氏类肉瘤。1914 年 Schaumann 详细描述本病是多系统受损害的良性疾病,命名为 Schaumann 病,又称 Besnier-Boeck-Schaumann 病。为了与恶性霍奇金淋巴瘤区别,曾命名为良性淋巴肉芽肿(lymphogranuloma benign)。1924—1926 年 Heerfordt 报告葡萄膜炎、腮腺肿大及发热在同一患者发病,曾称葡萄膜腮腺炎(uveoparotitis)或葡萄膜腮腺热(uveoparotid fever)或 Heerfordt 综合征。1940 年正式命名为 sarcoidosis,国际沿用至今,我国译名为结节病。1946 年,Sven Lofgren 报告结节性红斑伴双肺门淋巴结肿大及急性关节炎是本病的又一特征,称该三联症为 Lofgren 综合征(Lofgren syndrome)。

二、对结节病的界定和解释

用精确简短的术语给结节病下一确切定义是比较困难的。现根据美国胸科协会(American Thoracic Society,ATS)、欧洲呼吸协会(European Respiratory Society,ERS)与世界结节病及其他肉芽肿疾病协会(World Association of Sarcoidosis and Other Granulomatous Disorders,WASOG)1999 年发表的结节病定义,描述如下:结节病是一种原因未明的多系统肉芽肿性疾病,中青年易患,常表现为双侧肺门淋巴结肿大、肺浸润、眼及皮肤损害,肺、脾、淋巴结、唾液腺、心脏、神经系统、肌肉骨骼以及其他任何器官均可受累;当临床及 X 线征象提示结节病、组织学证实为非干酪样上皮样细胞肉芽肿,能排除已知原因的其他肉芽肿病及结节病样局部反应时,诊断即可确立。2019年中国《肺结节病诊断和治疗专家共识》定义如下:结节病是一种原因不明的、以非干酪样坏死性上皮样细胞肉芽肿为病理特征的系统性肉芽肿性疾病。该病几乎可以累及全身各个器官,但以肺及胸内淋巴结最易受累,其次是皮肤和眼部。

结节病免疫学特征是未知抗原与机体细胞免疫和体液免疫功能相互抗衡,表现为延迟型皮肤超敏反应的抑制以及病变部位辅助T细胞、循环免疫复合物、自身抗体及B细胞功能亢进。结节病病程和预后与起病类型有关,急性起病伴结节性红斑或者无症状性双侧肺门淋巴结肿大,常预示疾病可能自行缓解;反之,隐匿发病伴多系统肺外损害者,常渐进为肺纤维化及其他脏器损害,预后不良。

第二节　结节病的历史及研究现状

早在100多年前,欧洲的皮肤科医师开始描述结节病的皮肤表现,当时并未认识该病是全身系统性疾病。1869年英国医师Hutchinson观察到1例男性工人的四肢皮肤呈对称性无痛性紫色红斑,持续2年未形成溃疡,按痛风病用秋水仙碱治疗无效,最终该患者死于肾衰竭,1877年Hutchinson对该病例作首次公开报道。1873年,巴黎医师Besnier报告1例面部冻疮样狼疮,称为Hutchinson病。1889年挪威医师Boeck报告24例良性粟粒状皮肤狼疮,其中一些病例除皮损外,同时具有眼结膜、鼻黏膜、腮腺、浅表淋巴结、肺脏、脾脏及骨的损害,认识到该病除皮肤受损外,可累及全身多个系统。通过皮肤活检,组织学证实为肉芽肿改变,命名为皮肤良性类肉瘤(multiple benign sarcoid of the skin)。1899年Boeck鉴于皮肤病损在外表上类似肉瘤,命名为类肉瘤病(sarcoid),又称为Boeck病。1904年德国医师Kreibich报告了3例冻疮样狼疮,其中1例伴指骨末节囊肿样改变。1914年瑞典医师Schaumann提供了该病多系统临床资料及病理组织学改变,除肯定了该病可侵犯齿龈、扁桃体、肺脏、肝脾和骨骼等器官外,病变主要由上皮样细胞堆集形成结节,除可见到朗汉斯巨细胞(Langhans giant cell)外,还可见绍曼氏体(Schaumann's body);因其临床表现属良性过程,为了和恶性霍奇金淋巴瘤区别,命名为良性淋巴肉芽肿。1915年德国胸科医师Bittorf与皮肤科医师Kuznitsky同时发现肺部损害与皮肤损害出现在同一病例中,并伴淋巴结及脾脏肿大,再次确认以上病例为一种疾病在机体的多器官损害,同年正式命名为Schaumann病。1924—1926年丹麦眼科医师Heerfordt报告3例葡萄膜炎伴腮腺肿大及发热,称葡萄膜腮腺炎或Heerfordt综合征。Heerfordt发现腮腺肿大时可伴面神经麻痹及难以解释的脑脊液中淋巴细胞增多,疑诊为流行性腮腺炎,后人认为属于神经结节病。1940年正式命名为sarcoidosis,我国译名为结节病,此后一直被国际沿用至今。1941年挪威皮肤科医师Kveim将确诊结节病患者的淋巴结浸出液注射到疑诊结节病患者的前臂真皮内,选择健康人、狼疮及结核病患者作为对照观察,试验结果提示 13 例结节病患者中的 12 例的注射部位均出现丘疹,对照组均无此反应。1954 年,Siltzbach 发展并改进该试验方法,取结节病患者的脾脏悬浮液证实试验的特异性,于注射后第 4~6 周,切取注射局部皮肤,病理组织学发现上皮样细胞堆集形成结节为阳性;该试验命名为 Kveim-Siltzbach 皮肤试验(又称为 Kveim 试验)。20 世纪 70 年代以前,该试验曾作为诊断结节病的重要手段之一。根据该皮肤试验,1946 年瑞典医师 Lofgren 报告的 185 例皮肤结节性红斑病例中,15 例符合结节病。1953 年再次将该皮肤试验应用到瑞典 113 例结节性红斑并双侧肺门淋巴结肿大病例中,1/4 病例组织学确诊结节病。此后将结节性红斑并双侧肺门淋巴结肿大及急性关节炎称为 Lofgren 综合征,并于 1958 年在伦敦举行的第一届国际结节病会议上进行报告,同时详细描述经活检确诊的肾结节病肉芽肿与钙代谢异常的关系,再次阐明结节病与结核病不属于同一种疾病。1951 年糖皮质激素治疗结节病获得成功,但同时发现 Lofgren 综合征或无症状的双侧肺门淋巴结肿大患者中,多数病情可以自限。因此是否用糖皮质激素治疗结节病出现了争议。多数研究者认为糖皮质激素是结节病有效的治疗药物,它可改善症状,促使病变吸收并抑制肉芽肿的形成,但并非所有结节病患者均宜使用糖皮质激素进行治疗。1975 年第七届国际结节病会议在纽约召开,Siltzbach 长达 751 页专题报告权威性地阐明了结节病的定义、病理组织学改变、临床表现、病程及预后,明确结节病是免疫异常的疾病,确认血清血管紧张素转化酶(angiotensin-converting enzyme,ACE)可作为结节病辅助诊断方法及判断结节病活动的指标。20 世纪 70 年代中期,通过纤维支气管镜支气管黏膜及肺活检诊断结节病的方法确立以后,结节病获得组织学确诊的阳性率明显增高;而支气管肺泡灌洗液(bronchoalveolar lavage fluid,BALF)成分分析有利于进一步深入研究该病的发病机制及对结节病活动性进行评价。1985 年由 Zerhouni 提出高分辨率 CT 用于肺部疾病检查后,不仅提高了肺结节病的检出率,更有利于对疾病演变的观察。此外 ^{67}Ga(镓)显像有助于判断结节病的病灶定位及疾病活动性。

我国对结节病的研究晚于欧美国家,1958 年公开报告了第 1 例,在 1970 年以前,该病被称为鲍氏类肉瘤。1985 年,《中华结核和呼吸杂志》发布了第 1 版《结节病诊断要点(试行方案)》,在 1989 年和 1994 年分别对结节病的诊断和治疗进行第二和第三次修订和更新;2019 年中华医学会呼吸病学分会间质性肺疾病学组、中国医师协会呼吸医师分会间质性肺疾病工作委员会组织了国内呼吸科、影像科、病理科等多学科有经验的结节病诊治专家,依据国内外临床诊治经验和证据制定了《中国肺结节病诊断和治疗专家共识》。

我们对结节病的研究已有 100 多年,对该病的流行病学、病理生理机制和治疗都有了更深入的了解,但仍有许多领域有待探索。

在流行病学方面,结节病的流行病学数据的地域差异性较大,部分地区如非洲等地的数据仍然很匮乏,而种族是该病发病的重要影响因素,因此未来需要更多关于不同人群结节病的流行病学研究。目前来自人口和管理数据库的"大数据"似乎在结节病流行病学研究中有一定优越性和可靠性,但是未来的工作需要对这部分数据的可靠性进行进一步分析,明确其诊断"结节病"的标准是否可靠;此类数据的局限性是无法对结节病的表型进行分层,而结节病的异质性大,在进行危险因素分析时,对不同表型进行分层分析十分重要。为了提高我们对结节病危险因素的认识,我们需要可靠的流行病学研究,尤其是设计合理的前瞻性队列研究。例如,通过一些横断面研究,一些感染性因素如分枝杆菌抗原 mKatG 和 Mtb-hsp 被认为是引起结节病的潜在危险因素,但是其确切的因果关系尚未确定,而队列研究则可帮助我们回答这些问题。注册登记研究对于结节病的研究也十分重要。如全球结节病研究(the Worldwide Sarcoidosis Research Study, WISE)就是一项收集结节病临床特点病程的大型研究,可提高我们对该病诊治的认识和理解水平。未来需要更多类似的注册登记研究,以帮助我们更好地识别和纳入患者,进行流行病学调查,提供疾病的临床表型、发病率以及危险因素分析的可靠数据。

在结节病的治疗方面,随着对结节病肉芽肿形成的细胞和分子机制认识的深入,目前出现了一些新的靶向治疗药物。理想的治疗药物具有高选择性,且副作用小。由于部分前炎症因子拮抗剂[如肿瘤坏死因子(tumor necrosis factor,TNF)抗体]的研究结果良好,有研究探索新的细胞因子抑制剂的潜在治疗价值。近期有一项评估 ustekinumab(一种 IL-12 和 IL-23 阻断剂)对结节病治疗价值的研究(目前已发表的结节病治疗相关的最大型研究),但研究结果却并不理想,在主要临床终点和次要临床终点均未显示出疗效。另一项纳入了 27 例肺结节病患者的随机对照研究提示己酮可可碱(pentoxifylline)可减少糖皮质激素的用量,但其消化道不良反应是限制该药应用的主要因素。一项开放标签的研究表明阿普斯特(apremilast)在治疗慢性皮肤结节病中有效。由于近期的研究表明结节病可能与持续的抗原暴露所致的 T 淋巴细胞反应耗竭有关,因此有部分研究试图将固有免疫系统作为研发新药的突破口。近期有一项在结节病相关小纤维神经病中开展的小规模研究,发现 ARA 290(促红细胞生成素类似物衍生肽,可激活固有修复受体的肽类)的治疗效果显著。

结节病的治疗策略目前尚无统一标准。结节病患者的临床表现异质性大,所需的治疗策略从不需要药物治疗、短期症状控制、长期治疗到迅速进展至危及生命需积极干预,仍亟须其他有效的治疗方式以减少或替代长程糖皮质激素。虽然有部分生物制剂表现出了令人期待的应用前景,但目前大部分研究多为非对照性研究,且纳入样本量小,因此可提供给临床医师的可靠证据较少。和其他复杂的系统性疾病相比,结节病的新型生物制剂的研发可能面临一个额外的困境。目前有越来越多的报道提示部分生物制剂可能诱发结节病,包括抗 TNF 制剂(利妥昔单抗)、抗白细胞介素-1(IL-1)制剂(anakinra)、抗白细胞介素-6(IL-6)制剂(tocilizumab)、抗白细胞介素-12/23(IL-12/23)制剂(ustekinumab)和细胞毒性 T 淋巴细胞相关抗原 4(cytotoxic T lymphocyte associated antigen-4,CTLA-4)抗体(ipilimumab)等。

我国结节病的研究开展较晚,现阶段需要通过建立全国多中心的结节病的前瞻性队列,以进一步认识中国结节病患者的临床表型、流行病学特征、转归,从而开展高质量的真实世界研究,提高我国结节病的诊断、治疗及科研水平,研究的目的主要包括:①探索结节病的可能病因或高危因素;②探索结节病特异性的血清标志物;③遵循卫生经济学原则,规范结节病活检操作过程;④针对不同病情程度的结节病患者,制定个体化治疗方案,规范结节病系统性激素、免疫抑制剂、生物制剂的使用;⑤提高早期识别心脏、神经结节病的临床诊断能力,改善这类患者的预后;⑥制定针对Ⅳ期肺结节病患者的抗纤维化策略,包括抗纤维化治疗的时机、药物选择、疗程等。

第三节　结节病的流行病学

结节病在世界各地、各人种中均有发病,全球患病率约(4.7~64)/10万,年发病率约(1.0~35.5)/10万。不同研究的流行病学数据不同,结节病受性别、年龄、种族因素影响,具有遗传易感性,同时其发病率的季节和地域的差异性提示结节病的发病可能还受到其他未知因素的影响,如微生物因素、环境因素等。

一、结节病的好发性别与年龄

结节病的好发年龄为40~55岁,老年和儿童患者仅占5%左右。种族可能会影响结节病的发病年龄,非洲裔美国人出现症状的年龄早于白种人;该病在我国多发于40岁以上,在欧洲则以30~39岁多见。日本和欧洲结节病的发病年龄有两个高峰,分别在20~30岁和50~60岁。结节病在男女中均可发病,女性略多于男性,男女比例约为1.20∶1.75。男性的好发年龄略低于女性(男性30~50岁,女性50~60岁),非洲裔美国人的女性发病率高于亚洲人种和白种人(女性发病率分别为67%、64%和51%)。

二、结节病发病的地区及气候特征

不同国家和地区的结节病发病率和患病率差异很大。总体而言,寒带地区发病率较高,温带次之,亚热带则发病很少,例如日本的寒带、温带、亚热带发病比例为4∶2∶1。在世界范围内,患者以北欧、美国和印度较多,尤其瑞典和丹麦发病率最高,日本发病率最低。北欧的发病率大约在(1~15)/10万,远高于南欧地区。过去认为亚洲结节病患病人数少,但近年我国和日本发病人数均有明显增多。由于部分结节病患者缺乏自觉症状,且病变可自行缓解,我国多数贫困地区及边远地区胸部X线尚未纳入查体常规项目,因此很难获得我国结节病的确切发病率。此外,我国医师对该病的认识也晚于欧美国家。1958年我国公开报道了第1例结节病;1965年有7例;1982年,《中华结核和呼吸杂志》综合报道了北京地区结节病129例;1989年,卫生部北京医院报道了70例结节病临床和病理分析。此后各杂志陆续有报道,1990 年有 768 例,至 1999 年各类文献报道累计超过 2 000 例。结节病不同于其他的肺部疾病,其患者中非吸烟者居多。

三、结节病发病的人种特征

结节病黑种人的发病率明显高于白种人。一项 1971 年发表的结节病发病率调查结果提示,黑种人为 19.8/10 万,白种人仅 1.5/10 万,黄种人居中,为 16.8/10 万。美国黑种人的发病率高出白种人 5~16 倍,并且黑种人患者往往病情重,预后差。

四、结节病的发病与家庭及遗传

结节病多为散发,但亦具有一定的遗传易感性,3.6%~9.6% 的病例具有家族聚集性。患者的免疫遗传背景可能在结节病的临床表现中发挥作用,并且可能是构成该病异质性的基础。流行病学研究显示,疾病表现和严重程度在不同种族族群间存在显著异质性。例如,与白种人相比,黑种人通常发病更急、病情更严重,而白种人多无症状且呈慢性病程。患者亲属的发病风险增高,且随着家庭成员中患病人数增多而升高。结节病患者兄弟姐妹的发病风险高于子女;同卵双胞胎的发病风险增加了 80 倍,提示疾病易感性的 2/3 与遗传因素有关。有研究提示人类白细胞抗原(human leukocyte antigen,HLA)等位基因和其他基因变异如 TNF 等,可能和疾病的病程和预后有关,最突出的发现是结节病与位于 6 号染色体短臂的主要组织相容性复合体(major histocompatibility complex,MHC)内一段区域有关联。某些等位基因似乎引起对结节病的易感性(*HLA-DR11*、*12*、*14*、*15*、*17*),而其他似乎具有保护性(如 *HLA-DRI*、*DR4*,可能还包括 *DQ*0202*)。1988 年日本立花晖夫医师报道了一家母子 3 人患肝结节病,并且均检测到 *HLA-DRW52* 和 *HLA-BW61*,另外日本还报道了在 45 个家庭 96 例结节病患者中,*HLA-DR4* 和 *HLA-DRW8* 表达明显增高。

五、结节病的合并症与死亡率

研究提示结节病患者合并以下疾病的风险较非结节病患者增加:感染(*HR* 2.13)、充血性心力衰竭(*HR* 1.7~2.7)、脑血管意外(*HR* 3.3)、静脉栓塞(*HR* 2~4)、自身免疫病[尤其是自身免疫性甲状腺炎(*HR* 3)、干燥综合征(*HR* 11.6)、强直性脊柱炎(*HR* 3.8)、系统性红斑狼疮(*HR* 3.0)]、恶性肿瘤[血液系统肿瘤(*RR* 1.92)、皮肤肿瘤(*RR* 2.0)、上消化道肿瘤(*RR* 1.73)、结直肠肿瘤(*RR* 1.33)、肝脏肿瘤(*RR* 1.79)、肾脏肿瘤(*RR* 1.55)]。结节病的全球年病死率为(9~14)/1 000,五年生存率为 93%~95%(图 1-3-1)。确诊时疾病严重度高的病死率更高,合并其他疾病的结节病患者死亡风险增高,且有研究提示男性的病死率高于女性。不同地区的主要死亡原因不同,在日本主要死亡原因为心脏结节病,占 46.9%;在美国和欧洲则主要为终末期肺结节病引起的肺纤维化,大部分Ⅳ期肺结节的患者(68.7%)死于呼吸衰竭和/或肺动脉高压。其他死亡原因有结节病累及的中枢神经系统及肝脏。

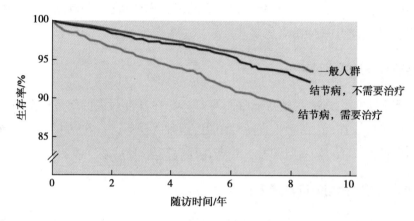

图 1-3-1　结节病患者生存率

（翁剑真　柯会星）

参 考 文 献

[1] VALEYRE D,PRASSE A,NUNES H,et al. Sarcoidosis [J]. Lancet,2014,383(9923):1155-1167.

[2] GRUNEWALD J,GRUTTERS J C,ARKEMA E V,et al. Sarcoidosis[J]. Nat Rev Dis Primers,2019,5(1):45.

[3] SPAGNOLO P,ROSSI G,TRISOLINI R,et al. Pulmonary sarcoidosis [J]. Lancet Respir Med,2018,6(5):389-402.

[4] BRITO-ZERON P,PEREZ-ALVAREZ R,PALLARES L,et al. Sarcoidosis:An update on current pharmacotherapy options and future directions [J]. Expert Opin Pharmacother,2016,17(18):2431-2448.

[5] ARKEMA E V,COZIER Y C. Epidemiology of sarcoidosis:Current findings and future directions [J]. Ther Adv Chronic Dis,2018,9(11):227-240.

[6] MORIMOTO T,AZUMA A,ABE S,et al. Epidemiology of sarcoidosis in Japan [J]. Eur Respir J,2008,31(2):372-379.

[7] ROSSIDES M,KULLBERG S,ASKLING J,et al. Sarcoidosis mortality in Sweden:A population-based cohort study [J]. Eur Respir J,2018,51(2):1701815.

[8] ARKEMA E V,GRUNEWALD J,KULLBERG S,et al. Sarcoidosis incidence and prevalence:A nationwide register-based assessment in Sweden [J]. Eur Respir J,2016,48(6):1690-1699.

[9] DUMAS O,ABRAMOVITZ L,WILEY A S,et al. Epidemiology of sarcoidosis in a prospective cohort study of US women [J]. Ann Am Thorac Soc,2016,13(1):67-71.

[10] PARK J E,KIM Y S,KANG M J,et al. Prevalence,incidence,and mortality of sarcoidosis in Korea,2003—2015:A nationwide population-based study [J]. Respir Med,2018,144S:S28-S34.

[11] UNGPRASERT P,CROWSON C S,MATTESON E L. Risk of cardiovascular disease among patients with sarcoidosis:A population-based retrospective cohort study,1976—2013 [J]. Eur Respir J,2017,49(2):1601290.

[12] YAQOOB Z J,AL-KINDI S G,ZEIN J G. Sarcoidosis and risk of VTE:Validation with big data [J]. Chest,2017,151(6):1398-1399.

[13] HILLERDAL G,NÖU E,OSTERMAN K,et al. Sarcoidosis:Epidemiology and prognosis. A 15-year

European study［J］. Am Rev Respir Dis, 1984, 130 (1): 29-32.

［14］MORIMOTO T, AZUMA A, ABE S, et al. Epidemiology of sarcoidosis in Japan［J］. Eur Respir J, 2008, 31 (2): 372-379.

［15］BAUGHMAN R P, VALEYRE D. Sarcoidosis: A clinician's guide［M］. Missouri, USA: Elsevier, 2019.

［16］MIHAILOVIC-VUCINIC V, SHARMA O P. Atlas of sarcoidosis［M］. London: Springer, 2005.

［17］BAUGHMAN R P. Sarcoidosis lung biology in health and disease［M］. New York: CRC Press, 2005.

第二章

结节病的病因研究

结节病（sarcoidosis）是以非干酪样坏死性肉芽肿为病变特征的多系统累及的慢性炎症性疾病。全世界各个种族和年龄的人群都可患病，在美国，高加索人此病年患病率大概在11/10万，非洲裔美国人患病率大约是36/10万；非洲裔美国人的疾病发生率是高加索人的3倍，非洲裔女性是最为易感的人群。发生于非洲裔美国人的结节病通常倾向于进展为慢性疾病，多器官受累并最终导致死亡。结节病全球发病的流行病学数据提示了结节病可能具有来源广泛的环境暴露诱因，同时不同种族的患病差异又提示了遗传基因在疾病发生中的作用。现阶段，结节病的病因并不清楚，通过对免疫因素、微生物、遗传易感基因研究和流行病学的综合研究发现，具有易感基因的人群暴露于某些特定的环境因素可能是结节病发生的原因。下面我们将从环境暴露（包括感染性因素及有机和无机粉尘），以及遗传易感因素和免疫因素方面讲述目前对结节病病因的认识。

第一节　结节病的环境诱因

在北半球的英国、挪威、希腊、西班牙、芬兰和日本以及南半球的新西兰，结节病的发生具有季节聚集性，这一现象提示气候因素和结节病发生之间存在关联。早在二十世纪七八十年代，西班牙的医师们通过观察几百例已确诊的结节病病例发现这些患者都来自同一地区，且首次症状都出现在春季。随后，陆续有其他研究者同样发现了该病具有散发聚集性的特点，一些病例表现为家族聚集性。这些现象都提示了共同居住的环境中存在的环境暴露因素或是某种传染性微生物可能是结节病的病因。另外，结节病最常见的累及器官是肺部，也因此提出吸入性因素是疾病诱因的假说。通过评估结节病患者的职业暴露史，研究者发现疾病的发生与烟雾相关，同时无机颗粒或感染性病原体可能发挥了主导因素。

病例对照的结节病病因学研究（ACCESS 研究）是一项跨越 10 个中心、共纳入 706 例新诊断结节病患者的研究,该研究评估了结节病患者的环境和职业危险因素。虽然 ACCESS 研究中最终并未确定某一单一因素是导致结节病发生的主要病因,但是发现了结节病和一些特定职业之间具有相关性,比如农场工作人员(职业中接触杀虫剂)和工作环境中接触霉菌、发霉物的人员。这些观察结果进一步证实了环境暴露因素或感染性微生物可能是结节病病因的假说。

目前,人们开始关注感染性病原体,特别是分枝杆菌和痤疮丙酸杆菌,荟萃分析结果展示了这两种病原体最有可能参与结节病的发生。关于其他感染性病原体的研究暂时只有一些不确定的结果,比如伯氏疏螺旋体、黑耳立克次体、肺炎衣原体、病毒(人类疱疹病毒 6 型、8 型)、真菌和利什曼原虫。

一、细菌

大量证据指向了细菌感染与结节病发生的关系。在过去的几十年间,痤疮丙酸杆菌和分枝杆菌是这一领域中最受人们关注的两种细菌。这两种病原体的细胞壁中含有大量的脂质,因此都能够存在于巨噬细胞中。虽然荟萃分析研究认为这两种细菌都与结节病发生有较强的相关性,但是因为目前仍然没有组织学或细菌培养的直接证据能够证实分枝杆菌或痤疮丙酸杆菌存在于结节病患者体内,因此这两种病原体究竟哪一个发挥了更重要的作用并没有明确的结论。结节病患者中 T 细胞受体的异质性并不大,因此推断结节病的发病机制是由较为有限的几种病原体刺激机体发生的免疫反应。或许使用非培养依赖的研究方法能够帮助鉴定结节病患者体内的微生物群落从而发现感染因子。

(一) 分枝杆菌

Hanngren 和他的同事最早在 1987 年报道了结节病组织中存在分枝杆菌的情况,他们通过气相色谱和质谱技术检测到结节病患者的淋巴结中存在分枝杆菌饱和脂肪酸。

分枝杆菌是一种典型的耐酸需氧菌,它的细胞壁富含分枝菌酸和阿拉伯半乳聚糖,这些物质能将细菌的肽聚糖层固定在适当的位置。这种特殊的细胞壁结构使其具有较强的生存能力。同时,其细胞壁的高脂含量利于它存在于宿主巨噬细胞中。研究人员在核酸、蛋白质和免疫等方面的研究中发现了结节病中分枝杆菌存在的证据。在结节病患者的组织中,通过扩增分枝杆菌基因发现了分枝杆菌脱氧核糖核酸(deoxyribonucleic acid,DNA)存在的证据,结节病组织对分枝杆菌抗原也可产生 Th1 型免疫反应,诱导 γ 干扰素(IFN-γ)的分泌,结节病患者的 T 细胞能够对结核分枝杆菌过氧化氢酶和超氧化物歧化酶产生应答。有报道使用广谱抗分枝杆菌药物治疗结节病的成功案例,这进一步提示了分枝杆菌在疾病中的作用。Drake 等人采用左氧氟沙星、乙胺丁醇、阿奇霉素和利福平(CLEAR 方案)治疗慢性肺结节病,发现使用这一方案能够改善患者的用力肺活量,并可以提高一部分患者的生活质量。另一项随机、安慰剂对照研究发现应用 CLEAR 方案能够显著减少慢性皮肤结节病的皮肤损伤面积,同时与疾病严重程度相关的信号通路得到逆转、T 细胞功能增强。

利用实验动物模型研究人类疾病的病因学及疾病进展是非常有效的研究手段。一些动物疾病模型中，分枝杆菌和痤疮丙酸杆菌抗原能够诱导 Th1 和 Th17 型免疫反应发生。结核分枝杆菌过氧化物酶诱导的结节病小鼠动物模型中，血清淀粉酶 A 可调节 Th1 型肉芽肿炎症，结核超氧化物歧化酶诱导了 Th1 型细胞因子分泌，尤其是 IL-2 和 IFN-γ 的增加。结节病和结核感染患者中存在相似的转录组序列也提示了结节病中具有与分枝杆菌感染相似的免疫通路。既往研究发现结核病和结节病患者外周血中 IFN-γ 信号通路和 IFN-γ 诱导基因表达均升高，Koch 等人也发现结节病患者外周血和肺组织的转录组序列表达与结核感染患者具有部分重叠。

虽然人们发现分枝杆菌可能参与了结节病的发生，但具体机制并不清楚。另外，分别向小鼠体内注射结节病患者和健康志愿者来源的淋巴结及皮肤活检组织样本后两组小鼠体内均产生了肉芽肿，这就无法证实之前结节病发病来自传染性病原体的假设。另外一些通常认为和结节病不相关的病原体，比如新型隐球菌和曼氏血吸虫，也可以诱导小鼠体内产生结节病样肉芽肿。上述研究结果与分枝杆菌感染诱导结节病发生的结论相矛盾，同时，目前缺乏结节病组织中分枝杆菌活动性复制的直接证据，因此分枝杆菌与结节病发生的关系还没有一致的结论。

（二）痤疮丙酸杆菌

痤疮丙酸杆菌是另一种目前认为在结节病病因中非常重要的细菌。有研究证实了从结节病患者来源的组织中可培养出痤疮丙酸杆菌，同时核酸、免疫反应和实验动物模型的研究也有支持痤疮丙酸杆菌和结节病的相关性的发现。

痤疮丙酸杆菌是丙酸杆菌属中被认为和结节病关系最密切的一种细菌，是一种革兰氏染色阳性、棒状厌氧菌。一般情况下，痤疮丙酸杆菌是人体共生菌，它广泛存在于皮肤、耳道、口腔和肠道中。Homma 等人曾经从结节病活检组织中分离出痤疮丙酸杆菌，此后又有大量的研究揭示痤疮丙酸杆菌与结节病之间存在相关性。目前有很多采用活的、加热灭活的或细菌的微生物成分诱导结节病动物模型的实验研究。

Takemori 和同事们报道了利用克拉霉素治疗痤疮丙酸杆菌相关结节病的成功案例，认为抗菌治疗诱导了结节病肉芽肿的凋亡。克拉霉素作为大环内酯类抗生素同时还有免疫抑制和免疫调节的作用，因此克拉霉素治疗结节病有效并不能单一用其抗菌作用来解释。Bachelez 等人报道了利用四环素、米诺环素和多西环素治疗皮肤结节病的成功案例，但是四环素类药物同样具有抗菌和抗炎两种特性，因此具体哪种机制参与了结节病肉芽肿中微生物的消灭也是有争议的。

Ishige 教授牵头的一项国际多中心合作研究，试图在结节病患者的石蜡包埋淋巴结中寻找到与结节病有关的可疑微生物，该研究纳入了两个日本的中心以及来自意大利、德国和英国的中心，在结节病患者石蜡包埋淋巴结组织中发现了痤疮丙酸杆菌、颗粒丙酸杆菌、结核分枝杆菌和鸟分枝杆菌；其中痤疮丙酸杆菌的基因拷贝数最高。

结节病被认为是免疫细胞的聚集反应,例如肺泡巨噬细胞和淋巴细胞,同时有促炎性细胞因子的表达增加。一些研究证实了动物模型中,暴露于痤疮丙酸杆菌后诱导了宿主免疫反应。痤疮丙酸杆菌能够诱导肺泡淋巴细胞和结节病患者外周血单核细胞产生 IL-2,也能够诱导肺泡灌洗液或外周血中的单核细胞分泌其他的促炎因子。然而,痤疮丙酸杆菌作为人体共生菌,能够引起皮肤和肺结节病的具体发病机制并不清楚。其中一种假说认为痤疮丙酸杆菌能够潜伏于淋巴结和肺组织中,在某些特定宿主中,比如对痤疮丙酸杆菌能够产生过敏反应的患者中,细菌被重新激活。在这些患者中,重新激活的细菌感染能够引起系统性结节病的发生。

因为痤疮丙酸杆菌可以在健康人体内分离到,并且痤疮丙酸杆菌是肺部和淋巴结中最常见的共生细菌,因此对于痤疮丙酸杆菌引起结节病发生这一假说并未得到观点一致的结论;虽然一些学者认为结节病患者体内分离到的菌量大于正常人群,但这也可能仅仅是宿主免疫功能低下导致的结果。

二、真菌

越来越多的证据显示霉菌环境的暴露可能影响结节病的发展,并有一些抗真菌治疗对结节病有效的报道。Tercelji 等人通过研究活动性结节病和复发性结节病患者居家环境中真菌的暴露情况,发现结节病患者的家庭居住环境中具有更高活性的真菌细胞成分;Laney等人也发现有一部分结节病患者的办公区域中存在水真菌污染和环境中的霉菌滋生。但是环境中检测到霉菌并不代表患者存在真菌感染,只是提示环境中的真菌可能在促进结节病的发展中发挥作用,因为很多真菌的细胞壁成分比如β-葡聚糖或几丁质都可以诱导迟发性免疫反应的发生,导致肉芽肿的形成。

三、其他微生物

在结节病的研究中,其他微生物的致病作用目前还具有争议,现有研究对象包括伯氏疏螺旋体、肺炎衣原体、病毒和利什曼原虫。虽然在结节病患者中观察到了循环血中高滴度的病毒抗体,包括嗜淋巴细胞病毒中的巨细胞病毒、人类疱疹病毒 6 型和 8 型、人类嗜 T 淋巴细胞病毒-1,但缺乏与病毒直接相关的微生物、临床证据以及免疫学证据。

四、职业危害和有机/无机颗粒暴露

在工作场所中,个体如暴露于外来抗原和无机颗粒物质中,然后引发炎症和肉芽肿性免疫反应,也是诱导结节病发生的原因之一。消防员(暴露于重度粉尘、纳米粒子、炭),军人(有机粉尘、木屑、金属屑、木头燃烧),建筑工人(无机粉尘),矿工和农民(硅酸盐、杀虫剂、霉菌)这些工作使得结节病患病风险增高。在 2001 年 9 月 11 日美国纽约世贸大厦被袭击后,纽约市消防员中结节病的平均年患病率是 12.9/10 万,接触过世贸大厦救援工作的消防人员患

病率升高至 25/10 万。一些潜在的致病因素包括无机抗原,如金属、纤维(玻璃和石棉),有机污染物(多氯代苯丙醚、杀虫剂及多环芳香烃)和颗粒物(碳酸钙和二氧化硅)。流行病学和实验研究支持纳米颗粒与结节病之间存在联系,随着纳米材料产量的增加,其对健康的影响令人担忧。纳米颗粒可以诱导类似于人类慢性肺肉芽肿炎症的肉芽肿样病变。暴露于镉基纳米颗粒,会诱发小鼠肺部的慢性炎症和肉芽肿形成。

在所有的可能诱发结节病的化学因素中,有机硅占据了重要的位置。这种材料被认为具有生物惰性,被广泛用于乳房植入物、人工关节、脑积水患者的分流器和导管中。易感患者在有机硅接触部位可能会形成含有硅酮颗粒的巨细胞肉芽肿,并且可以观察到特定的临床症状。当移除有机硅植入物时,在 60%~80% 的病例中上述临床及病理变化会消失。在一项比较了 24 651 例有硅胶植入物的患者和 98 604 例无异物植入的患者研究中,发现硅胶植入导致自身免疫病的风险增加(*OR* 1.21,95%*CI* 1.17~1.26),关联最显著的疾病是结节病、干燥综合征和硅胶植入后的系统性硬化病。这些病例证明了硅酮的存在与结节病中疾病局灶性的进展,甚至是结节病的全身性表现相关。

到目前为止,还没有某一种独立的环境、感染性或基因因素被证实与结节病的病因直接相关。目前的观点是认为在具有易感基因的人群中,存在上述因素的综合作用。个人患结节病的环境暴露风险的研究大部分都是基于单纯流行病学研究,还需要结合更多的临床、微生物学和免疫学等证据才能阐明环境与结节病之间的具体关系。

第二节　结节病的遗传因素

大量的流行病学和临床观察结果发现在不同种族之间疾病的发生率和临床表现存在很大的差异,另外结节病有在家族中以及同卵双胞胎中聚集发病的报道,因此认为结节病患者中存在基因易感因素。研究已经发现一些人 *HLA* 和非 *HLA* 等位基因与结节病易感具有相关性。但是结节病并不是由某一个基因或某一条分子通路缺陷所决定,它受多个基因及环境因素复杂的相互作用影响,这些复杂的因素共同决定了疾病的发展及千变万化的临床表现。人们认为结节病代表了一类"家族"疾病,包括 Lofgren 综合征、不能自发缓解的肺疾病和肉芽肿性葡萄膜炎等,每一个临床表型都可能存在潜在的特异性致病基因。在某些方面,肺铍沉积症(又称铍病)也被认为是结节病的一个亚型。

一、家族聚集

Marteinsten 在 1923 年第一次报道了发生在德国两姐妹中的家族结节病案例,此后,欧洲和美国相继报道了越来越多的家族聚集性结节病病例。这些发现证实了当有家庭成员患有结节病时,家庭其他成员疾病的患病率是其他人群的几倍。Rybicki 等人对 706 例年龄、性别、种族和地理因素相匹配患者的 10 862 例一级亲属和 17 047 例二级亲属进行了结节病家族性相对风险的估算,发现患者的兄弟姐妹发生疾病的风险最高(OR 5.8),患者双亲患病的 OR 是 3.8。白种人的家族发病相对风险率高于非洲裔美国人(18 vs. 2.8)。一项基于丹麦和芬兰双胞胎的注册登记研究发现同卵双胞胎发生结节病的概率是其他人群的 80 倍,而异卵双胞胎为 7 倍。

二、基因研究

目前对于结节病相关基因学的研究已开展相应的连锁分析,即疾病相关基因分析和全基因组关联性分析(genome-wide association study,GWAS)。连锁分析在高度相关的患者间展开,通常包含未发病的家庭成员,用于识别一些罕见风险突变。被识别的染色体区域很大,难以准确地定位风险基因。病例对照疾病相关基因分析根据生物学特性(或候选基因在先前确定的区域中的位置)预测正确的基因。因此,当某一种疾病的明确基因缺陷未知时,这种方法可能不足以发现该疾病的遗传基础。关联研究是比较不相关的患者和健康对照人群之间的基因变异,人群中基因变异频率越大,关联研究的效力越大;这一方法有利于发现影响小的高频率风险变量。GWAS 是一种独立于前期基础的研究,因此可以识别既往未被认识到的高风险位点或非编码区域中的风险位点。

三、基因组扫描

(一) 高加索人群的基因组研究

在早期的全基因组研究中,Schurmann 等人对来自 55 个德国家庭的 122 位患病兄弟姐妹的 7 个 DNA 侧翼和 *HLA* 覆盖区域进行了标记。多点非参数连锁分析显示,标记位点 *D6S1666* 为整个Ⅲ类区域连锁得分最高的位点。在后续研究中,使用 225 个微卫星标记,对 63 个兄弟姐妹患病的德国家庭扩大队列进行了调查,发现了 14 个连锁位点靠近Ⅱ类位点的区域与 *HLA* 区域的连锁谱峰最明显。进一步细化该区域,并对以 6p21 染色体为中心的 16.4Mb 连锁峰进行单核苷酸多态性(single nucleotide polymorphism,SNP)扫描,从而在 *HLA* Ⅱ类区域鉴定出一个包含 *BTNL2* 基因的 15kb 致病区域。在德国一项包括家族性和散发性结节病病例的队列研究中,Valentonyte 等人同样发现了 *BTNL2 rs2076530* A 等位基因在家族性和散发性样本中都与结节病发病风险增加有关。同时还发现,高风险等位基因会导致功能的改变(例如缺乏 c 端 IgC 结构域和跨膜螺旋的缺失),从而破坏膜定位进而破坏蛋白质的功能。*BTNL2* 是细胞受体 B7 家族的一员,B7 家族抑制抗原呈递细胞对 T 细胞的激活。从理论上说,无功能的 *BTNL2* 可能导致过度的 T 淋巴细胞激活,与假设的结节病发病机制相吻合。值得注意的是,据报道 *BTNL2 rs2076530* A 赋予了独立于 *HLA* Ⅱ类等位基因的结节病患病风险,尽管几乎完全存在连锁不平衡(连锁不平衡:即位于同一染色体上彼此靠近的不同基因座上的等位基因非随机关联)。Rybicki 等人在一个非洲裔美国人家族队列和两个病例对照队列(一个非洲裔美国人和一个白种人)中研究了相同的 *BTNL2* 多态性以及另外 9 个变异体,确认了 *rs2076530* 仅在白种人人群中与结节病风险相关。两项荟萃分析证实了 *rs2076530* A 与结节病风险增加之间的关联。最近的一项研究对来自 140 个家庭的 256 例散发病例和 207 例家族性结节病病例进行了分析,发现了 *rs2076530* A 与疾病风险之间的关联,但未发现散发和家族性结节病病例之间的基因差异;同样,未发现与疾病严重程度或预后相关。Li 等人对 *BTNL2* 中的 6 个编码外显子进行了测序,并在第 3 外显子中发现了一个先前未知的单碱基对缺失(*c.450delC*),这可能导致第 150 个氨基酸位置移码,从而引入了 96 个额外的氨基酸。然而,*c.450delC* 基因型频率在结节病病例(*n*=210)和对照组(*n*=201)之间没有差异。

虽然 *BTNL2* 与结节病的关联已得到很好的证据确认,但 *BTNL2* 的作用是否独立于 *HLA-DRB1* 仍存在不确定性。确实,*BTNL2 rs2076530* A 与诸如溃疡性结肠炎、系统性硬化症、1 型糖尿病、类风湿关节炎(rheumatoid arthritis,RA)等疾病相关,系统性红斑狼疮(systemic lupus erythematosus,SLE)、格雷夫斯病、结核病、麻风病和克罗恩病(Crohn's disease,CD)似乎是由连锁不平衡和各种 *HLA-DRB1* 等位基因驱动的。类似地,一项针对非洲和欧洲裔美国人结节病患者的全基因组研究证实了 *BTNL2* 的相关性,但没有证实其与 *HLA* Ⅱ类等位基因的独立性。此外,在非洲裔美国人的数据集中,最强的 *BTNL2* 信号在 *rs9268480*(编码 SNP),这强调了当同时考虑 *HLA* 基因和连锁不平衡中的邻近位点时,查明因果变异的困难,需要在 *HLA* Ⅰ类和Ⅱ类区域进行更广泛的基因分型。然而,这个基因组领域对于目前的基因芯片而言太过复杂。

Franke 等人使用 83 360 个 SNP 对 382 例克罗恩病患者、398 例结节病患者和 394 例健康对照者进行了 GWAS 检测。在 1 317 例患者(660 例克罗恩病和 657 例结节病)和 1 091 例对照组中,选择了 24 个与克罗恩病/结节病联合表型最相关的 SNP 进行验证。在染色体 10p12.2(*rs1398024* A 等位基因)上观察到与疾病具有最显著的相关性,两种疾病的优势比为 0.81。对 10p12.2 基因位点的精细定位指出,*C10ORF67* 基因区域中尚未识别的变异体是最可能的潜在危险因素。在第一个结节病完整的 GWAS 分析中,Hofmann 等人观察了 499 例德国患者和 490 例对照者中的 44 万个单核苷酸多态性。最强的关联信号映射到了染色体 10q22.3 上的膜联蛋白 A11(*ANXA11*)基因上,并在 1 649 例病例和 1 832 例对照者的独立队列中得到了验证。该区域的精细映射确定了一个常见的非共性 SNP(*rs1049550*,R230C),它位于 *ANXA11* 内 4 个膜蛋白核心结构域的第一个,是与结节病关联最强的变量。*ANXA11 rs1049550* 与结节病的关联在两个不同的欧洲人群队列中得到确认。Levin 等人对非洲裔美国人(1 242 例病例和 899 例对照)和欧洲裔美国人(447 例病例和 353 例对照)进行了基因分型,分析了 209 个 SNP 片段,全长 100kb,包括 5′ 启动子、编码区和 3′ 非翻译区。在对 *rs1049550* 进行调整之后,仅在非洲裔美国人中找到了两个新的 *ANXA11* SNP(*rs61860052* 和 *rs4377299*)与结节病相关。这些关联在放射学分期Ⅳ期的患者中更强。最近一项来自 6 项研究的 4 567 例病例和 4 278 例对照者的荟萃分析发现,与携带 T 等位基因

（TT 或 TC）的个体相比，纯合 *ANXA11 rs1049550* C 等位基因（CC）的患者患病的风险增加了近 50%；并且研究者在这项研究中观察到了病例之间显著的异质性。膜联蛋白 A11 属于钙依赖性磷脂结合蛋白家族，参与细胞增殖和凋亡，并与多种自身免疫病的发病机制有关，包括类风湿关节炎、系统性红斑狼疮和干燥综合征。在结节病中，功能失调的膜联蛋白 A11 可能会影响细胞凋亡途径，从而改变细胞凋亡与活化以及炎症细胞存活之间的平衡。但是，*rs1049550* 在疾病发病机制中的作用（如果有的话）仍有待阐明。

在德国家庭连锁研究（*n*=181）中，Fischer 等人对 528 位受影响的成员进行了 3 882 个 SNP 的基因型分析，并观察到两个最显著的峰位于 12p13.31 和 9q33.1 上。与 9q33.1 的连锁这一发现，早在之前的一项对非洲裔美国人患有结节病的家庭研究中就观察到了。对 381 例德国患者和 392 例对照患者的 97 000 个单核苷酸多态性进行基因组扫描，结果显示 6p12.1.38 在 *rs10484410* 附近区域的精细定位表明 *RAB23* 是最有可能的危险因素。*rs10484410* 是与结节病相关的唯一标记。随后的 GWAS 分析中包括了 130 万个标记物，在 11q13.1 上鉴定了一个新的结节病风险位点。这一关联在来自德国、瑞典和捷克的三个独立病例对照人群中的研究结果是一致的。对先导标记（*rs479777*）周围区域的精细定位表明，*CCDC88B* 是最有希望的候选基因，尽管它在疾病发病机制中的作用尚不清楚；有趣的是，该位点与乳糜泻、原发性胆汁增多症和银屑病等疾病有关，因此提示这些疾病可能有共同的遗传背景。在 12q13.3—q14.1 也发现了一个独立易感性位点，其中 *OS9* 是最有可能的危险因素；该关联已在独立的德国人群中得到验证，并在对来自德国、捷克和瑞典的 3 个独立结节病患者队列的荟萃分析中得以重复。

Fischer 等人最近将包含 128 705 个单核苷酸多态性的 Illumina 免疫芯片 SNP 阵列应用于 1 726 例欧洲结节病患者队列和 5 482 例健康对照者的队列中，并使用其他方法在多个欧洲队列和一个非洲裔美国队列中验证了他们的发现。总的来说，他们对超过 19 000 个个体进行了基因分型，这是迄今为止进行的最大的结节病病例对照研究。在欧洲病例对照人群中，他们发现了 4 个新的易感位点，位于染色体 12q24.12（*rs653178*；*ATXN2/SH2B3*）、5q33.3（*rs4921492*；*IL12B*）、4q24（*rs223498*；*MANBA/NFKB1*）、2q33.2（*rs6748088*；*FAM117B*）。此外，他们在 HLA 区域发现了 3 个独立的关联，*BTNL2* 启动子区（*rs5007259*）、*HLA-B*（*rs4143332/HLA-B*0801*）和 *HLA-DPB1*（*rs9277542*），在 1p31.3 号染色体上 *IL23R*（*rs12069782*）附近发现了另外一个独立信号。值得注意的是，与结节病可能和其他免疫相关疾病共享部分遗传背景的假设相一致的是，新发现的易感位点位于先前发现的与银屑病和炎症性肠病相关的基因附近。

（二）非高加索人群的基因研究

最初在 229 个非洲裔美国人家系中进行的一项全基因组同胞对多点连锁分析（结节病遗传分析-SAGA 研究）发现许多具有统计学意义的高峰（但 HLA 区域内无阳性信号），其中最显著的一个位于 5q11 染色体上的 *D5S2500*（*P*=0.000 5）。值得注意的是，对于欧洲人和非洲裔美国人所做扫描之间的联系,他们的意见并不一致。在对同一患者人群的后续研究中,使用附加的微卫星标记来完善具有明显连锁的区域,在染色体 5p15.2 上鉴定了结节病易感等位基因,在染色体 5q11.2.48 上鉴定了保护性等位基因。通过遗传确定的祖先进行分层以减少种族混杂的 SAGA 样品证实了 5 号染色体上的峰值,并揭示了其他相关位点。

对非洲裔美国人的研究表明,关注非洲血统的基因可能会发现种族特异性的风险变异。Rybicki 等人在大样本的非洲裔美国人结节病组(*n*=1 357)和健康对照组(*n*=703)中使用一组高祖先标记进行了全基因组扫描,并观察到最显著的关联在 6p22.3(*rs11966463*)。标记显示与结节病定位在 8p12 染色体上的暗示祖先关联,8p12 染色体与欧洲祖先的关联最为显著,5p13 和 5q31 与先前通过同胞对连锁分析鉴定的区域相对应。最近,Adrianto 等人对非洲和欧洲裔美国患者进行了 GWAS 分析,评估了 600 万以上的 SNP。他们发现了一个新的结节病风险位点 *NOTCH4*,其独立于邻近的 *HLA* 基因以及 *HLA* Ⅱ类区域内的多个独立信号。*NOTCH4* 编码 *NOTCH* 家族中的一个在发育过程中参与细胞发育、调节 T 细胞反应的成员,与免疫相关的疾病如系统性红斑狼疮和系统性硬化有关。在同一研究中,某些族裔之间共享某些关联,而另一些关联则是非洲裔美国人或欧洲裔美国人独有的,从而证实了种族特异性遗传效应的存在。

四、*HLA* 基因

6 号染色体上的 *HLA* 复合体包含 200 多个基因,其中 40 多个编码白细胞抗原;其余的是与 *HLA* 基因本身在进化上不相关的各种基因,有些是功能性地参与其中,这种复合物中的许多基因与免疫无关。参与免疫应答的 *HLA* 基因根据结构和功能不同分为Ⅰ类和Ⅱ类。位于Ⅰ类和Ⅱ类区域之间的 *HLA* Ⅲ类区域包含编码 TNF-α、TNF-β、补体蛋白(C4A,C4B,C2 和 Bf),参与类固醇合成(*CYP21A* 和 *CYP21B*)和热休克蛋白(*HSPA1A*,*HSPA1B* 和 *HSPA1L*)的酶。几项研究表明,*HLA* 基因与结节病相关,表明抗原呈递分子和免疫介质在疾病发病机制中具有功能性作用。

(一)HLA Ⅰ类

HLA 关联研究始于 20 世纪 80、90 年代,通过血清学分型集中于 *HLA* Ⅰ类等位基因(*HLA-A*,*HLA-B* 和 *HLA-C*)。根据所研究的人群和种族,得出了各种不同且引起争议的结果。但是,*HLA-B7* 和 *HLA-B8* 被认为与结节病关联。*HLA-B7* 的作用在某种程度上引起争议,因为这种等位基因的频率在非洲裔美国人的结节病患者(患病率高的人群)中增加,而在日本患者中(患病率低的人群)显著降低。*HLA-B8* 等位基因的关联性更强,许多跨种族的研究都报告了该等位基因与急性发作和持续时间较短的结节病之间存在关联。有趣的是,随着结节病和 *HLA-B8* 的更多研究发表,人们注意到 *HLA-B8/DR3* 基因在高加索人中是一种独特的疾病风险表型,表明与Ⅰ类基因的疾病关联可能仅仅是由于连锁不平衡与Ⅱ类基因的关系造成的。然而,对斯堪的纳维亚患者的一项研究表明 *HLA-B7* 和 *HLA-B8* 不依赖于Ⅱ类基因

而增加结节病的风险。因此,*HLA* Ⅰ类等位基因可能对疾病的易感性和预后的影响比以前认为的要大。

（二）HLA Ⅱ类

HLA Ⅱ类基因已经在结节病中被进行了广泛研究,其基础是假设该疾病的发生是由外源性抗原触发的。迄今为止,已经报道了几种 *HLA* Ⅱ类与结节病的关联,支持以下假设:*HLA* 等位基因共同或独立作用于结节病易感。但是,*HLA* 区域内的连锁不平衡发生率高且变化多端,因此很难确定哪些特定基因会有导致结节病的风险。例如,Grunewald 等在斯堪的纳维亚结节病患者中发现,*HLA-DRB1*15* 与慢性疾病,*HLA-DRB1*03* 与轻症疾病,*HLA-DQB1*0602* 与慢性疾病以及 *HLA-DQB1*0201* 与轻症疾病相关联。结节病与 *HLA* Ⅱ类基因的关联因种族不同而有很大差异。在日本患者中,*HLA-DR5*、*HLA-DR6*、*HLA-DR8* 和 *HLA-DR9* 与疾病风险增加相关;而在德国人中,*HLA-DR5* 与慢性疾病和 *HLA-DR3* 相关。在临床表型上,这种差异连锁的模式已在斯堪的纳维亚的患者中得到证实,*HLA-DR14* 和 *HLA-DR15* 伴有持续性疾病,且 *HLA-DR17(DR3)* 与急性及自限性结节病相关。*HLA-DR9* 与日本患者的疾病风险相关,但与斯堪的纳维亚人的疾病保护相关。有趣的是,在非洲裔美国人中,*HLA-DQB1* 而非 *HLA-DRB1* 与结节病的关联最强。关于结节病的遗传研究常常产生矛盾的结果。佐藤等人在三个独立的患者群体(来自英国、荷兰和日本)中应用一致的临床定义和 *HLA* 基因分型检验了以下假设:遗传研究之间的不一致可能是由于结节病易感性和疾病的种族间差异造成的。尽管队列之间各种疾病表型的频率存在明显差异,但他们发现,在不同种族的研究人群中,许多 *HLA* 与疾病的关联是相似的。具体而言,*DRB1*01* 与疾病保护、*DRB1*121/2* 与疾病风险、*DRB1*1401/2* 与肺部受累的结节病始终相关;而 *DRB1*0803* 仅与日本患者特别是葡萄膜炎患者相关。相反,日本人中缺少 *DRB1*0301* 和 *DQB1*0201*。另外,在英国患者中发现 *DRB1*0401-DQB1*0301* 总体上对疾病具有保护作用,但在日本患者中是明确的危险因素。值得注意的是,该研究并未证实先前报道的美国白种人患者中的 *HLA-DRB1*11* 与疾病风险之间的相关性。*HLA-DRB1*0301* 与欧洲人对结节病的易感性增加有关,但也与疾病的缓解有关。相反,*HLA-DRB1* 与疾病风险和病程的关联还不十分清楚。Levin 等评估了 1 277 例非洲裔结节病患者和 1 467 例对照人群的基因型,估算 *HLA-DRB1* 等位基因与疾病易感性之间的关联。*HLA-DRB1*1201* 和 **1101* 的携带与疾病风险增加相关(*OR* 分别为 2.11 和 1.69),而 *HLA-DRB1*0301*(*OR* 0.56)的保护作用最强。此外,*DRB1*1501* 与持续性疾病的风险增加相关,与先前在欧洲血统患者中的报道相类似。西非血统比欧洲血统具有更高的结节病患病风险。在 2 727 位非洲裔美国人中对 4 个先前确定的祖先相关区域(6p24.3—p12.1、17p13.3—13.1、2p13.3—q12.1 和 6q23.3—q25.277)进行了精细映射。基于先前的 GWAS 分析,通过插补进行精细定位,并通过直接基因分型验证了显著变异。在 6p24.3—p12.1 基因座中,最显著的祖先调节 SNP 是 *rs74318745*(*P*=9.4 × 10⁻¹¹),它是 *HLA-DRA* 基因中的一个内含子 SNP。此外,染色体 17p13.3—13.1 上的基因座

在凋亡抑制蛋白相关因子1(*XAF1*)的基因 X 连锁抑制子的内含子内揭示了一种新的结节病风险变异(*rs6502976*)。XAF1 是 X 连锁凋亡蛋白抑制因子(XIAP)的负调节剂,功能异常的 XIAP/XAF1 途径可能会导致凋亡抑制,从而影响肉芽肿的形成和结节病的维持。

(三) HLA Ⅲ类

Wolin 等人使用 SNP 标签研究了 805 例结节病患者中 HLA Ⅲ类区域的 4 个基因[淋巴毒素(*LTA*)、*TNF*、晚期糖基化终末产物受体(*AGER*)、*BTNL2*]和 *HLA-DRA*;同时包括来自 4 个研究队列(芬兰、瑞典、荷兰和捷克)的 870 例健康对照。他们发现有 8 个 SNP 与 Lofgren 综合征(Lofgren syndrome,LS)相关,7 个 SNP 与非 LS 相关;另外 5 个 SNP 与结节病病程相关。但是,当考虑到相关 SNP 与 *HLA-DRB1* 之间的连锁不平衡时,在 *HLA-DRA/BTNL2* 区域中观察到 4 个 SNP 的独立关联[*rs3135365*(非 LS;$P=0.015$),*rs3177928*(非 LS;$P<0.001$),*rs6937545*(LS;$P=0.012$)和 *rs5007259*(疾病活动性;$P=0.002$)]。这些发现证实 *HLA-DRA* 和 *BTNL2* 的多态性与结节病易感性有关,并证明其中某些关联与 *HLA-DRB1* 不相关。

(四) Lofgren 综合征特殊的基因表型

LS 是一种急性且通常是自限性的结节病,表现为发热、结节性红斑、关节痛和双侧肺门淋巴结肿大。Grunewald 和 Eklund 为 *HLA-DRB1*0301* LS 患者定型和分型,他们证实了 *DRB1*03* 与 LS 的发生之间有很强的联系,95% 的 *DRB1*03* 阳性患者患有可自行缓解的疾病(定义为疾病持续时间<2 年),但只有大约一半的 *DRB1*03* 阴性患者可自行缓解。在 *DRB1*03* 阳性患者中也观察到了在每年的 1 月、4 月和 5 月出现疾病聚集,这表明季节特异性抗原在 LS 的发生中可能具有作用。*DRB1*03* 影响疾病预后的机制在 LS 中未知;然而,这些患者表现出不太明显的 Th1 型免疫应答,IFN-γ 和 TNF-α 水平低。除 *HLA* 等位基因外,其他遗传变异也与 LS 相关。CC 趋化因子受体 2(CCR2)基因中特定变异组合(例如单倍型)的携带增加了 LS 的风险,而独立于 *HLA-DRB1*03*。这种关联已在两个独立的患者群体中得到验证,但在德国的病例对照和基于家庭的队列研究中没有得到可重复的结论,但该研究指出 3p21(*CCR2* 所在的位置)存在正连锁关系,这表明其周围的染色体区域有易感性基因。*HLA* Ⅱ类反激活基因(*MHC2TA*)的多态性也编码 LS,但与非 LS 的结节病没有关联,该基因编码Ⅱ类 *HLA* 基因转录的正调控子。重要的是,这种关联似乎独立于 *HLA-DRB1*03*,这与 LS 是一种独立疾病的假设相符。对 384 例瑞典 LS 患者、664 例非 LS 结节病患者和 2 086 例对照者进行了精细映射(免疫芯片)分析,采用 4 个独立的队列,包括 3 个欧洲白种人血统(德国,$n=4\,975$;荷兰,$n=613$;捷克,$n=521$)和 1 个非洲黑种人血统($n=1\,657$)作为验证队列。研究者在整个 *HLA* 区域确定并确认了 727 个与 LS 相关的变异,和 68 个 *HLA* Ⅱ类区域内的非 LS 相关的变异。值得注意的是,LS 和非 LS 结节病之间的遗传重叠仅由位于 *HLA* Ⅱ类区域中的 17 个变异组成。在 *HLA* 区域之外,发现 2 个位点[一个位于 *ADCY3* 中的位点(2p23.3),另一个位于 *CSMD1* 和 *MCPH1* 之间的位点(8p23.1—8p23.2)]与 LS 一致。这种遗传学和途径建模的综合分析表明,LS 和非 LS 结节病具有不同的遗传易感性与基因组分

布,并且具有有限的遗传重叠,表明疾病中存在独特的潜在致病机制。值得注意的是,LS 中 *HLA* 基因的高表达存在表明 LS 表型可能是由于 *HLA* 基因和位于同一个染色体内的某一个 x 因子相互作用引起的。相反,非 LS 表型中非 *HLA* 基因高表达说明与 x 因子跨染色体相互作用的可能性增加。

五、其他基因

HLA-DRB1 的研究在目前结节病遗传因素相关文献中占主导地位。但是,在大约一半的患者中,*HLA* 基因似乎没有发挥任何作用。溶质载体家族 11 成员 1(*SLC11A1*)、人类天然抗性相关的巨噬细胞蛋白 1(*NRAMP1*)与结节病易感性相关。*SLC11A1* 在肉芽肿性疾病动物模型中的重要性及其在巨噬细胞活化中的假定作用使其成为研究者们感兴趣的结节病相关基因。Maliarik 等分析了 *SLC11A1* 中的几种多态性,在一项包括非洲裔美国人在内的病例对照研究中,发现该基因 5′ 区域的 CA 重复序列对结节病具有保护作用。尽管 *SLC11A1* 在疾病发病机制中的作用仍有待阐明,*SLC11A1* 与结节病风险的相关性已在波兰和土耳其患者队列中得到验证。

半胱天冬酶募集结构域 15(*CARD15*)/核苷酸结合寡聚化结构域蛋白 2(*NOD2*)编码先天免疫系统的白细胞受体,该白细胞受体识别细胞内细菌脂多糖并激活核因子 κB(NF-κB)。*CARD15/NOD2* 与肉芽肿性疾病如 Blau 综合征和克罗恩病的发病机制有关。在结节病中研究了 *CARD15/NOD2* 的基因多态性,但未得到一致的结论。Schurmann 等评估了 4 个主要的 *CARD15/NOD2* 突变体,发现在德国患者中该基因与结节病没有关联。Milman 等人在丹麦患者中发现 *CARD15/NOD2* 变异与结节病风险之间没有关联。然而,Sato 等报道了 *CARD15/NOD2* 功能多态性 *2104T*(702W)与通过疾病的影像学分期和肺功能测试评估的严重的肺部结节病相关联。

肿瘤坏死因子(TNF)基因复合物位于补体簇区域和 *HLA-B* 位点之间的 MHC 区域内,包括 TNF-α 和 TNF-β(又称淋巴毒素,LT-α)。众所周知,TNF-α 在肉芽肿的形成和持久性中起着至关重要的作用,结节病患者肺泡巨噬细胞的 TNF-α 产生显著增加也证明了这一点。在 TNF-α 和 LT-α 中已鉴定出许多 SNP。对 TNF-α 启动子区域 308 位的 G>A 突变体(*rs1800629*)和 LT-α 的第一个内含子的 A>G 突变体(*rs909253*,NcoI)已经进行了更广泛的研究。但是,由于所研究人群的样本量较小,因此这些研究未能得到一致结论。最初报道了罕见的 *TNF-α-308* 等位基因与 LS 之间的关联,后者导致 TNF-α 产生增加。对荷兰患者的研究显示,*TNF-α* 启动子的另一个罕见等位基因 *857T* 与此人群的结节病风险有关。值得注意的是,以杂合子(AG)或纯合子(GG)形式携带 G 等位基因的结节病患者表现出对 TNF 抑制剂(英夫利西单抗或阿达木单抗)明显更好的反应。Song 等进行了包括 1 396 例患者在内的荟萃分析来验证 *TNF-α-308 A/G* 和 *LT-α+252 A/G* 多态性与结节病之间的关联。荟萃分析显示 *TNF-α-308 A/G* 与 *LT-α+252 A/G* 等位基因与结节病有显著关联(*OR* 分别为 1.480,

$P=0.002$ 和 1.266，$P=0.014$）。但是，按种族分层，这两种关联在欧洲有统计学意义，而在亚洲患者中无统计学意义。Feng 等人的荟萃分析研究 *TNF-α* 和 *LT* 基因的 6 个多态性与结节病的关联，从 13 项研究中（包括 1 584 例患者和 2 636 例对照者）发现了类似的结论。Hutyrova 等还研究了 *IL-1α* 和 *IL-1β* 基因的多态性，以及白细胞介素-1 受体拮抗剂（*IL-1Ra*）基因的两个内含子中的 86bp 可变数目的串联重复多态性。他们发现，来自捷克的结节病患者（$n=95$）与健康对照者（$n=199$）相比，*IL-1α-889C/C* 基因型显著升高。Rybicki 等人先前曾报道过同时携带 *IL-1α*137* 和 *F13A*188* 等位基因的患者患病风险增加了 6 倍，而有家族史的患者则增加了 15 倍。但是，随后来自两个不同欧洲国家的研究未能在这人群中重现这种联系。

白细胞介素-7 受体 α（*IL-7Rα*）基因编码一个在初始 T 细胞和记忆 T 细胞上都高度表达的受体。475 例结节病患者和 465 例健康对照的 *IL7R* 中的 6 个 SNP 基因型研究发现 *rs10213865* 变异与结节病显著相关，随后在独立的患者队列中验证了这种关联。值得注意的是，*rs10213865* 在外显子 6（*rs6897932*，T244I）中具有功能性非同义编码变体的完整连锁不平衡。

前列腺素-内过氧化物合酶 2（PTGS2），也称为环加氧酶 2（COX-2），参与花生四烯酸到前列腺素的酶促转化，在正常组织中提供基本的稳态，控制并调节炎症。在研究了 198 例结节病患者和 166 例对照者在 –765 位点上 G>C 启动子多态性的频率后发现，*–765G>C* 突变体似乎是有功能的，C 等位基因表现出较低的启动子活性。*–765C* 等位基因的携带增加了患结节病的风险并延长了持续性肺部疾病病程。研究者能够在较小的独立数据集中重复这种 *–765C* 与结节病的关联。

血管内皮生长因子（vascular endothelial growth factor，VEGF）是血管渗透性和血管生成的有效介体，它通过两种高亲和力受体酪氨酸激酶起作用，即 VEGF 受体 1（VEGFR-1）和 VEFG 受体 2（VEGFR-2）。在一项对 103 例日本患者和 146 例健康对照者的研究中，Morohashi 等人观察到结节病患者携带 *rs3025039* T 等位基因的可能性大大低于对照组，这表明该基因具有保护作用。在随后的 300 例患结节病的高加索人和 381 例配对对照的研究中观察到了几种遗传关联：VEGFR-1 变异与结节病易感性，VEGF 变异与急性疾病，以及不同的 VEGFR-2 变异与急性和慢性结节病。而 VEGF 及其受体在结节病易感性中似乎是可能的候选基因。但这一基因变异与疾病的关联尚未在较大的人群或不同种族中得到验证。

位于因子 2 受体（F2R）基因（染色体 5q13.3）的启动子区域的 *rs2227744G>A* SNP 的次要等位基因已显示具有较高的启动子活性，因此具有较高的蛋白酶激活受体-1（PAR-1）表达水平。在对 184 例结节病患者和 368 例对照者的病例对照研究中，Plate 等人观察到 *rs2227744A* 等位基因的携带赋予了对结节病的保护作用（$P=0.003$，$OR=0.68$）。目前，功能失调的 F2R 可能保护患者结节病进展的机制尚不清楚，尽管作者推测这可能与 PAR-1 表达增加有关。此外，由于该研究未包括复制队列，因此需要在较大队列和不同人群中进一步验证 F2R 与结节病的关联。

六、基因表达分析

基因表达分析已被用于鉴定潜在的基因标志,以作为结节病发生发展的生物标志物。对未经治疗的活动性结节病患者($n=6$)与正常肺组织($n=6$)进行比较的组织基因表达研究确定了两个基因网络的过表达。一个网络包含参与 Th1 型应答(例如 IL-7,IL-15,转录因子家族 STAT1 和淋巴细胞趋化因子基因);另一个网络包括蛋白酶 MMP-12 和 ADAM-DEC1。MMP-12 和 ADAM-DEC1 转录组在结节病肺组织中高表达(>25 倍),与免疫组织化学法所看到的蛋白表达增加相对应。结节病患者支气管肺泡灌洗样本中 MMP-12 和 ADAM-DEC1 基因和蛋白质的表达也增加,且与疾病的严重程度相关。Lockstone 等检验了活动但有自限性($n=8$)与活动性、进行性(±纤维化)($n=7$)肺部结节病患者经支气管活检的 26 626 个基因的微阵列表达,119 344 个基因在两组之间差异表达。在进行性纤维化组中,与宿主免疫激活、增殖和防御有关的基因被上调。值得注意的是,作者观察到进行性肺纤维化结节病与过敏性肺炎之间基因表达谱具有相似性,但与特发性肺纤维化不同。

考虑到结节病临床表现异质性和疾病的病程及预后的多变,决定特定疾病表型的基因可能与疾病易感性基因大相径庭。在这种情况下,进一步细化结节病表型将有助于鉴定具有特定疾病表现的遗传因素。然而,结节病遗传因素的鉴定并不意味着二者之间有因果关系,还需要进行基因功能研究来确定相关基因变异在疾病发病机制中的作用。

第三节 结节病的免疫因素

肺结节病可与其他自身免疫病共存,最常见的是与干燥综合征相关的结节病病例,这部分患者同时有两种疾病的征象,例如器官的上皮样肉芽肿、抗 Ro 和抗 La 自身抗体以及泪腺和唾液腺功能障碍。结节病和干燥综合征都与 *HLA-DR3* 基因型和 CD4$^+$ 淋巴细胞水平升高有关。另外,还有报道观察到系统性红斑狼疮(SLE)和结节病的组合。通常,SLE 最初是一种原发性疾病,随着时间的推移,它会在皮肤和肺部检测到非干酪样肉芽肿。这些病例表明结节病和 SLE 可能具有共同的发病机制,在两种疾病中都可观察到抗核抗体(结节病中高达 30%),T 和 B 淋巴细胞比率失衡以及免疫球蛋白升高。还有一些文献描述了结节病与克罗恩病、抗磷脂综合征和原发性胆汁性肝硬化等自身免疫相关疾病合并存在。

感染性和自身免疫性肉芽肿的形成基于巨噬细胞的聚集。在感染性肉芽肿病,例如结核病中,可见到 Th1 淋巴细胞和 M1 巨噬细胞的明显活化,然后可转化为 M2 表型。但是在结节病中,有部分研究发现肉芽肿中 M2 型(抗炎)巨噬细胞表型占主导地位。在研究巨噬细胞功能障碍的分子机制时,越来越多的证据表明雷帕霉素机能靶蛋白(mechanistic target of rapamycin,mTOR)通路在肉芽肿形成中发挥作用,比如小鼠巨噬细胞中 mTOR 复合物 1(mTORC1)的激活导致肉芽肿的发展。在单核抗原呈递细胞处理环境免疫原性抗原后,抗原被呈递给 T 效应细胞。借助多种趋化因子,例如 CCL5(对于 Tx1)和 CCL2(对于 Tx2),免疫细胞会进一步激活。近年来,Th17 淋巴细胞在结节病发病机制中的作用引起了广泛关注,结节病中存在表达 IL-17A 的 CD4$^+$ 淋巴细胞亚群,这类细胞对局部炎症环境具有促炎或抗炎特性。

在自身免疫病发病机制中起主要作用的是由 T 细胞的免疫功能所代表的 T 细胞免疫性,这些亚型包括 Th1、2、17 亚型的辅助性 T 细胞,调节性 T 细胞以及 T 杀伤细胞。当存在自身抗原特异性 T 和 B 淋巴细胞时,Th17 比例失衡会刺激调节性 T 细胞,后者起着抑制免疫应答、刺激自身免疫炎症反应的作用,诱导体内产生自身抗体。在结节病的各种研究中,发现 T 细胞和 B 细胞免疫反应均受到干扰。结节病中炎症发展的触发因素是外源抗原与抗原呈递细胞的接触,导致 T 和 B 淋巴细胞活化,然后迁移至病灶处。由于抗原的持续存在,巨噬细胞经历上皮样分化,淋巴细胞不断向中心迁移,从而形成肉芽肿。

波形蛋白是结缔组织细胞中存在的一种肽,它参与细胞间的相互作用和免疫系统的功能,最近的研究表明,间质蛋白波形蛋白可能是结节病的自身抗原。当研究肉芽肿中多核巨细胞的星状小体时,人们发现了结节病中存在波形蛋白。研究发现,多核细胞的星状小体由波形蛋白细丝组成,是中心球的丝状和微管系统聚集的结果,这可能是局部液体移动和溶胶-凝胶转变所致。巨细胞结构的这种变化可能导致其功能障碍和衰竭,这可能在肉芽肿发展中起重要作用。在结节肉芽肿巨细胞中抗分枝杆菌抗体与舒曼体蛋白的交叉反应研究中显示了波形蛋白与结节病发展之间的可能关系。肉芽肿中存在胞嘧啶核糖核酸酶和 CD68 的溶酶体蛋白表达升高,尽管肉芽肿中波形蛋白水平升高,但很长一段时间以来,没有证据表明机体对该蛋白有自身免疫反应。自 2007 年以来,Wahlstrom 研究小组研究了结节病中的细胞和体液反应,并检测了代表 *HLA-DRB1*0301* 基因型的特定 T 细胞和波形蛋白抗体,波形蛋白在结节病发病机制中的作用在分析抗原对 T 细胞反应的研究中得到进一步证实。然而,为了进一步证实这一假设,有必要鉴定波形蛋白的自身抗体,确定波形蛋白特异性 T 细胞和 B 细胞对组织的细胞毒性,并可通过注射波形蛋白获得动物疾病模型来进一步研究。

尽管大量研究显著增加了对结节病病因和发病机制的认识,但结节病的确切病因仍不清楚,有待进一步研究。目前认为结节病是由于遗传易感者受特定的抗原刺激,导致受累脏器局部产生增强的 Th1/Th17 细胞免疫反应,从而形成的肉芽肿性疾病。

(姜丁源　代华平)

参 考 文 献

[1] BAUGHMAN R P, VALEYRE D. Sarcoidosis, a clinician's guide [M]. Missouri: Elsevier, 2019.

[2] GRUNEWALD J, GRUTTERS J C, ARKEMA E V, et al. Sarcoidosis [J]. Nat Rev Dis Primers, 2019, 5 (1):45.

[3] STARSHINOVA A A, MALKOVA A M, BASANTSOVA N Y, et al. Sarcoidosis as an autoimmune disease [J]. Front Immunol, 2019, 10:2933.

第三章

结节病的发病机制

结节病是一种原因不明的以非干酪样坏死性上皮样细胞肉芽肿为病理特征的系统性肉芽肿性疾病。目前认为结节病的肉芽肿形成是由病变部位免疫细胞介导的免疫调节异常所致，其过程涉及多种免疫细胞和介质。

第一节　结节病性肉芽肿的免疫反应

结节病发病机制并不单一，环境暴露、遗传背景、种族、感染、激素水平以及表观遗传改变等均可导致疾病易感性增加。由于结节病肉芽肿中含有巨噬细胞、树突状细胞（dendritic cell，DC）、T 淋巴细胞、B 淋巴细胞及成纤维细胞，因此从免疫角度看，结节病的发生不可能是免疫系统中的单一细胞功能改变所致。目前主流观点认为，结节病肉芽肿是由多种免疫细胞及细胞因子/趋化因子共同作用形成的。虽然结节病的具体诱因未知，但病变部位固有免疫细胞、适应性免疫细胞及其介质共同参与了结节病的免疫发病机制。

一、结节病肉芽肿的固有免疫应答机制

（一）巨噬细胞

正常情况下，肉芽肿的形成是为了防止外源性病原体入侵机体。当病原体侵入机体后，首先由前哨细胞（例如巨噬细胞和树突状细胞）表面的模式识别受体（pattern recognition receptors，PRRs）识别，从而启动免疫反应。

正常肺内至少有两种巨噬细胞——肺泡巨噬细胞和肺间质巨噬细胞，这两种巨噬细胞可通过细胞表面特定组合标志物加以区分；当机体出现免疫应答反应时，会形成第三种由单核细胞转化的巨噬细胞被招募到肺脏。

结节病患者的支气管肺泡灌洗液（bronchoalveolar lavage fluid，BALF）中免疫细胞明显

增多,提示其中可能存在免疫应答反应。巨噬细胞在结节病患者早期肉芽肿内占主导地位,因此被认为可能是形成肉芽肿的重要细胞。结节病患者的肺泡巨噬细胞相较正常人处于过度活化状态,如关键信号分子(p38、白细胞介素受体相关激酶)处于高水平,促炎性细胞因子(TNF-α)生成增多以及共刺激分子(CD80 和 CD86)表达增高。巨噬细胞的激活还可通过膜联 PRRs(Toll 样受体、C 样凝集素受体)或细胞内 PRRs(核苷酸结合寡聚化结构域蛋白样受体),这些 PRRs 可识别病原体相关分子模式(pathogen-associated molecular patterns,PAMPs)以及损伤相关分子模式(damage-associated molecular patterns,DAMPs)。DAMPs 与宿主细胞成分相关,当细胞损伤或死亡时被释放出来。可根据巨噬细胞识别的特定 PAMP 或 DAMP 推断初始抗原特征,而结节病患者 PRRs 的表达不一。结节病巨噬细胞高表达 Toll 样受体 2(TLR2)、Toll 样受体 9(TLR9)、树突状细胞相关 C 型凝集素-1(dectin-1)。血清淀粉样蛋白 A(SAA)及分枝杆菌衍生肽(ESAT-6)是与结节病致病机制相关的蛋白质,可以激活 TLR2,从而诱导巨噬细胞产生促炎性细胞因子,如:TNF-α、白细胞介素-1β(IL-1β)、IL-6、IL-10 及 IL-18 等。结节病患者肺泡巨噬细胞在体外培养后,可出现 CXCL9 及 CXCL11 上调,在患者 BALF 及血清中含量也有升高,且上述趋化因子都可由结节病细胞因子 IFN-γ 诱导产生。趋化因子 CXCL9、CXCL10 以及 CXCL11 是细胞表面受体 CXCR3 的配体,可诱导单核细胞、巨噬细胞、T 淋巴细胞及树突状细胞进入肺/肉芽肿内。此外,患者 BALF 中可出现 CXCL9、CXCL10 及 CXCL11 含量增高,且与患者胸部影像学 Scadding 分期以及是否出现 Lofgren 综合征相关。但是 CXCL10 与 2 年后随访疾病进展无明显相关性。此外,结节病患者表达趋化因子配体 18(CCL18)水平较正常人升高,且 Scadding 分期为Ⅳ期的患者尤甚。CCL18 可促进成纤维细胞产生胶原蛋白,导致肺纤维化加剧。

除通过 PRRs,细胞因子也可激活巨噬细胞。在结节病肉芽肿内,细胞因子 IFN-γ 可激活巨噬细胞产生 TNF-α,并诱导其融合成为多核巨细胞(multinucleated giant cell,MGC)。巨噬细胞具有异质性,细胞周围微环境调控其表型及功能。除了固有的控制感染功能,巨噬细胞还参与组织发育、内环境稳态及免疫功能。巨噬细胞可分化成为两类:M1 即经典活化的巨噬细胞、M2 即替代性活化的巨噬细胞。M1 巨噬细胞是在 IFN-γ 参与下,由 TLR4 刺激物——脂多糖(lipopolysaccharide,LPS)诱导的,具有促炎性表型及抗菌活性。而 M2 型巨噬细胞可被 Th2 细胞产生的细胞因子(包括 IL-4、IL-13 等)、IL-10 以及糖皮质激素诱导,并且产生抗炎功能,在组织修复及创伤愈合过程中产生作用。结节病患者淋巴结内 M2 巨噬细胞特异性分子 CD163 较结核病患者表达水平增高,并且 BALF 中 M2 巨噬细胞分泌特异性细胞因子,如 IL-10、IL-1Ra 表达水平升高。

故结节病患者的肺巨噬细胞类型及功能与疾病进展、Scadding 分期高度相关,在疾病发病机制中起到促炎性作用。

(二) 单核细胞

单核细胞起源于骨髓,并随血液转移到外周组织;通过感知周围环境,转化为巨噬细胞及树突状细胞。单核细胞可通过 CD14 及 CD16 抗原的表达分为三型,即:CD14 强阳性的经典型单核细胞、CD14 和 CD16 低水平表达的中间型单核细胞,以及 CD16 强阳性表达的非经典型单核细胞。经典型单核细胞,也称炎症性单核细胞,可浸润组织、产生炎性细胞因子、分化成为炎症性巨噬细胞。经典型单核细胞表达几种 PRRs,并通过吞噬作用清除微生物及死亡细胞。结节病患者血液中单核细胞表达 Fc 受体(FcRs)及补体受体(CRs)升高,导致吞噬功能增强。结节病肉芽肿内出现 CD14$^+$ 的单核细胞,可分化成为巨噬细胞或树突状细胞。约有 50% 的结节病患者外周血中 CD14$^+$ 的单核细胞可出现抑制性受体 CD200R 低表达,进而导致 TNF-α 以及 IL-6 表达量增高。

中间型单核细胞也具有促炎作用,刺激后可产生 IL-1β、IL-6、IL-12 以及 TNF-α 等炎性因子。这类细胞的基因表达提示其具有抗原呈递的功能并可诱导 T 细胞活化。中间型单核细胞可特异性增强 Th17 细胞的免疫应答功能,可在结节病肺泡内肉芽肿及纤维化进程中产生重要作用。

结节病患者的外周血中间型单核细胞较正常人群增多,并且抗 TNF-α 治疗(英夫利西单抗)有效的结节病患者其基线的中间型单核细胞数量较无应答患者更高,这也说明中间型单核细胞是结节病患者血清中 TNF-α 的重要来源。

此外,非经典型或具有抗炎性作用的单核细胞可识别血管内损伤相关分子模式(DAMPs),分化成为稳定的组织巨噬细胞,或在受损组织的炎性修复过程中转化为抗炎性巨噬细胞发挥作用。

二、结节病肉芽肿的固有免疫记忆机制

免疫记忆是人体免疫系统重要特征,对病原体抗原具有记忆功能,可在病原体再次进入机体时迅速且更强地产生免疫应答效应。通常认为以 B 细胞和 T 细胞为代表的适应性免疫应答在机体内可产生免疫记忆效应。但是目前研究发现,接受刺激后,固有免疫也具有免疫记忆,表现为固有免疫细胞的长期功能改变,从而在下次接受刺激时引起更为强烈的免疫反应。主要表现为病原体二次入侵机体时,巨噬细胞、单核细胞及自然杀伤细胞免疫应答增强。

结节病患者体内巨噬细胞及单核细胞促炎性介质分泌增加可能与患者体内固有免疫记忆相关。首先,免疫记忆可被 NOD2 以及 C 型凝集素受体-1 诱发,而这两种模式识别受体配体在结节病患者体内及激活的巨噬细胞中均有表达,结节病患者体内巨噬细胞表达 NOD2 及 C 型凝集素受体-1 含量增多;其次,免疫记忆首先在接受了卡介苗(Bacille Calmette-Guérin,BCG)患者体内发现,而结核分枝杆菌相关抗原(包括 mKatG 以及 ESAT-6)也可能是导致结节病的重要抗原;此外,单核细胞免疫记忆可诱发 mTOR/糖酵解通路,而结节病肉芽肿内也观察到 mTOR 通路的活化。当小鼠体内 TSC2 缺失时,可出现中幼粒细胞 mTOR 活性特异性增高以及细胞融合现象,产生与结节病患者体内相似的肉芽肿。TSC2 可

对巨噬细胞沉默和 mTOR 活化失控造成影响,导致巨噬细胞增殖和肥大。而相对于自限性患者而言,进展性结节病患者体内可出现 mTOR 通路活化;最后,mTOR 样受体可通过调控能量代谢功能,如糖酵解途径及线粒体代谢途径,促进免疫细胞应答功能。结节病肉芽肿内可出现代谢活性增高,如糖酵解代谢。而进展性结节病相较于自限性患者而言,其糖酵解活性增加。

三、结节病肉芽肿的固有免疫和适应性免疫共同作用机制

抗原呈递细胞(antigen-presenting cell,APC)通过呈递抗原(或自身抗原)激活体内适应性免疫应答。机体内最常见的抗原呈递细胞是树突状细胞,是机体固有免疫和适应性免疫应答共同作用机制的桥梁。与巨噬细胞相似,树突状细胞通过细胞表面锚定模式识别受体,对侵入的病原体及细胞损伤进行快速识别及应答。

树突状细胞(dendritic cells,DCs)也参与结节病肉芽肿的形成过程。人体肺内有三种树突状细胞亚型,包括:浆细胞样 DCs(plasmacytoid DCs,pDCs)以及传统树突状细胞(conventional DCs,cDCs)也称为髓样树突状细胞(myeloid DCs),后者可分化为 I 型 cDCs(cDC1s)以及 II 型 cDCs(cDC2s)。目前,无法利用单个标志物将树突状细胞与单核细胞和巨噬细胞区分开,后续需要多种标志物组合鉴定 DC 以及 DC 亚型。稳定期时,cDC1s 与气道上皮密切相关,并可扩展至气道内腔;而 cDC2s 则主要存在于气道基膜下方。炎性环境下,单核细胞可促进树突状细胞增多,也成为单核细胞来源的树突状细胞(mo-DCs)。

结节病患者支气管肺泡灌洗液中可发现 pDCs 以及总 cDCs 细胞数量增多,CD1a$^+$ cDCs 也特异性增高;而相较于健康对照者 BALF,结节病患者的 CD1 cDC2s 比例降低。传统的 CD11c$^+$ 树突状细胞主要分布于肺内肉芽肿的 T 细胞聚集区以及淋巴结区,意味着在结节病肉芽肿中可出现 T 细胞激活或重激活作用。树突状细胞出现于结节病患者的淋巴管周围肉芽肿内,提示在结节病病理学表现中起到重要作用。结节病患者体内出现 Th 细胞亚群增高,可能与肉芽肿内的 cDCs 亚群有关,其中 cDC1s 可交叉呈递抗原,并可产生诱导 Th1 细胞分化的趋化因子;而 cDC2s 可产生多种促炎细胞因子,如 IL-23,可诱导 Th17 细胞分化。

DCs 的活化及其功能在慢性疾病中产生重要作用,在结节病患者肺内,cDCs 较常出现于肺实质内,而活化的 DCs(表达 CD86)则分布在结节病肉芽肿 T 细胞聚集区域。与 BALF 中的 cDCs 相反,以上两种树突状细胞活化水平与对照组相似。与巨噬细胞活化相似,DCs 可通过 PRRs 激活和/或细胞因子激活。IFN-γ 可诱导 DCs 活化以及细胞因子的生成,包括可促进 Th1 极化细胞因子、IL-12,而在结节病患者体内也发现两种细胞因子(IFN-γ 及 IL-12)水平在结节病患者 BALF 中都出现升高。活化后的 DCs 产生的细胞因子主要包括:IL-1β、IL-6、IL-12、IL-23 及 TNF-α,可活化 T 细胞并促进肉芽肿形成。活化后的 DCs 可迁移至肺内纵隔淋巴结(mediastinal lymph node,MLN),通过诱导 T 细胞增殖分化诱发抗原特异性 T 细胞免疫应答。结节病患者体内淋巴结 T 细胞区域中,DCs 可通过 HLA-DR 呈递抗原至

T 细胞受体从而促进 T 细胞增殖。

此外,HLA 有多种类型,而结节病的预后与 *HLA-DR* 等位基因相关。*HLA-DRB1*0301* 等位基因阳性的结节病患者预后较好,而 *HLA-DRB1*15* 以及 *HLA-DRB1*14* 等位基因则与慢性进展相关。此外,*HLA-DRB1*0301*⁺ 的结节病患者出现 T 细胞受体(T cell receptor, TCR)为 Vα2.3/Vβ22 的 T 淋巴细胞扩增,与抗原特异性免疫应答相关。这种 HLA-TCR 复合物是波形蛋白多肽,也是结节病可能的致病性抗原之一。波形蛋白多肽也存在于 Kveim 抗原中,可从结节病患者 BALF 中巨噬细胞的 HLA 分子洗脱,并促进结节病患者 BALF 中 T 淋巴细胞的 IFN-γ 产生。波形蛋白也可诱发树突状细胞相关 C 型植物凝集素 1(dectin-1)的活化,而模式识别受体 dectin-1 在结节病患者外周血单个核细胞(peripheral blood mono-nuclear cells,PBMCs)中较正常人升高。

虽然淋巴结特异性的 DCs 与 T 淋巴细胞相互作用是结节病患者 T 淋巴细胞活化的重要因素,但是目前仍无确凿证据。T 细胞接收 DCs 的抗原呈递信号,并进一步增殖、生存及分化。

四、结节病肉芽肿的适应性免疫应答机制

适应性免疫应答是机体对特定的病原体初始应答后产生的免疫记忆,并可在该病原体再次进入机体后造成免疫应答增强。适应性免疫应答可使机体对特定病原体具有高度特异性,对机体进行长期保护。适应性免疫应答细胞包括 T 淋巴细胞及 B 淋巴细胞,B 淋巴细胞是体液免疫的一部分,而 T 淋巴细胞则直接参与细胞介导的免疫应答。在 T 淋巴细胞中,CD8⁺ T 淋巴细胞以及 CD4⁺ 辅助 T(Th)淋巴细胞共同发挥作用。引流淋巴结内可出现适应性免疫应答,树突状细胞抗原呈递激活初始 T 细胞,随后 B 淋巴细胞被分化的 T 淋巴细胞激活。

结节病肉芽肿内存在大量 CD4⁺ 辅助 T 淋巴细胞,初始 Th 细胞通过 T 细胞受体-多肽-人类白细胞抗原相互作用,T 淋巴细胞增殖后,被抗原呈递细胞活化。周围 T 淋巴细胞通过细胞因子作用,可诱导 Th 细胞分化,从而导致淋巴细胞亚群特异性细胞因子产生。一直以来,结节病被认为是 Th1 细胞介导的疾病,其典型特征是 BALF 中出现由 Th1 细胞分泌的 IFN-γ 特异性升高,肉芽肿组织及 BALF 中出现 Th1 细胞特征性细胞因子 IL-12 及 IL-18。而随着研究进展,人们逐渐认识到结节病是 Th1 细胞和 Th17 细胞共同产生作用的疾病,Th17 细胞是产生 IL-17 的 Th 细胞,而在结节病肉芽肿内及周围均可发现 IL-17 阳性细胞,也意味着 Th17 细胞参与了结节病肉芽肿的形成和发展。此外,*HLA-DRB1*0301*⁺ 的 Lofgren 综合征患者与健康对照组以及非 LS 结节病患者相比,BLAF 中 IL-17 的浓度升高,也意味着 IL-17 较高水平的结节病患者预后较好。Th17 细胞的比例与中性粒细胞水平相关,但中性粒细胞并未在结节病肉芽肿病理中发挥重要作用。

通过蛋白质网络分析以及功能预测,IL-23/Th17 信号通路在结节病的遗传学致病机制

中发挥着重要作用,Th 细胞可通过调控细胞亚型增加特定细胞因子的产生,特别是 Th17 细胞,通过 IL-12 和/或 IL-23 细胞因子激活,分化成为 IFN-γ/IL-17A 因子双倍生成细胞,也称 Th1/Th17 细胞。相较正常人,结节病患者 BALF 及血液中,生成 IL-17 的 Th 细胞其 IL-23 受体表达增多。在小鼠发生慢性炎症时,Th17 细胞上 IL-23 受体的表达有助于其向 Th1/Th17 细胞转化。结节病患者的 BALF 和外周血中可见 Th1/Th17 细胞比例增加,且随 Scadding 分期而升高。Th1/Th17 细胞除了结节病,也参与了其他肉芽肿性炎性疾病(如克罗恩病、多发性硬化病以及类风湿关节炎)的发病机制。在 Th1 细胞因子影响下(如 IFN-γ、IL-12 以及 TNF-α),Th1/Th17 细胞可分化为分泌 IFN-γ 的 Th17 细胞,也称非经典 Th1 细胞。TNF 受体 II(TNFR II)在 Th17 细胞上的高表达促进其向具有低表达 TNFR II 表达的非经典 Th1 细胞分化。青年特发性关节炎中,抗 TNF-α 治疗可阻止 Th17 细胞向非经典 Th1 细胞发育,也是结节病患者可经抗 TNF-α 治疗缓解的原因。

分泌 IFN-γ 的 Th17 细胞成为 Th17.1 细胞,包括 IFN-γ/IL-17A 双阳性(Th1/Th17 细胞)以及 IFN-γ 单阳性细胞(非经典型 Th1 细胞)。CCR6(Th17 细胞)和 CXCR3(Th1 细胞)是识别 Th17.1 细胞的趋化因子受体,结节病患者的 BALF 中大多数 Th 细胞共同表达 CCR6 和 CXCR3,这表明肺微环境可促进结节病 Th17.1 细胞表型功能增强。出现 Lofgren 综合征(LS)的患者相较于未出现 LS 的慢性结节病患者,其体内 Th17.1 细胞比例增高;出现 LS 的患者相较于未出现患者,其 BALF 中的 T 细胞比例升高,包括 IL-17A、IL-10、IL-22、IL-2。相反,在未出现 LS 表现的结节病患者中,超过 90% 的患者 BALF 中 Th 细胞产生 IFN-γ,而在所有 Th17 细胞系中,约有 60% 患者产生 IFN-γ,只有 5% 的患者产生 IL-17A,少于 2% 的患者可产生两种细胞因子。这些研究表明,可能有两条独立的免疫途径参与了 LS 及非 LS 结节病的发病机制。IFN-γ 阳性提示 Th17.1 细胞参与非 LS 肺结节病的发病机制。

结节病患者引流的淋巴结内出现 Th 细胞的起始活化和极化,并且淋巴结边缘可出现活化的 Th 细胞。结节病患者相较于健康对照组的纵隔淋巴结(MLN)内,CCR6$^+$ 的 Th17 细胞系(包括 Th17 细胞和 Th17.1 细胞)的比例增高。与结节病患者 BALF 相反,结节病 MLN 内出现 Th17/Th17.1 中间型 Th 细胞,称为 CCR6$^+$ CXCR3$^+$ CCR4$^+$ Th 细胞,或 CCR6$^+$ 双阳性(DP)Th 细胞。BALF 和 MLN 内出现 CCR6$^+$ 双阳性 Th 细胞及 Th17 细胞的高度增殖,而 Th17.1 细胞则未出现。这些研究表明,结节病 MLN 的 T 细胞区域内诱导 Th17 细胞分化,并且在结节病肺和 MLN 肉芽肿慢性炎症区域可对病原性 Th17.1 细胞表现出可塑性。此外,Th17.1 细胞对糖皮质激素具有耐药性,其多药耐药 1 型基因(multidrug resistant type 1 gene,MDR1)高表达,是结节病的潜在致病机制。

结节病患者体内出现抗原驱动的过度免疫反应。在过去的几年中,对结节病患者体内出现 Th 细胞应答过度增强机制的认识仍有盲区。T 细胞内的调节机制(如检查点分子)以及促炎性 Th 细胞与调节性 Th 细胞(Treg 细胞)之间的平衡对于维持免疫耐受至关重要,Treg 细胞的抑制功能可抑制不当的免疫激活。Treg 细胞参与结节病的致病机制,虽然

BALF 中及血液内的 Treg 细胞数目并不一致,但是既往报道提出,结节病患者的 BALF 和血液内均出现 Treg 细胞的免疫抑制功能降低,导致细胞增殖以及细胞因子(如 IFN-γ、TNF-α 和 IL-2)产生受限,导致肉芽肿形成。结节病患者肉芽肿内的效应 Th 细胞可被体内正常 Treg 细胞抑制,当评估结节病患者 Treg 细胞表型时,应描述其位置,如结节病肉芽肿受累器官(淋巴结和 BALF)内的 Treg 细胞明显与外周血中的不同。BALF 或肺引流的淋巴结(lymph node,LN)内的 Treg 细胞由 LN 及 BALF 中的细胞毒性 T 淋巴细胞相关抗原 4(cytotoxic T lymphocyte antigen 4,CTLA-4)介导产生的固有功能缺失。相反,外周血 Treg 细胞出现高度分化的效应表型,表现为表达 CD15s、CD25 以及 CTLA-4 增高,并且 CD45RO 比例增高。在活化和抑制的过程中,效应 Treg 细胞更易出现细胞凋亡。结节病患者外周血 Treg 细胞可出现凋亡易感性升高,以及凋亡信号受体 CD95 的表达升高,可导致其免疫抑制功能受损。结节病患者经血管活性肠肽(vasoactine intrestinal peptide,VIP)治疗后,可控制巨噬细胞活化,BALF 中的 Treg 细胞比例及抑制功能可出现上调,这个现象与 VIP 作用和 Treg 细胞可导致 CTLA-4 的表达上调的体外实验结果相一致。

T 细胞上的共抑制受体起着关键的免疫调节作用,它们共同决定了 TCR 信号转导功能,并因此决定了 T 细胞的增殖和细胞因子的产生。共抑制受体(如 CTLA-4、BTNL2 和 PD-1)的表达促进了结节病患者体内过度免疫反应。CTLA-4 在 Treg 细胞内高表达,并在激活的 Th 细胞内表达上调。因此,CTLA-4 既具有细胞外在特性又具有细胞内在特性来控制 Th 细胞应答。CTLA-4 对 APC 上 CD80/86 的亲和力比 CD28 高 10 倍以上,从而能够与共刺激 CD28 竞争。在所有人类效应 Th 细胞亚群中,Th17 细胞高表达 CTLA-4。在结节病受累器官(例如肺和淋巴结)中,Treg 细胞、Th17 细胞和 CCR6⁺ 双阳性 Th 细胞提示 CTLA-4 高表达。在健康对照组中,CCR6⁺ 双阳性 Th 细胞提示 CTLA-4 表达介于 Th17 细胞(高表达)和 Th17.1 细胞(低表达)之间,这与 Th17 细胞通过中间 CCR6⁺ 双阳性 Th 细胞转化为 Th17.1 细胞的结果相一致。

其他证据也支持 CTLA-4 表达量增高在结节病患者体内过度免疫应答中的重要作用。首先,常见变异型免疫缺陷病(common variable immunodeficiency disease,CVID)家族(包括肺肉芽肿疾病在内)发现了杂合子 *CTLA-4* 基因突变。这些突变导致了等位基因功能失调,Treg 细胞上 CTLA-4 表达降低,而 *CTLA-4* 基因突变与结节病功能尚未有关联研究。此外,与对照组相比,血液和组织器官中 Treg 细胞的 CTLA-4 表达量不同,前者高于后者。其次,在抗 CTLA-4 免疫治疗的肿瘤患者中,也发现患者体内出现了肉芽肿。此外,CTLA-4 还控制 Th17 细胞的数量和比例,抗 CTLA-4 免疫治疗的肿瘤患者治疗期间较基线相比,Th17 细胞的数量和比例增加。

除了 CTLA-4,共抑制受体 PD-1 在调控 Th17 细胞可塑性方面也起到重要作用,经抗 PD-1 治疗的黑色素瘤患者部分可出现肉芽肿,可出现治疗后外周血 Th17.1 细胞数量升高。出现 LS 的结节病患者较非 LS 患者而言,其 BLAF 中 Th 细胞表达 PD-1 以及 CTLA-4 水平更高。结节病活动期患者较正常人相比，其 BALF 中和外周血中表达 PD-1 的 Th 细胞(特别是分泌 IL-17 的 Th 细胞)比例增加。

BTNL2 属于 B7 家族成员，是负性共刺激分子，在免疫调节中的角色仍然未知。体外实验证实，膜结合的 BTNL2 对 Th 细胞增殖和细胞因子产生起到抑制作用。BTNL2 抑制 CD80-CD86/TCR 依赖性 Th 细胞的激活，同时诱导 FoxP3 表达，即 Treg 细胞标志性转录因子，而这些表达 FoxP3 的 Th 细胞也具有抑制作用。

BTNL2 基因多态性与慢性结节病相关，*BTNL2* 基因上与结节病相关的剪接位点多态性 [*rs20766530*(G/A)]可导致 BTNL2 分子膜定位功能丧失，从而导致 T 细胞活化功能失调，是结节病潜在的致病机制。

总而言之，结节病患者体内出现几种免疫抑制功能障碍，特别是在受累器官内，而在这些机制中，部分功能障碍可导致致病性 Th17(Th17.1)细胞数量增加，导致慢性炎症。

五、B 细胞在结节病中的致病机制

B 细胞在结节病中的作用近些年也得到关注。组织学上，肉芽肿外周除大量 CD4$^+$ T 淋巴细胞外，还有 CD8$^+$ T 和 B 细胞；在部分肉芽肿组织中央，亦可见到 B 细胞浸润。此外，利妥昔单抗可以改善慢性过敏性肺炎及结节病患者肺功能的个案报道也提示 B 细胞在结节病的发病过程中发挥了一定作用。

B 细胞活化因子(B cell-activating factor，BAF)是 TNF 家族中的一员，在 B 细胞发育和成熟过程中发挥着关键作用。Masaru Ando 第一次报道了结节病患者 BALF 或血清 BAF 水平与疾病严重程度呈正相关，指出 BAF 可作为评估结节病活动度和严重程度的指标。年龄相关 B 细胞(age associated B cells，ABCs)是最近报道的一组比较特殊的 B 细胞，高表达 CD11c、T-bet，低表达 CD21，可在健康人群中查见，但在自身免疫病小鼠模型及人的外周血单个核细胞中比例明显升高。Swati Phalke 在研究结节病、过敏性肺炎、慢性铍病时发现 ABCs 在结节病群体外周血及 BALF 中明显升高，但在接受治疗后下降，提示 ABCs 在结节病发病过程中发挥了一定作用。但这种细胞在多种疾病中均有不同比例升高，可能并非结节病特异性表现，在诊断方面应用价值有限，不过为揭示 B 细胞在结节病中的作用提供了新思路。

第二节　结节病肉芽肿的构成及演变

多年来，结节病肉芽肿病理特征较为普遍的表述方法为"形态良好且结构致密的非坏死性上皮细胞样肉芽肿"。肉芽肿的核心区由上皮样细胞构成，上皮样细胞是高分化的单核吞噬细胞，具有大量的指状细胞凸起，超微结构代谢活跃。多数情况下，上皮样细胞与 CD4$^+$ T 淋巴细胞接触密切，而 CD8$^+$ T 淋巴细胞、CD4$^+$ FoxP3$^+$ Treg 细胞、Th17 细胞、B 淋巴细胞

及血浆细胞等产生免疫球蛋白 A（IgA）的细胞则位于肉芽肿外周区域。此外,结节病肉芽肿中心偶可出现局灶性凝固性坏死。巨细胞的胞质内可出现星状小体或 Schaumann 小体,易被误认为外源性杂质。

一、肉芽肿的构成

肉芽肿的形成是一个多阶段的过程,开始由于受累部位出现单核细胞/巨噬细胞聚集,细胞成熟后形成肉芽肿,最后上皮样细胞出现,形成紧密排列的结节病肉芽肿。上皮样细胞是由巨噬细胞演化而来的多边形细胞,细胞核呈椭圆形,胞浆丰富。上皮样细胞表达 CD68 分子,是单核吞噬细胞系统的常见标志物,但是不表达“上皮细胞”表面标志物。与典型的巨噬细胞相比,上皮样细胞无吞噬活性,主要为分泌型细胞,特别是血管紧张素转化酶（angiotensin converting enzyme,ACE）或 TNF-α。此外,组织蛋白酶 K 或骨桥蛋白也在结节病肉芽肿形成过程中被检测到。

肉芽肿是围绕一个原始的局灶性巨噬细胞聚集形成的多层球状体,其形成机制可能与以下因素有关:①细胞间大量假足相互缠绕;②上皮细胞和 MGCs 表达 E-钙黏着蛋白;③细胞连接（E-钙黏着蛋白、桥粒以及细胞间紧密连接作用）。淋巴细胞和巨噬细胞之间相互作用,依赖于大量的共刺激和共抑制因子:①MHC Ⅱ/TCR;②PD1/PD-L1;③CD86/CD28;④BTNL2;⑤ICOS/ICOSL。此外,结节病急性炎症期的血清淀粉样蛋白 A 在结节病肉芽肿形成及粘连中起到重要作用。

二、结节病肉芽肿的演变

肉芽肿的维持和持续机制仍然未知。结节病肉芽肿可在两年内不经任何治疗消退,而进展性结节病可能会持续更长时间。一般来说,肉芽肿结构是动态的,其持续时间取决于巨噬细胞和淋巴细胞的数量、寿命长短及其局部分化特征。

20% 的肺结节病患者表现为纤维化型肺结节病,其形成可分为 4 个阶段。①抗原呈递:肺泡巨噬细胞完成抗原呈递,释放细胞因子,募集和激活 CD4$^+$ T 淋巴细胞,启动 Th1/Th17 炎症反应,释放 IFN-γ 和 TNF-α 等细胞因子。②肺泡巨噬细胞（alveolar macrophage,AM）募集和肉芽肿的形成:CD4$^+$ T 淋巴细胞介导的炎症反应进一步募集和激活 AM,后者可转变为上皮样细胞和多核巨细胞,最终形成肉芽肿。③肉芽肿的演变:当抗原被清除后,TNF-α 减少,疾病将自发缓解;若抗原持续存在,TNF-α 持续升高,将导致慢性炎症。④纤维化的发生:慢性炎症持续存在,在多种因素的参与下,成纤维细胞激活和增殖,产生大量胶原并沉积,导致肺纤维化。目前认为,趋化因子配体 18（C-C motif chemokine ligand 18,CCL18）、转化生长因子-β（transforming growth factor,TGF-β）及 S-100 蛋白在内的多种因素参与了结节病肺纤维化的发生。此外,端粒缩短、遗传因素等也可能参与了纤维化型肺结节病的发病机制。

此外,进展性结节病肉芽肿内可出现持续性肉芽肿周围纤维化,在纤维性肉芽肿内可观察到 Th2 分泌的细胞因子产生,包括 TGF-β 和 IL-13。此外,一些巨噬细胞获得另一种激活的 M2 表型,如肌肉或淋巴结肉芽肿。值得注意的是,局部存在于结节病组织中的趋化因子 CCL18 可能诱发一种表面活性的 M2c 巨噬细胞表型。肉芽肿可导致全身代谢活性增加,例如肾素-血管紧张素系统的血管紧张素转化酶的产生;肾外 1α-羟化酶的上调,可将 25-羟维生素 D_3 [25-hydroxyvitamin D_3, 25-$(OH)D_3$] 转化为其活性形式 1,25-二羟维生素 D_3 [1,25-dihydroxy vitamin D_3, 1,25-$(OH)_2D_3$];甲状旁腺激素相关蛋白(parathyroid hormone-related protein,PTHrP)的表达,可导致高钙血症。通过 [18]F-氟代脱氧葡萄糖(^{18}F-fluorodeoxyglucose, ^{18}F-FDG)摄取可显示肉芽肿的代谢特征,可能是由于 GLUT-1(葡萄糖转运蛋白)的表达升高所致。

(徐作军　张　倩)

参 考 文 献

[1] SPAGNOLO P,ROSSI G,TRISOLINI R,et al. Pulmonary sarcoidosis [J]. Lancet Respir Med,2018,6(5): 389-402.

[2] STARSHINOVA A A,MALKOVA A M,BASANTSOVA N Y,et al. Sarcoidosis as an autoimmune disease [J]. Front Immunol,2019,10:2933.

[3] GRUNEWALD J,GRUTTERS J C,ARKEMA E V,et al. Sarcoidosis [J]. Nat Rev Dis Primers,2019,5 (1):45.

[4] CROUSER E D. Role of imbalance between Th17 and regulatory T-cells in sarcoidosis [J]. Curr Opin Pulm Med,2018,24(5):521-526.

[5] CHEN E S. Innate immunity in sarcoidosis pathobiology [J]. Curr Opin Pulm Med,2016,22(5):469-475.

[6] ZHOU E R,ARCE S. Key players and biomarkers of the adaptive immune system in the pathogenesis of sarcoidosis [J]. Int J Mol Sci,2020,21(19):7398.

[7] SAWAHATA M,SUGIYAMA Y. An epidemiological perspective of the pathology and etiology of sarcoidosis [J]. Sarcoidosis Vasc Diffuse Lung Dis,2016,33(2):112-116.

第四章

结节病的病理学表现

结节病是一种病因不明常侵犯多个器官或组织的非干酪样坏死性肉芽肿。对结节病的病理诊断多数采用除外性诊断方法,即在排除一切与结节病相似的肉芽肿性病变[如结核病、非典型分枝杆菌病、真菌感染、梅毒、布鲁氏菌病、克罗恩病(Crohn's disease)]等疾病之后,结合临床特点,才作出结节病的诊断。结节病常累及肺、淋巴结、眼、皮肤和肝脏等,实际上任何器官均可以发生。

第一节　基本病理改变

结节病的基本病变是由上皮样细胞、散在的多核巨细胞和淋巴细胞共同组成的、境界清楚的肉芽肿(图 4-1-1,图 4-1-2)。

其中没有干酪样坏死,但有时可有少量的嗜酸性颗粒状坏死,有人称之为纤维素样坏死(图 4-1-3)。抗酸染色找不到抗酸杆菌。结节的直径通常为 0.5~2mm,典型病例结节形态结

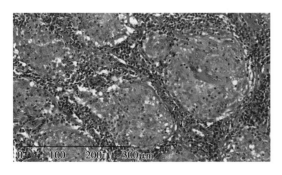

图 4-1-1　上皮样细胞、多核巨细胞、淋巴细胞构成境界清楚的肉芽肿结节,没有干酪样坏死(HE 染色 ×200)(见文末彩图)

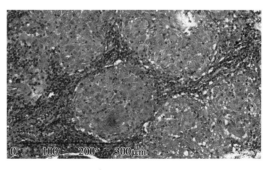

图 4-1-2　淋巴结结节病,非干酪样坏死性肉芽肿,境界清楚(HE 染色 ×200)(见文末彩图)

构单一、分布均匀,界限清楚(图 4-1-4),少数病例肉芽肿结节互相融合形成巨大的结节(图 4-1-5),后期病变边缘常有不同程度的纤维化及玻璃样变性(图 4-1-6~图 4-1-8)。

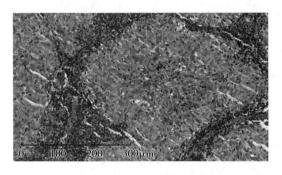

图 4-1-3 淋巴结结节病,非干酪样坏死性肉芽肿,中央可见纤维素样坏死(HE 染色 ×200)(见文末彩图)

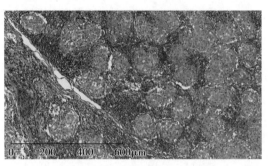

图 4-1-4 淋巴结结节病,肉芽肿形态结构单一、分布均匀(HE 染色 ×100)(见文末彩图)

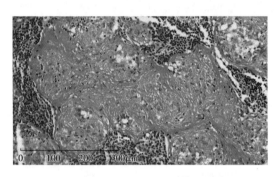

图 4-1-5 淋巴结结节病,肉芽肿结节互相融合(HE 染色 ×200)(见文末彩图)

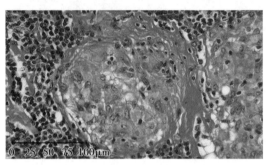

图 4-1-6 结节病后期,肉芽肿周围有纤维化(HE 染色 ×400)(见文末彩图)

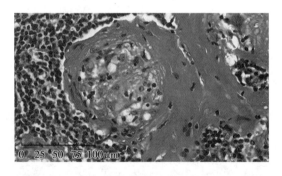

图 4-1-7 结节病后期,肉芽肿周围有纤维化及玻璃样变性(HE 染色 ×400)(见文末彩图)

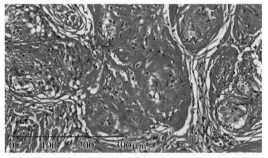

图 4-1-8 结节病晚期,肉芽肿互相融合,发生纤维化及玻璃样变(HE 染色 ×200)(见文末彩图)

一、上皮样细胞

结节病肉芽肿的早期由巨噬细胞组成(图 4-1-9)。巨噬细胞主要由来自血液中的单核细胞聚集而成,并由周围的毛细血管不断补充,致使肉芽肿得以长期维持。巨噬细胞进入病灶后逐步转变为上皮样细胞(又称类上皮细胞),或互相融合形成多核巨细胞。上皮样细胞体积较大、胞浆丰富、浅红色、颗粒状、边界不清、核圆形或卵圆形,染色质少呈空泡状,核仁明显,细胞之间紧密排列(图 4-1-10)。

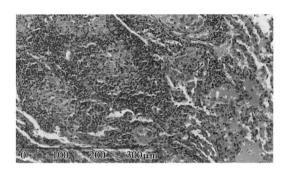
图 4-1-9　结节病肉芽肿形成早期,巨噬细胞聚集,边界不清(HE 染色 ×200)(见文末彩图)

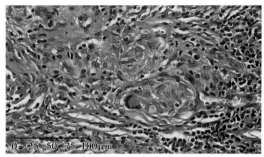
图 4-1-10　上皮样细胞体积较大,胞浆丰富、边界不清,核圆形或卵圆形,染色质少呈空泡状,核仁明显(HE 染色 ×400)(见文末彩图)

巨噬细胞转化为上皮样细胞的过程中形态发生变化:①核内常染色质增多,核增大;②核仁明显;③胞浆富含内质网、核糖体、高尔基体和各种分泌空泡,提示细胞器和酶的合成旺盛,分泌功能更加活跃;④胞浆线粒体、滑面内质网和溶酶体成分增多,因而胞浆丰富、细胞变大。

二、多核巨细胞

结节病肉芽肿内有两种多核巨细胞,即朗汉斯巨细胞(Langhans giant cell)和异物巨细胞(foreign body giant cell)。朗汉斯巨细胞体积巨大,直径可达 50mm,核形态与上皮样细胞相似,数目可多个或几十个;排列在细胞的边缘,呈马蹄形或环形(图 4-1-11),胞浆丰富。朗汉斯巨细胞由上皮样细胞融合而成,即上皮样细胞首先伸出胞浆突起,然后相连的多个上皮样细胞的胞体相近,最后胞体互相融合在一起而形成多核巨细胞。朗汉斯巨细胞亦可以是核分裂而胞浆不分裂形成。

异物巨细胞(图 4-1-12)的细胞核散在分布于胞浆内,它通常是由多个巨噬细胞围绕刺激物周围互相融合而成。

在多核巨细胞胞浆内有时可见到星状小体。星状小体(asteroid body)是一种强嗜酸的放射状的星形小体(图 4-1-13),Cain 等认为该小体可能是由细胞球(cytosphere)衍化而来。有时可见到 Schaumann 小体或层状小体,是一种同心圆状分层结构的苏木素小体。

星状小体和 Schaumann 小体虽可见于结节病,但并非结节病所特有,其他肉芽肿时亦可见到。

三、淋巴细胞

结节病肉芽肿中可见多量淋巴细胞(图 4-1-14),免疫组织化学染色(简称免疫组化染色)显示 CD3 阳性的 T 淋巴细胞明显多于 CD20 阳性的 B 淋巴细胞(图 4-1-15,图 4-1-16)。

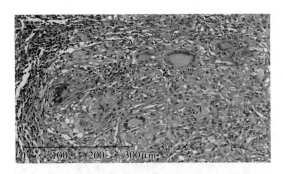

图 4-1-11 肉芽肿内的多核巨细胞,核呈环形排列的巨细胞为朗汉斯巨细胞(HE 染色 ×200)(见文末彩图)

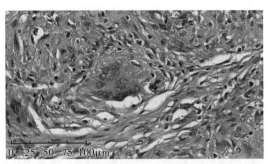

图 4-1-12 肉芽肿内的多核巨细胞,核不规则排列的细胞为异物巨细胞(HE 染色 ×400)(见文末彩图)

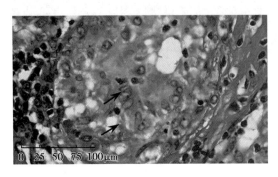

图 4-1-13 多核巨细胞胞浆内可见星状小体(箭头)(HE 染色 ×400)(见文末彩图)

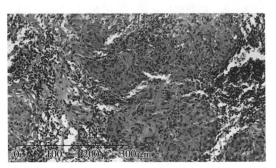

图 4-1-14 结节病肉芽肿周可见淋巴细胞浸润,以 T 淋巴细胞为主(HE 染色 ×200)(见文末彩图)

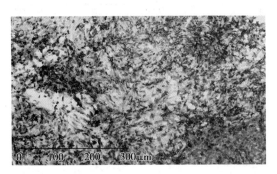

图 4-1-15 结节病肉芽肿内可见多量 T 淋巴细胞,免疫组化 CD3 阳性(免疫组化染色 ×200)(见文末彩图)

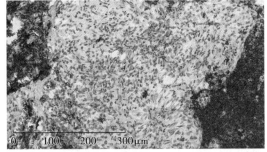

图 4-1-16 结节病肉芽肿内可见少量免疫组化 CD20 阳性的 B 淋巴细胞(免疫组化染色 ×200)(见文末彩图)

第二节　常见脏器的结节病病理学改变

一、肺结节病

肺是结节病最常受累的器官之一,其主要病变有三种:①非干酪样坏死性肉芽肿;②非特异性间质性肺炎;③晚期呈不同程度的纤维化。

非干酪样肉芽肿是诊断肺结节病的基础,没有这种病变是不能诊断为结节病的。肉芽肿主要发生于肺间质,即在支气管(图4-2-1)和血管周围的间质中。因此通过支气管镜活检,大多数病例可以获得足以进行病理诊断的组织标本。肉芽肿常围绕血管外膜,尤其是肺静脉分支。有时肉芽肿侵入血管壁(图4-2-2),呈现肉芽肿性血管炎。Rosen的128例结节病开胸活检的病例中,88例(69%)发现有肉芽肿性血管炎,其中61%只累及肺静脉,31%同时有静脉和动脉受累,单纯累及动脉的只有8%。关于肉芽肿性血管炎的意义及其在肺功能异常和肺动脉高压中的作用,以及对预后的影响尚需进一步研究。肉芽肿有时可侵犯胸膜(图4-2-3)。

肉芽肿虽然主要发生在肺间质,偶尔亦可在肺泡内形成非干酪样坏死性肉芽肿(图4-2-4)。Rosen的128例中所有病例均有特征的肉芽肿性病变,但62%的标本表现为非肉芽肿性非特异性间质性肺炎,根据每个标本镜下间质性肺炎面积与肉芽肿病变的多少,分为"以间质性肺炎为主"(31例,占24%)、"间质性肺炎显著"(48例,占38%)、"无间质性肺炎";详细观察间质性肺炎常可见到混有巨噬细胞、淋巴细胞的小灶、境界不清,其中的巨噬细胞体积较大,胞浆较多淡染,核空泡状常有明显的核仁(图4-2-5),这实际是巨噬细胞向上皮样细胞转化,是肉芽肿的早期病变,最后肺间质发生纤维化(图4-2-6)。

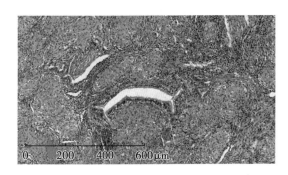

图4-2-1 肺结节病,肉芽肿位于支气管旁肺组织(HE染色×100)(见文末彩图)

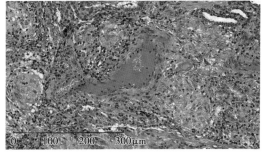

图4-2-2 肺结节病,肉芽肿侵及肺静脉(HE染色×200)(见文末彩图)

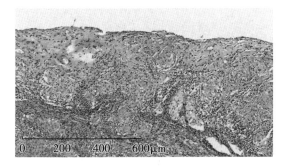

图4-2-3 肺结节病,肉芽肿侵及胸膜(HE染色×100)(见文末彩图)

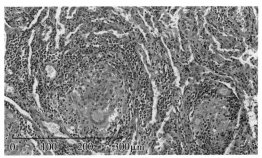

图4-2-4 肺结节病,肺泡内可见肉芽肿形成,肺泡壁不规则增厚(HE染色×200)(见文末彩图)

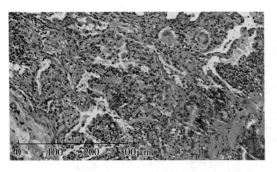
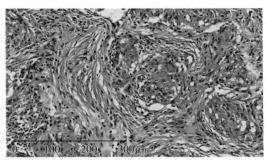

图 4-2-5　肺结节病,可见非特异性间质性肺炎(HE 染色 ×200)(见文末彩图)

图 4-2-6　肺结节病后期,肺间质纤维化(HE 染色 ×200)(见文末彩图)

二、淋巴结结节病

结节病累及淋巴结是很常见的,而且往往是多处淋巴结受累,其中以对称分布的肺门淋巴结最为常见。气管旁、锁骨上淋巴结亦可受累,其他如斜角肌淋巴结、滑车上淋巴结和肱二头肌内侧淋巴结均是常见的部位;但很少累及肠系膜淋巴结。因此在肠系膜淋巴结发现非干酪样坏死性肉芽肿,要多考虑其他疾病,不要轻易诊断为结节病。

淋巴结结节病多见于 15~35 岁的青年人,儿童少见,高龄老人亦不常见。在形态上淋巴结肿大,但直径很少超过 2cm;肿大的淋巴结不与周围组织粘连,切面呈粉红色或浅黄色,硬度随纤维化程度不同而有所不同。组织学上典型病例是在淋巴结皮质和髓质出现多个小结节状非干酪样坏死性肉芽肿(见图 4-2-4)。肉芽肿周围淋巴滤泡一般不受累,生发中心无增大。

第三节　诊断与鉴别诊断

结节病的病理诊断是一种排除性诊断,即将一切同结节病相似的肉芽性疾病排除后,再结合临床特征才能作出确切的病理诊断,因此结节病的诊断必须是临床、病理、影像学紧密合作,才能作出最终的正确诊断。

需要同结节病鉴别的疾病很多,有结核病、非典型分枝杆菌病、真菌病、麻风、梅毒、布鲁氏菌病、铍肉芽肿、克罗恩病等,但最主要的是同结核病相鉴别,见表 4-3-1。

表 4-3-1　结节病和结核病组织学鉴别

鉴别点	结节病	结核病
肉芽肿分布	较均匀、境界清楚	不均匀、境界不很清楚
肉芽肿大小	较单一、形态较一致	形态多样性,大小不一
肉芽肿发展阶段	一致	新旧不一

鉴别点	结节病	结核病
肉芽肿融合	少见	常见
周围纤维化趋势	明显	不明显
干酪样坏死	无	常见
包涵体	较常见	少见
网状纤维	较多	较少
抗酸染色	抗酸为阴性	可找到抗酸杆菌

必须强调指出的是,除非在病灶内找到典型的干酪样坏死(图 4-3-1,图 4-3-2)和抗酸染色找到阳性的结核分枝杆菌(图 4-3-3,图 4-3-4),以及采取分子生物学技术[如聚合酶链式反应(polymerase chain reaction,PCR)]结核分枝杆菌 DNA 检测为阳性(图 4-3-5)可以肯定诊断为结核病外,其他各项均只有参考价值而无确定诊断的意义。如果病灶内未见明确的干酪样坏死亦找不到抗酸杆菌,则不能完全排除结核病的诊断,而需要根据临床特征,必要时进行结核分枝杆菌 DNA 检测为阴性才能作出结节病的诊断。

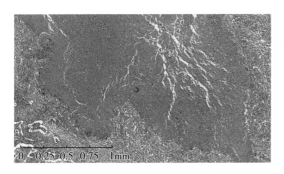

图 4-3-1　肺结核,可见有明显干酪样坏死的肉芽肿结节(HE 染色 ×40)(见文末彩图)

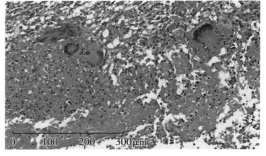

图 4-3-2　肺结核,干酪样坏死周围有多核巨细胞、上皮样细胞及淋巴细胞(HE 染色 ×200)(见文末彩图)

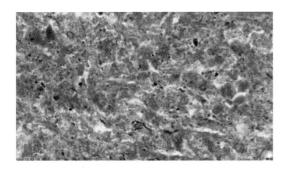

图 4-3-3　肺结核,干酪样坏死灶内可见少量抗酸染色阳性的结核分枝杆菌(红色)(抗酸染色 ×1 000)(见文末彩图)

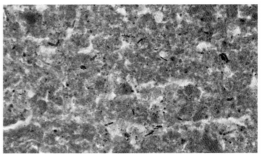

图 4-3-4　肺结核,干酪样坏死灶内可见多量抗酸染色阳性的结核分枝杆菌(红色)(抗酸染色 ×1 000)(见文末彩图)

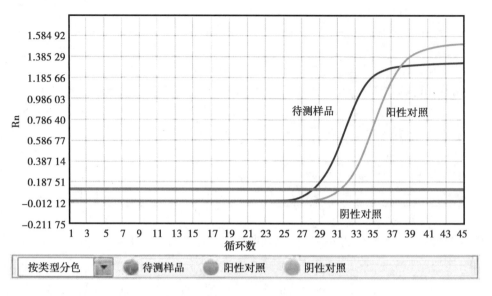

图 4-3-5　分子生物学技术(PCR 技术)结核菌 DNA 检测为阳性(见文末彩图)
Rn:荧光报告基团的荧光发射强度与惰性参比染料的荧光发射强度的比值。
注:本图由北京胸科医院车南颖教授提供。

（刘龙腾　刘东戈）

参 考 文 献

［1］缪竞智,李佩珍,张子诚,70 例结节病临床和病理分析[J]. 中华结核和呼吸杂志,1989,12(4):204-207.

［2］缪竞智,马正中,李佩珍.Kveim 试验用于诊断肺结节病 4 例[J]. 中华内科杂志,1989,28(1):51.

［3］GAME G. Definition and classification of granulomatous disorders［J］. Seminers in Respiratory Medicine,1986,8:1.

［4］MITCHELL D N,SCADDING J G,HEARD B E,et al. Sarcoidosis:Histopathological definition and clinical diagnosis［J］. J Clin Pathol,1977,30(5):395-408.

［5］ROSEN Y,ATHANASSIADES T J,MOON S,et al. Nongranulomatous interstitial pneumonitis in sarcoidosis. Relationship to development of epithelioid granulomas［J］. Chest,1978,74(2):122-125.

［6］ROSEN Y,MOON S,HUANG C T,et al. Granulomatous pulmonary angiitis in sarcoidosis［J］. Arch Pathol Lab Med,1977,101(4):170-174.

［7］SHIGEMATSU N,EMORI K,MATSUBA K,et al. Clinicopathologic characteristics of pulmonary acinar sarcoidosis［J］. Chest,1978,73(2):186,188.

［8］KEOGH B A,HUNNINGHAKE G W,LINE B R,et al. The alveolitis of pulmonary sarcoidosis. Evaluation of natural history and alveolitis-dependent changes in lung function［J］. Am Rev Respir Dis,1983,128(2):256-265.

［9］TAKEMURA T,MATSUI Y,SAIKI S,et al. Pulmonary vascular involvement in sarcoidosis:A report of 40 autopsy cases［J］. Hum Pathol,1992,23(11):1216,1223.

第五章
结节病的影像学表现

结节病是慢性、全身性、系统性、炎性病变,可以影响任何器官,最常累及的部位是肺脏和胸腔内淋巴结(90% 以上),其次为眼睛和皮肤(20%),少数累及肝脏、心脏、神经系统、唾液腺或泪腺、骨关节和肾脏等,组织学特点是非干酪样肉芽肿。结节病被称为"万能的模仿者"或"万能的伪装者",其表现可类似于多种疾病,包括转移、各种原发肿瘤、血管炎及其他感染所致肉芽肿。结节病的诊断及鉴别诊断过程较为复杂,诊断及病情评估依靠临床、影像、病理多学科共同参与、综合判断。本章介绍各系统结节病的影像学特征。

第一节　胸部结节病的影像学特征

结节病的病理特征是非干酪样坏死性上皮样细胞肉芽肿。多发结节可相互融合,但通常保持结节原有的轮廓;结节可存在数月或数年,可自愈消失、不遗留形态学改变,或可发展为纤维化,晚期结节病以广泛纤维化为特征。结节病最常累及的器官是胸腔内淋巴结和肺。胸部X线是胸部疾病筛查、诊断、治疗随访的基本检查技术。随着计算机体层成像(computed tomography,CT)的发展,以及 CT 辐射剂量的大幅度降低,胸部 CT 已常规应用于临床。尤其胸部高分辨率计算机体层成像(high resolution computed tomography,HRCT)对病变细节显示更清楚,可以更好地检出胸内病变及并发症,还可以指导支气管镜活检。

一、影像学表现

(一)胸部 X 线

胸部 X 线是发现结节病的主要手段,结节病典型表现是双侧、对称性的肺门淋巴结肿大,气管旁淋巴结肿大,典型的影像学表现可不需要病理即可诊断结节病。胸部 X 线片上结节病典型表现为:

1. 淋巴结肿大

（1）两侧肺门淋巴结对称性肿大：50%的病例为对称性肿大或右侧稍显著，呈土豆状，边界清楚，密度均匀（图5-1-1A）；只有<5%的病例为单侧淋巴结肿大。

（2）纵隔淋巴结肿大：表现为一侧或两侧纵隔增宽（图5-1-1B），50%的病例右侧气管旁淋巴结肿大，结合侧位片还可显示气管隆嵴下和主肺动脉窗的淋巴结肿大。增大的淋巴结大小不等，通常边缘呈分叶状，肿大的淋巴结可钙化（图5-1-2），结节病典型的钙化模式为蛋壳样钙化，发现典型的钙化可增加诊断可能性。

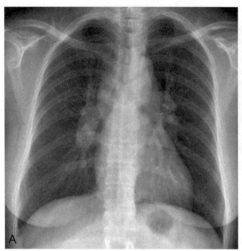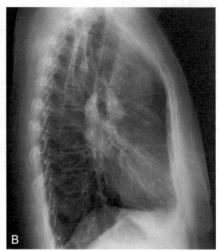

图5-1-1　胸部结节病影像学表现示例1

患者女性，41岁。X线片正位（A）侧位（B）像示两侧肺门对称性增大，上纵隔增宽，结节病Ⅰ期。

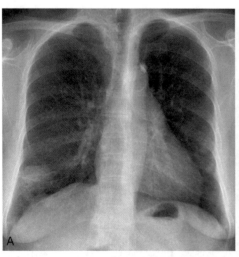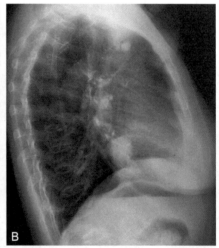

图5-1-2　胸部结节病影像学表现示例2

患者女性，73岁。胸部正位（A）侧位（B）像示主动脉弓旁淋巴结钙化，右下叶前基底段团片状实变影。

2. 肺内改变

(1) 间质性改变:是结节病的常见肺内改变。病变轻微时表现为肺纹理增粗,典型的肺内肉芽肿表现为网结节影,是最常见的肺部异常,以肺上叶受累为主,更多累及肺周围部、胸膜下和支气管血管束,表现为由肺门向外延伸的串珠样、索条状阴影或小片状高密度影,沿支气管血管束分布;网格影反映病理上的肺纤维化,表现为肺纹理增粗、扭曲,呈网状,可伴有结节(图5-1-3),结节边缘不规则,边缘清楚或模糊,还可伴有肺大疱。

(2) 磨玻璃影(ground-glass opacity,GGO)及斑片状实变:肉芽肿也可表现为磨玻璃影及实变(图5-1-4,图5-1-5),可呈叶段分布(见图5-1-2),或

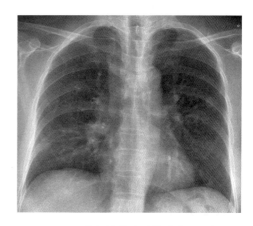

图5-1-3　胸部结节病影像学表现示例3
患者女性,50岁。胸部正位X线片示双肺门增大,右侧纵隔增宽,右上肺及左中下肺多发小结节,边缘清楚,右下肺外带斑片状稍高密度影,边缘模糊。

以肺门为中心延伸至外周,单侧或双侧肺受累,中上肺为著,双肺实变可呈蝶翼状分布,实变通常边缘清楚。

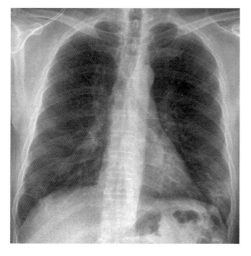

图5-1-4　胸部结节病影像学表现示例4
患者男性,73岁。胸部正位X线片示双肺门对称性增大;两下肺外带斑片状模糊影。

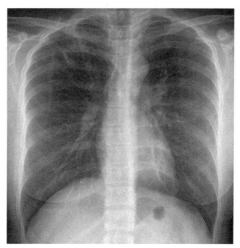

图5-1-5　胸部结节病影像学表现示例5
患者女性,35岁。胸部X线正位像示双肺门增大,右上叶条片状致密影。3个月后胸部CT检查显示病变进展。

(3) 粟粒样结节:两肺弥漫分布,粟粒样结节直径约2~5mm,边界清楚。

(4) 多发大结节及肿块。

(5) 纤维化:晚期结节病可发生严重纤维化,形成蜂窝肺,肺容积减小、线样瘢痕、肺实质带状影,伴明显的支气管扩张;肺容积减小表现为肺门回缩、叶间裂移位;部分患者可见广泛钙化或纤维化旁囊腔形成。20%~25%的结节病患者可进展为肺纤维化。

3. 不典型结节病的表现

(1) 孤立性肺结节。

(2) 肺不张：气道肉芽肿病变或淋巴结肿大压迫支气管造成管腔狭窄、阻塞，继而发生肺不张，以右中叶常见。

(3) 胸膜病变：胸膜一般不受累，1%~4% 的患者有少量胸腔积液。

(4) 部分患者可伴有心包积液。

结节病需要与其他引起纵隔增宽的疾病进行鉴别，包括结核病、组织胞浆菌病、淋巴增生性疾病、淋巴结转移。结节病与这些疾病在胸部 X 线片上的表现存在一定的重叠。而对称性淋巴结肿大是结节病的特点，有助于与以上疾病进行鉴别；当临床表现无特点、影像学鉴别困难时，需要进一步检查。

1961 年 Scadding 根据胸部 X 线片提出了胸部结节病的分期，这一分期简单易用，目前仍广泛应用。胸部 X 线片上胸部结节病可分为五期：

0 期：胸部 X 线未见异常。

Ⅰ期：肺门淋巴结肿大，伴或不伴纵隔淋巴结肿大，不伴肺内病变。

Ⅱ期：肺部浸润病变，伴肺门和/或纵隔淋巴结肿大。

Ⅲ期：肺部浸润病变，不伴淋巴结肿大。

Ⅳ期：肺纤维化。

Ⅰ期虽然在胸部 X 线片上无肺内改变，如果进行肺活检，仍可能发现肺内肉芽肿病变。肺结节病预后与胸部 X 线片的分期有一定关系。Ⅰ期影像学病变绝大多数可自愈，但随分期增高，预后变差。Ⅰ期结节病的肺门淋巴肿可在 2~5 年后自愈，Ⅱ期结节病 50%~60% 病例可缓解，而Ⅲ期仅 20% 自愈。

结节病的分期是基于胸部 X 线片的表现而制订的，在胸部 CT 上评估肺部受累不应与上述分类相混淆。

(二) 胸部 CT

胸部 X 线片对胸部结节病的准确评价明显低于胸部 CT，胸部 X 线片疑诊的患者应常规进行胸部 CT 检查，尤其是临床或胸片表现不典型、胸片正常但临床疑诊、为明确肺部并发症、需要 CT 指导活检部位等情况下。胸部增强 CT 可以更好地评价纵隔及肺门淋巴结受累情况，而 HRCT 可以更好地反映肺间质等肺部受累情况；因此建议初诊、疑诊结节病患者进行胸部增强 CT 检查，同时进行高分辨率的薄层重建，获得 HRCT 图像，以便详细评价胸部结节病的影像学改变。

胸部 CT 表现包括肺门及纵隔淋巴结肿大、肺内浸润、胸膜改变等多种表现。

1. 肺门及纵隔淋巴结肿大　结节病胸内淋巴结受累通常是双侧、对称性的肺门、纵隔气管旁淋巴结肿大。胸部淋巴结常为多部位受累，常见于右侧气管旁、主肺动脉窗、气管、远端支气管肺淋巴结、气管隆嵴(图 5-1-6)。肺门淋巴结如为非对称分布，则右侧肺门淋巴结肿大更多见;单侧肺门淋巴结肿大的病例少于 5%,往往见于大于 50 岁的患者,更常见于右侧肺门淋巴结肿大,是左侧肺门淋巴结肿大的两倍;而不伴肺门淋巴结肿大,仅表现为纵隔淋巴结肿大的病例更为少见。结节病的典型胸部 CT 表现为双侧肺门、纵隔淋巴结对称性肿大,淋巴结大小相对一致,很少发生坏死,密度均匀,边缘清楚,一般不融合(图 5-1-7);增强 CT 大部分病变均匀强化,且明显强化,少数增大的淋巴结表现为不均匀强化或环形强化(图 5-1-8)。结节病的淋巴结钙化提示慢性病程,3%~20% 的患者在确诊结节病 5~10 年后发生淋巴结钙化(图 5-1-9)。淋巴结钙化可表现为不同形态,如蛋壳样、絮状、斑块状及爆米花样。絮状钙化为肿大淋巴结内不定形钙化,高度提示结节病。其他的钙化模式需要与其他疾病鉴别,如蛋壳样钙化需要鉴别结节病及硅沉着病,结节病淋巴结钙化较结核病钙化灶偏大,且为双侧钙化。胸部 CT 对于发现不典型淋巴结肿大(如内乳、胸膜外/脊柱旁及后纵隔淋巴结)、钙化淋巴结较胸部 X 线片灵敏。

2. 淋巴管周围分布结节 结节病的肉芽肿分布于淋巴道周围,包括支气管血管束(即中轴间质)、叶间裂、胸膜下、小叶间隔、小叶内间质,各结构受累程度有差异。典型病变以支

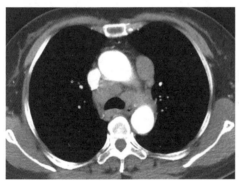
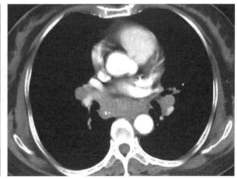

图 5-1-6 胸部结节病影像学表现示例 6

患者女性,56 岁。增强 CT 显示双肺门对称性淋巴结肿大,纵隔 4R、4L、6、7 区多发淋巴结肿大,淋巴结内可见小钙化灶。

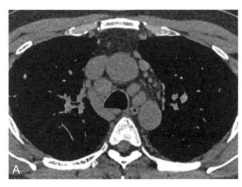
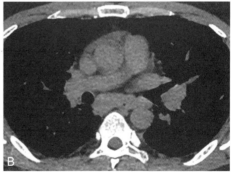

图 5-1-7 胸部结节病影像学表现示例 7

患者男性,40 岁。胸部 CT 平扫纵隔窗示纵隔多组淋巴结肿大,淋巴结无融合,双肺门淋巴结肿大(图 B 中显示左肺门)。

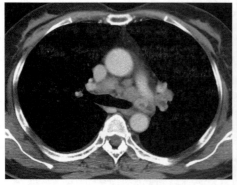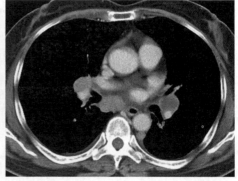

图 5-1-8　胸部结节病影像学表现示例 8

患者女性,54 岁。胸部 CT 增强扫描示双肺门及纵隔多发淋巴结肿大,部分呈环形强化。

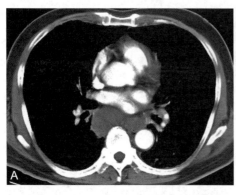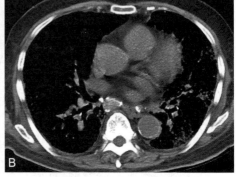

图 5-1-9　胸部结节病影像学表现示例 9

患者男性,70 岁。首次胸部 CT 示纵隔、食管旁淋巴结肿大(A);15 年后复查肿大的淋巴结缩小,
边缘蛋壳样钙化(B)。

气管血管束、叶间裂、小叶内间质分布显著;主要分布于上、中肺野。结节可弥漫分布于两肺
各叶,50% 的病例结节可于单侧或双侧肺野的部分区域,如肺段内聚集、呈簇状分布(图 5-1-
10,图 5-1-11);或以肺门为中心,向外周发展,呈蝶形分布。肺内结节也可出现钙化。

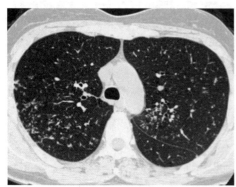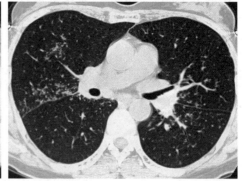

图 5-1-10　胸部结节病影像学表现示例 10

患者女性,50 岁。胸部 CT 肺窗示两肺淋巴道分布实性微结节,以上肺为主,呈簇状分布。

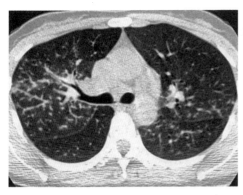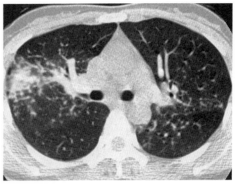

图 5-1-11　胸部结节病影像学表现示例 11

患者女性,38 岁。胸部 CT 肺窗示右上叶前段支气管血管束增粗,两肺可见沿淋巴道分布微
结节,右上叶病变较为集中,呈簇状分布并融合。

结节直径通常为 2~5mm,边缘光滑或不规则,相对于除硅沉着病外的大多数疾病,结节
病的结节边缘相对清楚、锐利。分布于中轴间质即支气管血管束的结节可表现为中轴间质
结节样、串珠样增厚或不规则增厚(图 5-1-12),结节也可位于叶间裂或肋胸膜下(图 5-1-13),
多数患者伴有不规则或结节状小间隔增厚(图 5-1-14);结节病肉芽肿在次级肺小叶内分布
于小叶中心支气管血管周围间质,HRCT 上可表现为小叶中心性结节或分枝状高密度影,以
肺野外带更为显著。广泛的支气管血管周围结节高度提示结节病;叶间裂及胸膜下结节也
是结节病的典型表现,叶间裂受累对结节病与其他表现为结节的疾病的鉴别有一定作用;胸
膜下结节簇状分布可形成“假胸膜斑”(图 5-1-15),需要与硅沉着病鉴别;小叶中心性结节伴
有其他淋巴道分布结节,则可与树芽征鉴别。

在相应的临床背景下,双侧对称的肺门淋巴结肿大,伴边缘清楚的淋巴道分布的结节,
可诊断结节病。

3. 肿块或实变　结节病肉芽肿融合可形成肿块(图 5-1-16)或肺实变(图 5-1-17),边缘
不清,病变多为两肺分布,分布于肺野外带(图 5-1-18)或肺门旁,仍保持支气管血管束分布
的特点,病变内可见支气管充气征,偶见空洞,病变周围伴有微结节。

结节病的肿块或实变伴随的征象包括银河征、晕征(图 5-1-19)及反晕征,是结节病的少
见表现。银河征(galaxy sign)为大量非干酪样肉芽肿病变聚集,微小结节融合成肿块或局
灶性实变,周围环绕稀疏的多发卫星小结节,形似星云,需要与结核病鉴别。晕征(halo sign)
表现为磨玻璃影环绕肿块或实性结节,反晕征(reversed halo sign)在机化性肺炎中首次描述,
HRCT 表现由环形实变围绕中央磨玻璃影;晕征及反晕征均需要与真菌感染、结核病及其他
非肉芽肿性疾病(如机化性肺炎、肺腺癌)鉴别,HRCT 上磨玻璃影中的结节及结节构成的壁
提示肉芽肿性疾病,如结节病或结核病。

4. 粟粒结节　结节病也可表现为弥漫分布于两肺的大量微小结节,类似于粟粒样(图
5-1-20),是结节病的少见影像表现,需要与结核病或肺转移瘤鉴别。

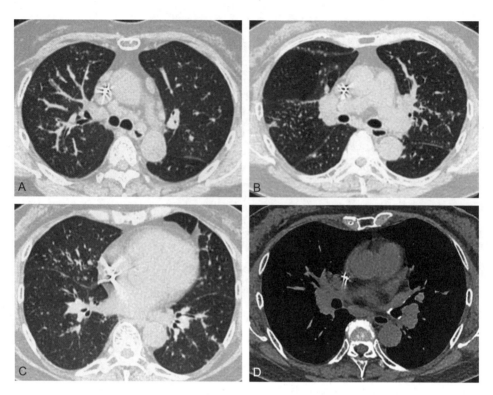

图 5-1-12 胸部结节病影像学表现示例 12

患者女性,65 岁。胸部 CT 肺窗(A、B、C)示右上叶支气管血管束结节样增厚,两肺淋巴道分布的微结节,主要分布于叶间胸膜,左下叶可见小叶间隔结节样增厚,纵隔窗(D)可见两侧肺门对称性淋巴结肿大,纵隔 7 区淋巴结肿大,患者因心律失常,植入心脏起搏器,提示可能心脏受累。

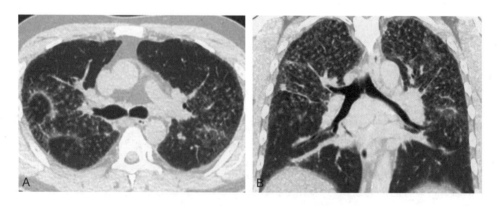

图 5-1-13 胸部结节病影像学表现示例 13

与图 5-1-7 为同一患者,CT 肺窗(A)可见两肺淋巴管分布的实性微结节及磨玻璃影,胸膜上可见微结节,冠状位图像(B)以中上肺分布为主的特点显示得更为清楚。

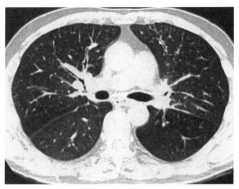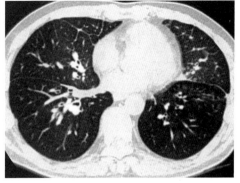

图 5-1-14 胸部结节病影像学表现示例 14

患者男性,60 岁。胸部 CT 肺窗示两肺中轴间质及小叶间隔光滑增厚,支气管壁增厚,右中叶及两下叶肺密度减低、透亮度增加,提示空气潴留。

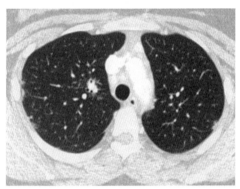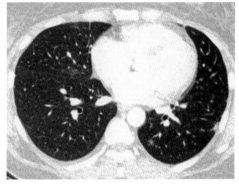

图 5-1-15 胸部结节病影像学表现示例 15

患者女性,43 岁。胸部 CT 示右上叶支气管血管束增粗,右中叶及左下叶斑片状磨玻璃影,边缘模糊,两肺胸膜下可见条片状高密度影,形成"假胸膜斑"。

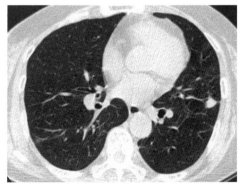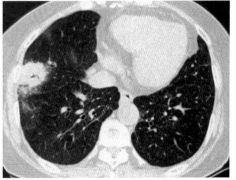

图 5-1-16 胸部结节病影像学表现示例 16

与图 5-1-2 为同一患者,胸部 CT 肺窗可见两肺多发斑片实变影,右下可见肿块样实变影,内可见支气管气像,边缘可见斑片状磨玻璃影。

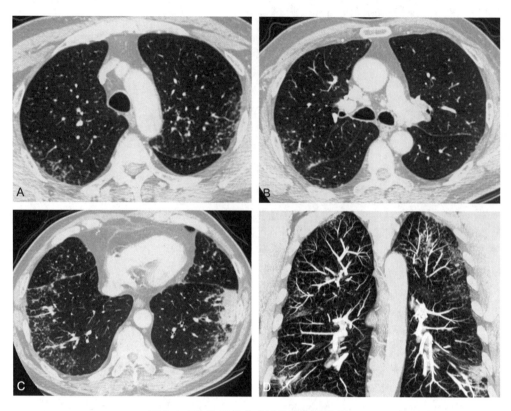

图 5-1-17 胸部结节病影像学表现示例 17

与图 5-1-4 为同一患者,胸部 CT 肺窗(A~C)示两肺弥漫实性微结节,沿淋巴管分布,胸膜可见微结节,左下叶基底段胸膜下可见大片实变,右下叶可见小叶间隔结节样增厚及淋巴管分布的微结节,CT 冠状位最大密度投影(MIP)(D)分布显示更为清楚。

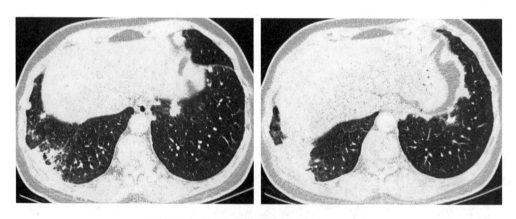

图 5-1-18 胸部结节病影像学表现示例 18

患者女性,47 岁。胸部 CT 肺窗显示两下肺胸膜下斑片状实变,均匀强化,周围伴磨玻璃影微结节,部分微结节位于胸膜。

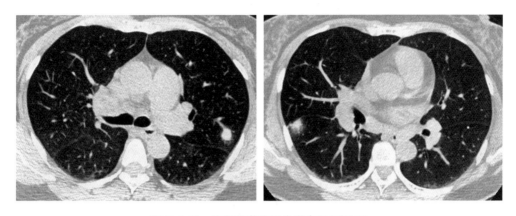

图 5-1-19　胸部结节病影像学表现示例 19

与图 5-1-3 为同一患者,胸部 CT 肺窗示左上叶尖后段小结节,边缘可见"晕征",右下叶斜裂胸膜下及背侧胸膜下可见小斑片状实变影,周围伴磨玻璃影。

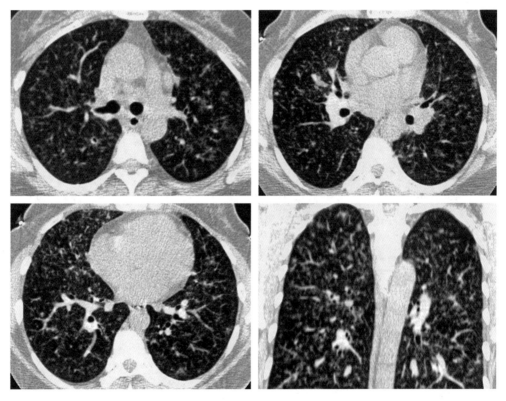

图 5-1-20　胸部结节病影像学表现示例 20

患者女性,38 岁。胸部 CT 示两肺粟粒结节,弥散分布,双肺门增大。

5. 磨玻璃影 HRCT 的磨玻璃影常与背景上的结节、纤维化同时出现(图 5-1-21),常伴有淋巴结肿大。磨玻璃影反映病理上的肉芽肿和纤维化,而非肺泡炎。磨玻璃影主要分布于中上肺野(图 5-1-22),因 HRCT 空间分辨率以下的小结节可能会形成 HRCT 上的不规则的磨玻璃影。磨玻璃影的转归也不同,肉芽肿形成的磨玻璃影可能会消退,也可能发展为纤维化,表现为大量的磨玻璃影,伴肺结构扭曲、容积缩小、牵拉性支气管扩张及蜂窝状改变。

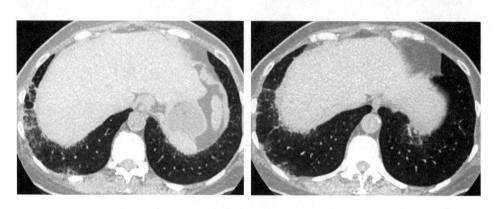

图 5-1-21 胸部结节病影像学表现示例 21
患者男性,53 岁。两下叶小叶间隔增厚及斑片状磨玻璃影,形成"铺路石征",于肺外带胸膜下分布。

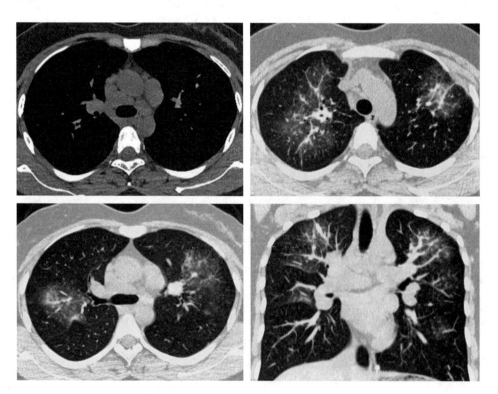

图 5-1-22 胸部结节病影像学表现示例 22
与图 5-1-5 为同一患者,胸部 CT 示纵隔多组淋巴结肿大,两肺中上肺、内中带分布斑片状磨玻璃影,伴小叶间隔增厚,形成带状高密度影。

6. 气道异常 气道异常包括牵拉性支气管扩张、气道狭窄及马赛克征或空气潴留。胸部 CT 上最常见的气道受累是支气管扭曲、成角,由邻近气道及气道内肉芽肿、广泛纤维化引起牵拉性支气管扩张。气道狭窄少见,可能因支气管壁本身的肉芽肿引起管腔狭窄,表现为支气管管壁不规则、结节状增厚、管腔狭窄;也可由增大的肺门或纵隔淋巴结肿大压迫,引起支气管狭窄、阻塞并进而导致肺叶或肺段的阻塞性肺不张(图 5-1-23)。管腔内或黏膜下的肉芽肿、小气道纤维化可引起小气道阻塞,相应区域肺密度减低,CT 上表现为马赛克征(mosaic sign)、气体陷闭(air trapping),受累范围大小不等,从二次肺小叶、亚段、肺段至肺叶,气体陷闭区域一般不伴结节(图 5-1-13);呼气相扫描检出气体陷闭更为灵敏,提示相应区域的小气道病变。结节病也可因气管弹性和软骨结构的受累而引起气管软化。

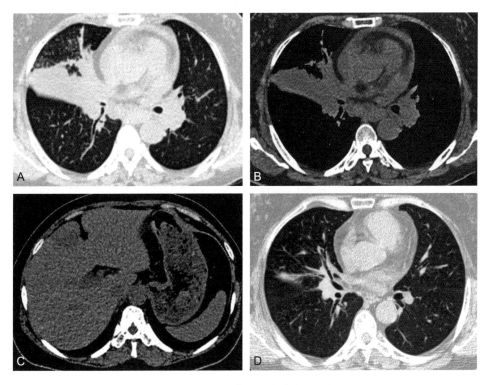

图 5-1-23　胸部结节病影像学表现示例 23

患者女性,60 岁。胸部 CT 肺窗(A)右中叶支气管闭塞,中叶体积缩小,可见大片实变影,其旁肺野可见多发实性微结节,纵隔窗(B)可见左肺门及食管旁淋巴结肿大,心包增厚,心包积液,肝实质受累,肝Ⅳ段可见片状低密度影(C)。支气管镜检查可见中叶支气管狭窄,经穿刺活检,病理诊断肉芽肿性病变。糖皮质激素治疗后复查(D),右中叶实变疾病吸收,中叶支气管通畅,管腔无狭窄,左肺门及纵隔淋巴结明显缩小,心包积液吸收。

7. 肺纤维化 20% 的结节病患者可能进展为肺纤维化,目前发展为肺纤维化或Ⅳ期肺结节病的危险因素尚不明确。

支气管扭曲、线样瘢痕及蜂窝状改变是纤维化的主要表现,多数病例不同类型改变可重叠出现。纤维化沿支气管血管束分布,表现为包绕支气管血管的肺门旁结节或肿块,边缘更加不规则,支气管受牵拉扭曲、成角、移位,叶间裂扭曲。纤维化可表现为蜂窝或大的肺囊肿形成,蜂窝状病变常出现在普通型间质性肺炎(usual interstitial pneumonia,UIP)中描述的胸膜下分布的簇状囊腔,是腺泡间质纤维化的结果,而结节病中的蜂窝分布更近中央,呈相对更大的囊腔(图 5-1-24)。与特发性肺纤维化(idiopathic pulmonary fibrosis,IPF)不同,结节病纤维化的表现更多样,反映不同的临床表现与结局。一般以中上肺为主分布,比较有特征的蜂窝也更多地出现在上叶。小叶间隔增厚纤维化可形成线样瘢痕,弥漫的线样瘢痕更多累及下肺。长的肺实质带和小的肺囊肿是较为少见表现。胸部 CT 上仍可见淋巴道周围分布的小结节,但数量减少,边缘更为不规则。严重的纤维化可以导致肺容积缩小和结构变形、扭曲。

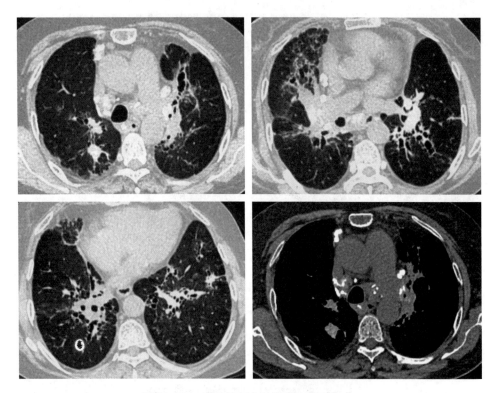

图 5-1-24　胸部结节病影像学表现示例 24
患者女性,67 岁,确诊结节病多年。两肺表现为以肺门为中心分布的斑片状高密度影、牵拉性支气管扩张,网格影及蜂窝改变;纵隔及双肺门淋巴结肿大,伴钙化。右心导管造影显示肺动脉高压。

如确诊为肺结节病,同时胸部影像学发现肺容积缩小、肺门或支气管血管束扭曲或蜂窝、囊样变,即可诊断纤维化型肺结节病。

目前尚无有效手段诊断早期纤维化型结节病或预测其发生。但某些早期病变进展到晚期纤维化表现是明确的,比如支气管周围聚集的肿块可导致支气管扭曲,磨玻璃影可发展为小蜂窝。因此,即使临床症状轻微的磨玻璃影患者也应重视随诊。

8. 空洞病变　结节病患者中空洞病变罕见。空洞可以是肉芽肿融合中心坏死形成,常为多发、薄壁或厚壁,可伴霉菌球形成(图5-1-25);也可见于假空洞,即典型的广泛纤维化病例中出现的肺大疱或囊性支气管扩张。

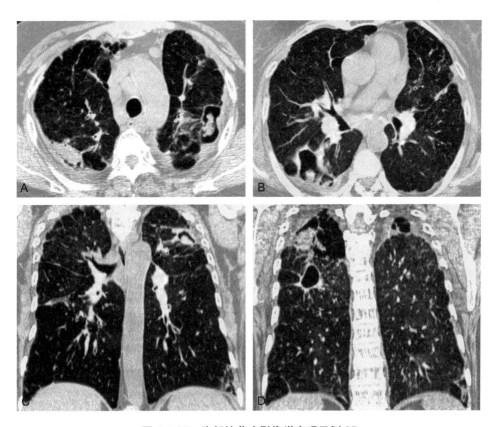

图 5-1-25　胸部结节病影像学表现示例 25

患者女性,65岁,结节病史。两上叶可见纤维索条影,胸膜下多发、形态不规则的空洞,内壁光滑,空洞内可见类圆形及不规则高密度影(A、B),冠状重建像(C、D)呈空气新月征,肺结构牵拉变形。

9. 胸膜病变　结节病中胸膜受累罕见,发病率1%~4%。胸腔积液可为单侧或双侧、少量或大量,如有肺实质或淋巴结受累,提示胸腔积液可能与结节病有关(图5-1-26)。单侧胸腔积液需要除外恶性胸腔积液。严重肺内病变,胸膜下肺大疱或胸膜下结节病肉芽肿坏死破裂可发生气胸。

结节病患者的癌症发生率增加。因此,应谨慎处置CT上检出的大肿块,特别是在随访的第一个5年内应该规律随诊,直到排除潜在的恶性肿瘤为止。

结节病的不同CT表型与临床肺功能表现有较好的相关性。CT上表现为支气管扭曲的患者肺功能常见阻塞性通气功能障碍,第1秒用力呼气容积(forced expiratory volume in one second,FEV_1)降低;而弥漫性网格影及蜂窝改变患者的肺功能常表现为限制性通气功能障碍,肺总量和弥散功能降低;部分患者为混合性通气功能障碍。用力肺活量的变化

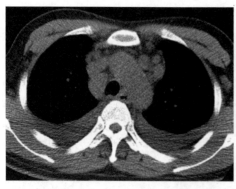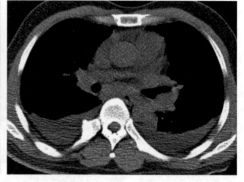

图 5-1-26　胸部结节病影像学表现示例 26

患者男性,38 岁。胸部 CT 示纵隔多组淋巴结肿大,两侧肺门淋巴结肿大,两侧胸腔积液。

与 HRCT 的变化相关,特别是大量丰富的微结节和肺功能之间呈负相关。在评价疾病改善或进展时,与胸部 X 线片的改变相比,HRCT 所显示的病变改变与肺功能检查的一致性更高。

(三) 正电子发射计算机体层显像

正电子发射计算机体层显像(positron emission tomography and computed tomography, PET/CT)在 II 期、III 期肺结节病例中摄取,而 0 期、I 期、IV 期通常不摄取。PET/CT 有助于发现体内活动性的结节病病灶,但费用较高,不能单凭 PET/CT 表现鉴别结节病、肿瘤性疾病及其他炎性疾病,因此不建议结节病患者进行常规 PET/CT 检查。对于活动性结节病血清学指标阴性,但临床不缓解的患者,推荐 PET/CT 探寻原因,对难治性或复发性患者可应用 PET/CT 评价疗效。PET/CT 还可协助评价 IV 期患者纤维化病灶内的炎性水平。高度怀疑孤立性心脏结节病、脑结节病的患者,因受累部位不易进行组织活检,可进行 PET/CT 扫描协助定位活检部位;对确诊孤立性心脏结节病、脑结节病的患者可通过 PET/CT 检查帮助评估病情程度及治疗效果,尤其是已经安装心脏起搏器、有心脏磁共振(cardiac magnetic resonance,CMR)检查禁忌证的患者。PET/CT 有助于发现比肺部病变更适合活检的隐匿病变,帮助活检定位。对接受免疫抑制治疗的患者,若 PET/CT 表现为持续摄取,提示停药后可能复发。

(四) 磁共振成像

与胸部 CT 相比,磁共振成像(magnetic resonance imaging,MRI)组织特异性更高,并且无电离辐射负荷。但是 MRI 空间分辨率低,而且肺内空气和软组织之间的大量交界面有关的固有成像技术缺陷,使得 MRI 在结节病肺内病变检查应用中受到限制;因此,胸部 MRI 主要用于针对纵隔病变的检出及评价。

胸部结节病的磁共振表现包括:

1. 淋巴结受累　结节病的淋巴结在 T_1 加权像(T_1-weighted imaging,T_1WI)上呈低信号,在 T_2 加权像(T_2-weighted imaging,T_2WI)上呈高信号,与转移性淋巴结在 MRI 上影像

学表现相似。弥散加权成像(diffusion weighted imaging,DWI)和表观弥散系数(apparent diffusion coefficient,ADC)值可用于鉴别淋巴瘤或恶性肿瘤累及淋巴结和结节病。ADC 值是反映不同组织内水分子扩散程度的定量参数。大多数淋巴瘤细胞丰富,细胞外间隙变小,从而限制了水分子的扩散,导致 ADC 值降低,而结节病肉芽肿对 ADC 值的影响较小,比淋巴瘤及转移性淋巴结的 ADC 值高。另外,结节病患者的增大淋巴结在 T_2WI 可表现为"暗淋巴结"征,即中央低信号结构(反映局灶性纤维化)并伴有外周高信号。

2. 肺受累 Ⅰ、Ⅱ、Ⅳ期结节病的 MRI 表现与 HRCT 具有可比性。但是,在胸部 CT 上表现为磨玻璃影、网结节影、结节和肿块的结节病改变,在 MRI 检查中灵敏度较低,尤其是下肺野病变,因膈肌和心脏运动容易产生运动假象而影响病变评价。MRI 钆对比剂增强扫描的晚期强化可以评价纤维化病变。在儿科患者中,高分辨率快速扫描序列检查可以同时准确显示淋巴结肿大、心脏病变以及中度至重度慢性间质实质改变的存在,可以用于随访监测疾病的治疗及预测预后,且无电离辐射的暴露风险,是值得期待的有前途的成像技术。

二、胸部病变的影像学表现与预后的关系

结节病不同的病理表现对预后产生了明显的影响。尽管在大多数情况下,结节病保持稳定或自行消退,并且纤维化改变可能在多达 20% 的患者中逐渐消失,而纤维化型结节病会对患者的肺功能产生显著的影响。胸部 CT 的不同形态学表现可能预测患者的不同预后。《中国肺结节病诊断和治疗专家共识》建议将病变按胸部 CT 特征分为潜在的可逆性和不可逆性病变(表 5-1-1)。

表 5-1-1　结节病的胸部 CT 特征

病变状态	胸部 CT 特点
潜在可逆性病变	(一) 典型病变(病变潜在可逆)
	1. 淋巴结肿大:分布在双肺门、纵隔
	(1) 肺内网状结节影:直径 2~4mm 的微小结节(边界清晰、双肺分布)
	(2) 淋巴管周围分布的结节:沿血管束、胸膜下及小叶间隔分布
	2. 中上肺野分布为主的肺实变影(如磨玻璃影、实变影)
	(二) 少见表现(病变潜在可逆性)
	1. 淋巴结肿大:单肺门、孤立性前或后纵隔、心缘旁
	2. 小叶间隔增厚引起的网格影
	3. 孤立性空洞
	4. 单纯的磨玻璃影
	5. 马赛克征
	6. 胸膜病变:胸膜增厚、胸腔积液、气胸
	7. 合并曲霉球
	8. 大结节(直径>5mm,可融合)、银河征

病变状态	胸部 CT 特点
不可逆性、慢性病变	（一）典型表现 1. 中上肺野分布的网格影 2. 肺结构紊乱、扭曲变形 3. 牵张性支气管扩张 4. 上肺容积缩小 5. 淋巴结钙化 （二）少见表现 1. 蜂窝样阴影 2. 下肺分布的网格影

三、结节病的胸部并发症

结节病的胸部并发症包括慢性曲霉病、肺不张、肺动脉高压。

（一）慢性曲霉病

3%~12% 的患者并发慢性曲霉病，曲霉在纤维性结节病的肺大疱、囊肿或空洞内形成曲霉球，其特征表现为空气新月征（见图 5-1-25），曲菌球可随体位发生位置变化，仰卧位和俯卧位胸部 CT 扫描时可观察到这一现象。胸部 CT 上曲霉球早期可表现为气液平面，为类似于肺脓肿的厚壁空洞，邻近空洞壁的胸膜增厚。

（二）肺不张

支气管内病变或淋巴结肿大压迫支气管造成支气管阻塞，继而可导致肺不张，可累及任何位置，以右肺中叶最常见（见图 5-1-23）。

（三）肺动脉高压

结节病导致的肺动脉高压较为少见，5%~20% 的患者可发生结节病相关性肺动脉高压（sarcoidosis associated pulmonary hypertention，SAPH），是结节病死亡的独立危险因素。SAPH 是晚期肺纤维化的并发症，Ⅳ期结节病患者中发生率较高，与多种因素相关，包括肺毛细血管床消失、肉芽肿性血管炎、肺静脉闭塞症等。胸部 X 线正位片上表现为肺动脉干增粗、向肺内突出，而外周血管变细，通常心影正常，慢性肺动脉高压也导致右房、心室增大，偶可见肺动脉钙化。当肺门和纵隔淋巴结肿大时，胸片上肺动脉增粗的评价具有一定困难。尽管肺动脉高压常常发生于结节病进展期，但是 30% 的 SAPH 无肺纤维化，因此胸片上无相应征象也不能除外肺动脉高压。肺动脉高压在胸部 CT 表现为肺动脉干增粗，直径大于29mm，大于 3 个肺叶的肺段动脉与支气管直径之比大于 1，主肺动脉与主动脉直径之比大于 1。胸部增强 CT 可更好地评价纵隔淋巴结肿大、纤维化病变阻塞或压迫肺血管，以及提示肺静脉闭塞症（pulmonary veno-occlusive disease，PVOD）的发现，包括主肺动脉和右室增大，小叶间隔光滑增厚，磨玻璃影以及胸腔积液和/或心包积液。

四、鉴别诊断

（一）结节病的淋巴结肿大的鉴别诊断

结节病的淋巴结肿大需要与结核性淋巴结炎、卡斯尔曼（Castleman）病、淋巴瘤及恶性肿瘤淋巴结转移相鉴别。

结节病胸内淋巴结受累通常是双侧、对称性的肺门、纵隔气管旁淋巴结肿大。淋巴结大小相对一致，很少发生坏死，密度均匀，边缘清楚，一般不融合；增强 CT 多数呈均匀、明显强化。结核病肿大的淋巴结多为单侧肺门或纵隔淋巴结肿大，纵隔淋巴结以右侧气管旁及支气管淋巴结最常受累，平扫时可表现为密度均匀，增强扫描轻度强化，多个增大的淋巴结可发生融合；如淋巴结发生干酪样坏死，肿大的淋巴结内密度减低，增强后则呈环形强化。Castleman 病的透明血管型及浆细胞型均可累及纵隔淋巴结，表现为密度均匀的结节或肿块，增强扫描后明显强化，透明血管型通常较结节病强化更为明显，浆细胞型还常伴有腹腔淋巴结肿大及肝脾增大。淋巴瘤通常出现非对称性双侧或单侧淋巴结肿大，前纵隔及支气管旁淋巴结肿大最为常见，肺门较少，尤其霍奇金淋巴瘤（Hodgkin lymphoma，HL）中的结节硬化型几乎都有前纵隔受累，而大约 1/2 的非霍奇金淋巴瘤（non-Hodgkin lymphoma，NHL）仅有一组淋巴结受累；肿大的淋巴结可融合呈肿块样，增强扫描轻度强化，而 NHL 的弥漫大B 细胞淋巴瘤可发生中央坏死。恶性肿瘤淋巴结转移通常引起以单侧肺门为主和/或同侧纵隔淋巴结肿大，与淋巴管引流途径相符。

（二）结节病的肺内病变的鉴别诊断

结节病的肺内病变需要与癌性淋巴管炎、硅沉着病、煤工尘肺、慢性过敏性肺炎、胸膜肺弹力纤维增生症、特发或继发的肺间质纤维化鉴别。

癌性淋巴管炎分布不如结节病广泛，常为单侧肺受累，双侧少见，常伴有单侧胸腔积液，肺容积无明显改变；主要表现为小叶间隔结节样增厚及支气管血管束不规则增厚，不伴肺纤维化改变。

肺尘埃沉着病（又称尘肺）是在职业活动中长期吸入不同致病性的生产性粉尘并在肺内潴留而引起的以肺组织弥漫性纤维化为主的一组职业性肺部疾病，最常见的是硅沉着病、煤工尘肺。硅沉着病以尘性胶原纤维结节为主，可融合为大块纤维化；典型的胸部 X 线片表现为圆形或不规则小阴影，随疾病进展，病变增多，密度增高，可在两肺上野聚集或形成大阴影，分布对称。HRCT 上表现为小叶中心和胸膜下结节，一般两肺对称和均匀分布，以肺后部为著，结节可钙化，融合表现为两上肺对称肿块（八字形），肺结构扭曲，而结节病的结节分布可呈簇状分布，硅沉着病分布更为均匀，结节病的网格影较硅沉着病更为明显。煤工尘肺HRCT 上表现为小叶中心和胸膜下结节，边缘较硅沉着病及结节病模糊，煤工尘肺融合肿块常发生坏死，内部呈低密度，可伴空洞形成，且煤工尘肺很少形成网格影及蜂窝。石棉沉着病的主要表现是弥漫分布的广泛纤维化；HRCT 上早期表现为胸膜下结节或点状影、胸膜下线,伴细网格影;病变严重表现为不规则网格影、蜂窝、肺结构扭曲及牵拉性支气管扩张;但石棉沉着病主要分布于中下肺及肺后部胸膜下,与纤维化性结节病以中上肺受累为主不同,石棉沉着病常伴胸膜肥厚及胸膜斑。

过敏性肺炎(hypersensitivity pneumonitis,HP)是易感个体吸入有机性或小分子无机抗原后诱发的免疫反应性肺损伤,属于弥漫性实质性肺疾病;病理上特征性表现为肺间质内单核细胞性炎性渗出富于淋巴细胞的细支气管炎和散在分布的非干酪样肉芽肿。慢性过敏性肺泡炎(chronic hypersensitivity pneumonitis,CHP)在影像学上需要与结节病鉴别。典型慢性过敏性肺炎表现为网格影、肺结构扭曲、牵拉性支气管扩张及细支气管扩张、蜂窝,大多数慢性过敏性肺炎重叠有急性的 HRCT 表现,即 HRCT 上可见磨玻璃影及边缘模糊的小叶中心性结节、气体陷闭(air trapping),而结节病的结节边缘清楚、锐利;与结节病病变中上肺受累严重不同,慢性过敏性肺炎以中下肺部为主或上中下肺野均匀分布。

胸膜肺弹力纤维增生症(pleuroparenehymal fibroelastosis,PPFE)是罕见的间质性肺炎,病理特征表现为脏胸膜显著增厚,弹力纤维和胶原纤维增生,特别是肺上叶。HRCT 的突出表现为肺尖胸膜显著增厚,胸膜下可见肺实变、牵拉性支气管扩张、网格影及蜂窝。PPFE 易发生反复气胸。如果存在淋巴结肿大,结节病则较容易与其他上肺受累为主的纤维化病变(如慢性过敏性肺炎和胸膜实质性弹力纤维增生症)鉴别诊断。

特发及继发的肺间质纤维化典型 HRCT 表现为网格、蜂窝影,伴牵拉性支气管扩张,可伴有肺门及纵隔淋巴结轻度增大。肺内表现主要分布于两下肺野及胸膜下,与结节病的中上肺分布特点不同。

第二节　结节病胸外受累的影像学特征

30% 的结节病可有肺外受累,肺外受累的发生率依次是皮肤、眼、关节、肝脏、神经系统、肾脏、心脏、胃肠道。

一、肝脏及脾脏

肝脏受累报道差异很大,为 5%~30%,尸检中结节病累及脾约有 38%~77%。不伴肺受累的孤立性肝结节病占 13%。临床上 80% 肝结节病往往没有症状,多因实验室肝酶异常或其他原因进行影像学检查而偶然发现。12% 的结节病患者进行常规肝功能检查时发现异常,其中 96% 的患者经活检证实为结节病肉芽肿。肝结节病与碱性磷酸酶升高相关性更强,与氨基转移酶升高的相关性较弱。肝脾受累影像学上最常见的表现是肝脾肿大(hepatomegaly and splenomegaly),其次是多发结节。腹部 CT 上可见肝脏体积增大,弥漫或多发低密度结节,通常为几毫米大小,结节可融合为较大病灶,直径一般<2cm;增强扫描后动脉期显示清楚(图 5-2-1),随时间逐渐强化,至延迟扫描时与肝脏呈等密度而显示不清。MRI 因其良好

的组织分辨率,对肝结节病检出的灵敏度高;T_1WI 呈低信号,T_2WI 呈低或稍高信号,脂肪抑制 T_2WI 上显示更为清晰(图 5-2-2);肉芽肿可分布于门脉走行区域,T_2WI 上周围环绕低信号带,形成"晕征",增强扫描后早期轻度强化,弱于肝脏。肝结节病预后良好,通常可自愈,对糖皮质激素反应迅速;但仍有极少数患者的肝脏炎症持续存在,可能发展为肝硬化。

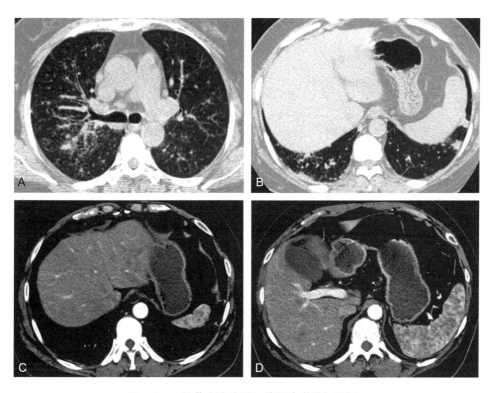

图 5-2-1 结节病胸外受累的影像学特征示例 1

患者女性,56 岁。胸部 CT 肺窗(A、B)示两肺淋巴管分布微结节,右上叶中轴间质增厚,两下肺胸膜下多发斑片状实变,形成"假胸膜斑",周围伴多发、簇状实性微结节。腹部增强 CT(C、D)显示肝、脾多发低强化结节。

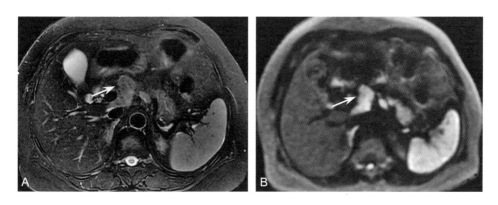

图 5-2-2 结节病胸外受累的影像学特征示例 2

患者女性,64 岁。腹部 MRI T_2WI 脂肪抑制像可见腹腔淋巴结肿大(箭头),T_2WI 呈高信号影(A),DWI 呈高信号(B),提示扩散受限。

二、腹部及盆腔淋巴结肿大

30%的患者可有腹部或盆腔淋巴肿大，腹膜后间隙和上腹部淋巴结肿大多见，最常见于肝门、主动脉旁和腹腔淋巴结（见图5-2-2），直径<2cm。与淋巴瘤相比，结节病的淋巴结通常较小，一般不融合，腹膜后间隙淋巴结肿大少见。

三、神经系统

尸体解剖发现，亚临床无症状的患者神经结节病发生率为25%~50%。而临床确诊的中枢神经结节病的患者占所有结节病患者的5%~15%，绝大多数是全身结节病受累的一部分，多伴肺受累和胸部淋巴结受累，孤立性中枢神经结节病罕见，仅有1%~10%。神经系统病变最常累及脑神经，常累及面神经，1/3中枢神经结节病的患者双侧面神经麻痹，也可累及其他神经；受累神经表现为异常增粗，增强扫描后可强化。蛛网膜和软脑膜受累占中枢神经结节病的1/3，病变可弥散或局灶分布，MRI表现为沿脑表面的弥漫或结节样强化，而平扫不易发现。肉芽肿破坏血-脑屏障，可沿脑底部的脑沟、脑池及血管周围间隙分布，并融合成肿块，周围伴水肿。少数病例继发于肉芽肿浸润或蛛网膜功能障碍，发生交通性脑积水。结节病肉芽肿可累及任何部位的脑实质，常累及下丘脑和垂体，表现为垂体柄及视交叉斑块样或结节状增厚，T_1WI呈等信号，T_2WI呈高信号，增强扫描后明显强化。结节病累及脑白质在MRI上表现为多发、较小的异常信号影，T_1WI呈低信号，T_2WI呈高信号，好发于室管膜、脑室旁白质，沿血管周围间隙分布，类似于多发性硬化的脱髓鞘病变。MRI增强扫描病灶强化提示病变活动性或可逆性，糖皮质激素治疗后可消退，无强化病变提示病变非活动性或不可逆性。

四、心脏

文献报道，因结节病死亡的尸检患者心脏受累为13%~58%，但实际临床证实的心脏结节病仅为5%，心脏结节病患者的病死率较高。心脏结节病可以是全身性疾病的一部分，也可表现为孤立性心脏结节病，在有临床症状的心脏结节病中孤立性心脏结节病占1/3。心脏结节病是心肌的非干酪样肉芽肿浸润，以左室游离壁受累最为多见，其次为室间隔，病灶多呈不均一、斑片状分布。临床表现取决于心脏受累的部位及范围。临床症状以心律失常为主，最常见的类型是完全性房室传导阻滞，其次是室性心动过速、室上性心动过速，可导致心源性猝死。如室间隔基底部小范围受累，常无明显的临床表现；如室间隔心肌受累范围较大，则表现为房室传导阻滞；如折返环回路路径上的心肌受累，则导致室性心动过速；如心室肌肉广泛受累，则导致心力衰竭、室性心动过速等表现。

心电图、经胸超声心动图（transthoracic echocardiography，TTE）及24小时动态心电图对心脏结节病检出的灵敏度很低，即使将这三种检查结合起来后的灵敏度仍较低。心内膜心肌活检（endomyocardial biopsy,EMB）是诊断心脏结节病的金标准,但心内膜心肌活检是侵入性检查,存在潜在的严重并发症,且受到活检取材位置的限制,价格相对昂贵,临床尚未普及应用。目前,心脏磁共振（CMR）和 PET/CT 是评价心脏结节病的重要的影像学工具。

CMR 在心脏结节病中具有重要的作用,钆对比剂心肌延迟强化（late gadolinium enhancement,LGE）与病理上的肉芽肿有明确的对应关系,直接反映病理上的肉芽肿;结节病患者 LGE 异常的患病率接近连续尸检报告的心脏结节病的患病率;LGE 阴性预示患者至少三年内不会发生严重的心脏不良事件;LGE 的程度与预后及不良事件风险相关;CMR 的价格相对 PET 低,假阳性率低,可重复性更高。因此,CMR 是心脏结节病患者的首选影像学检查方法,建议心脏结节病或疑似心脏受累的患者首选 CMR 检查。

心脏结节病 CMR 的表现包括:①受累室壁运动异常。②炎症及肉芽肿期,心肌肥厚,肉芽肿病变及水肿在 T_2WI 上呈斑片状或多发高信号改变。③纤维化期,心肌变薄,LGE 延迟强化,病变分布于心外膜下和心肌内,常累及左室室间隔和侧壁的基底段、乳头肌,心内膜一般不受累,病变严重也可表现为透壁延迟强化;也可累及右室。心脏结节病延迟强化及室壁运动异常不按冠状动脉走行分布,基于 CMR 典型表现可与缺血性心脏病鉴别。

CMR 可以发现无临床症状的心脏结节病,可给这部分患者提供疾病管理,改善这部分患者的预后;CMR 还可以指导并提高心内膜活检的灵敏度,在随诊中评价糖皮质激素的治疗反应;CMR 是目前心肌结节病诊断中最灵敏的检测工具,但由于 MRI 的空间分辨率较低,无法有效显示结节病的肺内改变,因此不作为肺结节病的常规检查手段。

如不能进行 CMR 检查,可行 PET/CT 检查。PET/CT 上病变表现为斑片状高摄取;静息态灌注可表现为灌注正常或缺损;如灌注缺损且无 FDG 摄取,提示心脏结节病的心肌纤维化或瘢痕形成。联合应用 CMR 和 PET/CT 可提高心脏结节病的诊断价值,特别是 CMR 对心肌瘢痕更为灵敏,而 PET/CT 对于无瘢痕的早期炎症阶段的病变检出更有帮助。

第三节　肉瘤样结节病反应

肉瘤样结节病反应（sarcoid-like reaction,SLR）指在已知恶性肿瘤患者中出现的非干酪样肉芽肿,可发生于肿瘤引流区域淋巴结、肿瘤本身或其他部位,而无结节病的全身表现。SLR 可能是抗原性刺激的非特异性反应,与其相关的恶性疾病包括淋巴瘤、支气管肺癌、乳腺癌、结肠癌、睾丸癌、胰腺癌。SLR 的发生可能被误认为恶性肿瘤的进展或复发,也需要与结节病相鉴别。SLR 也可发生于化疗或免疫治疗后,多种药物的使用可发生与结节病类似的改变,称为药物诱发的结节病样反应（drug induced sarcoidosis like reaction,DISR）,DISR 也是系统性肉芽肿,与结节病鉴别困难。胸部表现为肺门淋巴结肿大、肺内肉芽肿浸润性病变、胸腔积液,PDG-PET 也可摄取增加。与 DISR 相关的药物包括 TNF-α 拮抗剂、干扰素、抗逆转录病毒治疗（anti-retroviral therapy,ART）、免疫检查点抑制剂（immune checkpoint inhibitor, ICI), 如 PD-1 或 PD-L1 抑制剂。DISR 的发生通常提示药物治疗有效。DISR 会自发地或随着药物的停用而消退；而类似Ⅱ期以上结节病的 DISR 则需要治疗。怀疑 DISR 时，也要首先鉴别是肿瘤进展还是 SLR，如判断困难，最终仍需要组织活检进行病理确认。

（张　旻　陈起航）

参 考 文 献

［1］GUIDRY C, FRICKE R G, RAM R, et al. Imaging of sarcoidosis: A contemporary review ［J］. Radiol Clin North Am, 2016, 54(3): 519-534.

［2］PARK H J, JUNG J I, CHUNG M H, et al. Typical and atypical manifestations of intrathoracic sarcoidosis ［J］. Korean J Radiol, 2009, 10(6): 623-631.

［3］GANESHAN D, MENIAS C O, LUBNER M G, et al. Sarcoidosis from head to toe: What the radiologist needs to know ［J］. Radiographics, 2018, 38(4): 1180-1200.

［4］BAUGHMAN R P, VALEYRE D. Sarcoidosis, a clinician's guide ［M］. Missouri: Elsevier, 2019.

［5］SCADDING J G. Prognosis of intrathoracic sarcoidosis in England. A review of 136 cases after five years' observation ［J］. Br Med J, 1961, 2(5261): 1165-1172.

［6］中华医学会呼吸病学分会间质性肺疾病学组, 中国医师协会呼吸医师分会间质性肺疾病工作委员会. 中国肺结节病诊断和治疗专家共识［J］. 中华结核和呼吸杂志, 2019, 4(9): 685-693.

［7］UNGPRASERT P, RYU J H, MATTESON E L. Clinical manifestations, diagnosis, and treatment of sarcoidosis ［J］. Mayo Clin Proc Innov Qual Outcomes, 2019, 3(3): 358-375.

［8］CROUSER E D, MAIER L A, WILSON K C, et al. Diagnosis and detection of sarcoidosis. An official American Thoracic Society clinical practice guideline ［J］. Am J Respir Crit Care Med, 2020, 201(8): e26-e51.

［9］IWAI K, TACHIBANA T, TAKEMURA T, et al. Pathological studies on sarcoidosis autopsy. I. Epidemiological features of 320 cases in Japan ［J］. Acta Pathol Jpn, 1993, 43(7/8): 372-376.

［10］DUBREY S W, SHARMA R, UNDERWOOD R, et al. Cardiac sarcoidosis: Diagnosis and management ［J］. Postgrad Med J, 2015, 91(1077): 384-394.

［11］IANNUZZI M C, RYBICKI B A, TEIRSTEIN A S. Sarcoidosis ［J］. N Engl J Med, 2007, 357(21): 2153-2165.

［12］SILVERMAN K J, HUTCHINS G M, BULKLEY B H. Cardiac sarcoid: A clinicopathologic study of 84 unselected patients with systemic sarcoidosis ［J］. Circulation, 1978, 58(6): 1204-1211.

［13］CHOPRA A, NAUTIYAL A, KALKANIS A, et al. Drug-induced sarcoidosis-like reactions ［J］. Chest, 2018, 154(3): 664-677.

第六章

结节病的诊断

第一节　结节病的临床表现

一、临床表现

结节病是一种以肉芽肿形成为主要表现的炎症性疾病,肺是最常见的受累部位,但是该病可以累及人体几乎所有的器官。因此结节病临床表现根据受累器官的不同和肉芽肿负荷的不同而表现各异,可有全身症状和各器官受累的表现。由于各地区不同的检查和诊断方式、转诊方式及患者种族的不同,各器官受累的患病率在全球不同地区的报道差异也很大。

临床上结节病有多种分类方法,根据起病的方式不同可分为急性起病和渐进性起病或隐匿性起病;根据疾病的自然病史可分为自限性、慢性稳定型、慢性进展型;根据器官受累可分为肺结节病、心脏结节病、神经结节病等;另外还有一些由特征性症状组成的临床综合征如 Lofgren 综合征、Heerfordt 综合征等。

二、全身症状

全身症状表现为发热、盗汗、乏力、消瘦及弥漫性的肌肉疼痛。疲劳是结节病患者另外的一个常见症状,有超过 80% 的结节病患者出现疲劳症状与器官受累程度无关,许多患者并没有广泛和/或威胁生命的器官受累却表现为虚弱疲劳。甚至有结节病病史的患者病情似乎已经缓解,但是仍然感到虚弱疲劳。在排除疲劳的其他原因后,这种情况可称之为结节病后疲劳综合征。导致这种疲劳综合征的原因和机制目前仍不清楚,但与分泌细胞因子变化、特定的人格特征伴高度的心理困扰、促肾上腺皮质激素和皮质醇水平降低、夜间睡眠时间减少、抑郁和活动能力下降及结节病亚临床表现等因素有关。目前还没有针对疲劳的客观评价指标,疲劳的严重程度主要靠患者的感觉,包括活动受限。症状的监测同样依赖于患者的自我报告。

三、胸内结节病

肺和纵隔淋巴结是结节病最常累及的器官,89%~99% 的患者肺部受累,肺部受累包括胸腔内淋巴结和肺实质受累(表 6-1-1)。双肺门和右侧支气管旁淋巴结肿大是结节病的典型表现。肉芽肿炎症常沿着淋巴管分布;支气管旁肺组织和小叶间隔是肺部最常见的病变部位;胸膜受累不常见,当肺部有结节病的特征性病变伴淋巴细胞为主的胸腔积液时,考虑胸膜受累。气管和咽喉部等上气道受累罕见;严重的下气道炎症可导致纤维化的气道狭窄和扭曲变形;纤维囊性结节病可导致气胸发生。通常结节病胸内受累根据胸部影像学的特征进行分期,该分期的标准是 1950 年前后由 John Scadding 首次提出,并且后来的研究证实其具有判断预后的价值。结节病胸内受累主要症状有咳嗽、呼吸困难、喘息,当合并支气管扩张或者曲霉感染时常有咳痰;约 30% 的患者表现为呼吸困难和咳嗽。咳嗽和劳力性呼吸困难常见于进展期的结节病。结节病胸内受累时肺部体征通常是正常的。当气道受累时,偶尔可闻及喘息声及高调的哮鸣音;当结节病引起肺部纤维化时可闻及典型的吸气末爆裂音,但这不是结节病的特征性体征。杵状指不常见。当患者有广泛性肺纤维化或者合并肺动脉高压时会出现低氧血症。大约 20% 的患者会表现为气道高反应,常与气管内受累有关。

表 6-1-1 胸内结节病

分期	影像学特征	预后
0 期	常规胸部 X 线检查未见异常	不详
Ⅰ 期	双侧肺门淋巴结肿大	绝大部分病例可自行缓解
Ⅱ 期	双侧肺门淋巴结肿大伴肺实质浸润	可能自行缓解
Ⅲ 期	肺实质浸润不伴有双肺门淋巴结肿大	极少的病例自行缓解
Ⅳ 期	晚期肺纤维化,蜂窝肺,牵拉性支气管扩张,肺门扭曲变形,肺大疱和肺囊性病变	永久性器官损害

四、肺动脉高压

结节病相关肺动脉高压是患者死亡率的一个重要预测因素,它独立于患者的年龄、HRCT 上的肺纤维化程度;其患病率取决于研究人群的选择,对于未经选择的门诊患者患病率约 6%,在与肺功能检查不匹配的劳力性呼吸困难患者中的患病率为 47%,在肺移植的患者中其患病率可达 74%;患者五年生存率约 55%。临床上当肺结节病患者出现与肺功能下降不匹配的呼吸困难时,都应该考虑到心脏结节病或者肺动脉高压。

肺动脉高压的表现为非特异性症状,如气短、乏力、衰弱、心绞痛、晕厥等。临床上提示肺动脉高压的线索有:①限制性通气功能障碍的情况下严重的弥散功能障碍,尤其当两者不成比例下降时;②CT 影像上肺动脉直径≥29mm 以及肺动脉直径/升主动脉直径≥1,患者行 6 分钟步行试验时氧饱和度下降<90%;③需要长期氧疗的患者。超声心动图检查是最适宜的初始筛查工具,但是超声心动图检查结果与右心导管检查结果常不一致,尤其是当患者合并实质性肺疾病时;因此如果患者有指征例如临床有右室衰竭的证据或者特异性的心电图异常表现,建议转诊至肺动脉高压专家处就诊。肺动脉高压常常代表肺纤维化的一个并发症而不是一个孤立的肉芽肿性炎症。但是确定不成比例的肺动脉高压是非常困难的,尤其是当患者患有慢性肺疾病时。因此基于对诊断、预后和管理的考虑,应当降低转诊至肺动脉高压专家处的门槛。

五、心脏结节病

临床上有 2%~5% 的患者心脏受累,表现为传导异常、心律失常、呼吸困难、疲乏(如心肌病)和晕厥,但实际上隐形的心肌受累可能更高(>20%)。心脏受累可能发生在没有肺部受累和全身受累的情况下。鉴于与心脏结节病相关的潜在死亡率,早期诊断和治疗至关重要。许多心脏结节病的患者死亡原因是室性心律失常、高度房室传导阻滞或进行性加重的心力衰竭。

1999 年美国胸科协会(American Thoracic Society,ATS)/欧洲呼吸病学会(European Respiratory Society,ERS)建议对所有新诊断的肺部结节病患者进行心脏是否受累的筛查,主要基于症状(心悸、胸痛、先兆晕厥/晕厥等)和心电图检查,但这种方式的灵敏度(25%)和特异度(46%)均较低。对于所有的有心悸的结节病患者都应该行 24 小时动态心电图监测。2014 年美国心律协会推荐对于心电图检查异常或者怀疑心脏受累的患者进一步查超声心动图。超声心动图不仅可能先于更先进的影像学检查发现心脏结节病,而且超声心动图能够发现结节病患者中其他原因导致的心脏功能异常如左室疾病或者肺动脉高压。美国心律协会的建议可以发现临床上显性的心脏疾病(如传导异常、室性心律失常、新发的不能解释的心力衰竭),这些显性的心脏受累表现只占所有结节病患者的 5%~10%,无法发现亚临床表现的心脏疾病,而结节病患者中的亚临床心脏受累占 20%~30%。根据美国心律协会的标准,心脏磁共振检查对心脏结节病的诊断能力强(灵敏度 97%,特异度 100%,AUC 0.984),目前钆对比剂增强的心脏磁共振是明确心脏是否受累及受累程度的最好检查方式。[18]F-FDG PET 有助于明确心脏受累的肉芽肿炎症程度,诊断心脏结节病灵敏度也很高,但特异度较心脏磁共振检查低。心内膜心肌活检诊断心脏结节病能力低(大约 13%),而且该检查属于有创检查,可能存在潜在的严重并发症,还需要专门的设备和技能,因此该检查在临床上诊断心脏结节病不可靠。2020 年《ATS 临床实践指南:结节病的诊断和检测》建议对心脏外结节病患者或者临床怀疑心脏受累的患者应用心脏磁共振而不是心脏 PET/CT 或者经胸超声心动图(TTE)来明确诊断和判断预后,对于心脏磁共振不可获得或者心脏磁共振的检查结果不确定时推荐应用专门的心脏检查。但是却并不推荐对没有心脏症状的结节病患者进行心脏受累的常规筛查,主要是基于目前有研究显示临床隐匿的心脏结节病预后较好。

六、神经结节病

神经系统受累占 4%~10%,临床表现为面神经麻痹、疲劳(例如垂体功能不全)、步态异常、头痛、听力丧失、麻木或者感觉异常、癫痫、三叉神经痛、眩晕、虚弱和/或不全性麻痹。神经系统受累的临床和影像学特征以及造成的功能受损结果变化范围大,主要取决于受累的解剖部位。

神经系统受累引起症状最常见的部位依次是脑神经、脑膜、大脑实质、脊髓、下丘脑-神经垂体系统、硬脑膜及周围神经系统。其中下丘脑-神经垂体系统受累后常引起各种各样的内分泌疾病,例如高催乳素血症(hyperprolactinemia),血睾酮、卵泡刺激素和/或黄体生成素水平下降及尿崩症;但是垂体磁共振检查表现可正常。小纤维神经病(表皮神经纤维密度降低)是一种非肉芽肿性副结节病综合征,表现为痛觉过敏或痛觉迟钝或家族性自主神经异常(心脏自主神经功能障碍),这种综合征与结节病相关性乏力、抑郁、认知功能障碍,统称为副结节病综合征。副结节病综合征发病机制仍不清楚,而且非常难治疗,许多患者的疼痛和乏力持续存在很长时间,甚至当疾病缓解后仍然存在。

七、其他组织器官受累

(一) 皮肤受累

16%~32% 的患者皮肤受累,最常见于黑种人;主要表现为面部冻疮样皮疹、丘疹、皮肤结节、斑片状及浸润性瘢痕与刺青样皮损;其中面部冻疮样皮疹常常与严重的鼻窦结节病相关。

(二) 外周淋巴结肿大

13%~15% 的患者表现为外周淋巴结肿大。

(三) 眼睛受累

5%~23% 的患者眼睛受累,常表现为眼痛、红眼或者视力丧失,结节病可以累及眼睛的任何部位,包括眼眶、眼前房和眼后房、泪腺、巩膜、结膜。葡萄膜和视网膜受累最值得关注,因为这两个部位受累可以致盲,而且在常规体检时不易发现。其中葡萄膜炎在黑种人和亚洲人中相当常见,有报道患病率可达到 10%~30%。有研究显示在结节病患者中行眼科检查可以发现 26%(95%CI 23%~29%)患者的异常表现符合眼结节病表现。其中 78%(95%CI 64%~91%)的患者有眼部症状,最常见的异常是前葡萄膜炎 53%(95%CI 41%~64%),眼部受累的患者中有 83% 因病情严重需要使用全身糖皮质激素治疗。因此对于没有眼部症状的结节病患者建议进行基础的眼部检查筛查眼部结节病。

(四) 肝脏受累

肝脏受累的比例为 12%~20%,主要表现为腹痛和肝功能异常。有荟萃分析结果显示结节病患者通过常规的肝功能检测可以发现 12% 的患者结果异常。对于肝功能异常的结节病部分患者进行肝活检,病理结果显示肉芽肿表现。目前还没有明确哪些特定的肝功能指标提示肝结节病,但是有一些研究提示肝结节病与血清碱性磷酸酶升高更相关,少数与氨基转移酶升高相关。因此对于结节病诊断初期即使没有肝脏受累的症状也没有确诊肝结节病也应该查血清碱性磷酸酶进行肝脏受累筛查,初次筛查阴性的患者仍需要每年复查。

(五) 脾脏受累

脾脏受累占 5%~10%,主要表现为腹痛。

(六) 肾脏受累

有荟萃分析显示结节病患者肾脏功能异常见于约 7%($95\%CI$ 3%~11%)的患者。对于肾功能异常的部分患者进行肾活检,病理结果显示肉芽肿性病变和肾脏钙质沉着。目前认为结节病导致肾脏功能受损的机制有肾脏实质肉芽肿性炎症和钙代谢异常。肾结节病常无临床症状,进行性及持续性的肾功能不全与不良预后有关。绝大多数患者对治疗有反应。临床上结节病患者在没有肾脏受累的症状和诊断肾结节病之前可通过检测血清肌酐水平进行筛查。经过治疗 1 个月后仍没有反应的患者,需要考虑结节病相关的肾损害不可逆,或者需要考虑其他原因导致的肾损害,往往需要肾活检进一步证实。

(七) 钙代谢异常

结节病患者钙代谢异常能导致高钙血症和高钙尿症,常表现为肾脏结石和肾衰竭,是结节病相关肾功能不全最常见的原因。结节病患者的许多症状并不是由于肉芽肿病变对某一特定受累器官的侵犯所导致,而是由肉芽肿释放的介质所引起。最常见的例子是 6%~10% 的患者有高钙血症,40% 的患者尿钙增高,其机制是多方面的,主要是活化的巨噬细胞产生的 1α-羟化酶增加,甲状旁腺激素相关蛋白、细胞因子、生长因子等表达增加,导致 1,25-二羟维生素 D_3 合成过程不受控制,而骨化三醇可以促进胃肠道对钙的吸收,并且能够刺激破骨细胞介导的骨吸收,最终导致血钙和尿钙水平的增高。

经过免疫抑制剂的治疗有超过 90% 的患者高钙血症可以缓解,对于出现高钙血症的结节病患者有接近一半(约 42%)的患者将发展成肾衰竭,一旦高钙血症导致了肾衰竭,即使经过免疫抑制剂的治疗也常常会出现慢性肾损害。因此对于结节病患者诊断初期无高钙血症相关症状的患者需要常规行血清钙离子检测,并且每年复查进行随诊。

虽然在一些研究中认为结节病患者的 1,25-二羟维生素 D_3 水平可能是疾病肉芽肿负荷的一个生物标志物,与疾病迁延成慢性具有相关性。目前没有充足的研究结果支持需要通过检测 1,25-二羟维生素 D_3 来反映结节病患者的钙代谢异常,有研究显示在结节病患者中对比高钙血症组和正常血钙组 25-羟维生素 D_3 和 1,25-二羟维生素 D_3 的血清水平,结果显示两组间无明显差异。目前认为只有在评估患者是否需要进行补充维生素 D 治疗时可以同时检测 25-羟维生素 D_3 和 1,25-二羟维生素 D_3。

(八) 血液系统受累

结节病患者可出现血液学检查异常,有大约 22%(95%*CI* 14%~30%)的患者出现贫血,在贫血患者中有大约 38%(95%*CI* 13%~64%)存在骨髓肉芽肿病变(注:有关的研究样本量小,也可能存在选择偏倚,导致置信区间宽,使得骨髓肉芽肿的比例可信度较低),而且贫血可能与结节病患者的乏力和气短有关;有 4%(95%*CI* 1%~7%)的患者出现白细胞减少(白细胞计数<4×10^9/L),有 27%~55% 的患者出现淋巴细胞减少。其他血液学异常还有血小板减少、全血细胞减少、嗜酸性粒细胞增多症、溶血性贫血、特发性血小板减少症等。可能的原因有结节病累及骨髓,并且可伴随脾大,常共同导致血液学检查异常,单独的骨髓受累也可出现上述血液学检查异常,但不常见。在不合并脾大的结节病患者中白细胞迁移到受累器官是导致白细胞减少和淋巴细胞减少的常见原因。另外肝结节病、免疫抑制剂治疗等因素也可导致血液学检查异常。有研究显示上述血液学异常是暂时的。因此对于结节病患者可通过全血细胞计数检查来筛查血液学异常。

(九) 自身免疫性病变

结节病也会引起各种自身免疫性病变,例如白癜风、恶性贫血、自身免疫性甲状腺炎,但是这些表现常常被认为是结节病的合并症而不是结节病的临床表现。

第二节　结节病的辅助检查和诊断

一、实验室检查

所有患者都需要行全血细胞检查、肝肾功能监测,虽然这些检验对结节病的诊断没有价值,但是可用于筛查结节病的器官受累情况。

血清钙、尿钙水平、免疫球蛋白 G(IgG)以及活性维生素 D(1,25-二羟维生素 D_3)水平升高提示结节病可能,但是诊断价值较低。

(一) 血清血管紧张素转化酶水平

血清血管紧张素转化酶(serum angiotensin coverting enzyme,sACE)和 sACE 水平反映的是肉芽肿负荷和疾病活动程度,监测 sACE 的变化可以反映肉芽肿负荷的动态变化,可能有助于随诊。所有患者均应该查 sACE 水平。

(二) 人类白细胞抗原等位基因检测

HLA-DRB1 等位基因与结节病的自然病程相关,*HLA-DR3* 与疾病的自限性相关,*HLA-DRB1*15* 与结节病的慢性病程相关。

(三) 皮肤试验

结节病患者活动期的外周失能,表现为既往暴露于结核分枝杆菌的患者结核菌素试验检测为阴性。这一表现常是支持结节病的证据之一。但是目前已不是一种标准的做法。

二、影像学检查

(一) 胸部 X 线

传统胸部 X 线检查可以显示结节病或其并发症的特征。对于 Lofgren 综合征的患者仅靠胸部 X 线检查及观察病程就可以诊断。

(二) 胸部 CT

HRCT 是目前确定结节病胸部受累的主要影像学检查手段。HRCT 不仅可以发现对诊断结节病非常有帮助的特征,比如沿着支气管血管束分布的串珠样病变,而且还可以揭示肺实质受累的程度及并发症,比如肺纤维化、肺曲霉球及肺动脉高压的表现。HRCT 上肺纤维化的程度和肺功能检查的结果可以提供重要的预后信息。

腹部超声或 CT 以及心脏和脑部磁共振检查对评估结节病是否累及相应脏器是不可或缺的检查。

(三) 心电图

虽然目前还没有明确心脏结节病最佳筛查工具,但是对于没有心脏症状和体征的心脏外结节病患者应进行基础心电图检查以筛查可能存在的心脏受累。心电图可以发现发生心脏事件的高风险人群,从而提示对这些患者进行进一步评估。可以根据患者的具体情况选择进行 24 小时动态心电图检查和经胸超声心动图检查。

(四) 超声心动图

超声心动图在评估心脏结节病的左室功能和肺结节病肺动脉高压的筛查方面具有特别的价值。结节病患者行经胸超声心动图检查有 11%(95%CI 5%~17%)的患者结果异常,主要表现为与冠状动脉疾病不匹配的心室射血分数下降和室壁运动异常。经胸超声心动图检查结果异常诊断心脏结节病的灵敏度和特异度分别是 25%(95%CI 10%~47%)和 97%(95%CI 86%~99%)。经胸超声心动图检查结果异常也可以预测心脏传导系统异常(58% vs. 22%;RR 2.6;95%CI 1.38~4.92)。

(五) 心脏磁共振

有研究显示对临床上具有心脏症状或心电图检查异常从而疑似结节病的患者中有 27%(95%CI 23%~31%)的患者心脏磁共振检查异常。有研究显示心脏磁共振检查较心脏 PET/CT 检查能更好地预测心脏不良事件。心脏磁共振检查异常与患者的总死亡率、心源性死亡率、心源性猝死率、室性心律失常发生率、舒张性心力衰竭发生率、其他类型心力衰竭发生率、房性心律失常发生率、完全性束支传导阻滞发生率以及肺动脉高压发生率升高相关。

(六) 核医学检查

PET/CT 在发现隐匿性的炎症病变方面具有非常重要的诊断价值,尤其是肺结节病和心脏结节病。有研究显示结节病患者行心脏 PET/CT 检查,有 52%(95%CI 43%~60%)的患者结果异常。对心脏结节病进行 PET/CT 检查之前应给予高脂肪和低碳水化合物的饮食以达到最佳的灵敏度。对于怀疑心脏结节病的患者应用 PET/CT 联合心脏磁共振检查是目前全球绝大多数中心选择的影像学检查方式。尽管在过去 10 余年对 PET/CT 的关注越来越多，其适应证也越来越多，但是较大的辐射量和较高的价格使 PET/CT 在实际应用时需仔细权衡利弊。

（七）肺功能检查

通气功能可表现为正常、限制性或阻塞性；有时可单纯表现为弥散功能下降。

（八）支气管镜检查

支气管镜检查是一种简单、安全并可以获得组织学确诊证据的检查方法，是诊断结节病的一个重要的手段。其中超声支气管镜（EBUS）引导下淋巴结活检较经支气管肺活检更具优势。研究显示 EBUS 引导下淋巴结活检对结节病的诊断能力达 87%（95%CI 94%~91%），相比于纵隔镜检查诊断能力较低，有研究报道纵隔镜检查的诊断能力为 96%（95%CI 94%~97%）~98%（95%CI 90%~100%），但是 EBUS 引导下淋巴结活检创伤性更小，患者耐受性更好。另外患者淋巴结肿大伴有肺实质病变，经支气管镜进行肺活检或者支气管镜检查发现支气管黏膜异常时可以进行支气管黏膜活检从而进一步增加了 EBUS 的诊断能力。与传统的经支气管镜针吸活检术（transbronchial needle aspiration，TBNA）相比，EBUS 引导下的经支气管镜针吸活检具有更高的阴性预测值。尽管如此，传统的 TBNA 仍然是一种可以广泛获得的低风险检查措施，当无法获得 EBUS 时，传统的 TBNA 仍然是一种合理的替代检查方式。

总之，结节病是一个原因未明的多系统受累的肉芽肿性疾病，任何器官都可能受累。美国国立卫生研究院曾于 20 世纪 90 年代资助了结节病病因的病例对照研究（ACCESS），该研究主要目的是研究结节病的病因，在研究时研究者确立了一套结节病器官受累的标准，即 ACCESS 结节病器官受累评估工具。该工具将不同临床表现根据与结节病各器官受累相关的可能性分为"确定""很有可能""可能"三个级别；共包含了 15 个器官受累的相关临床表现。其中判定为"确定"和"很有可能"的症状代表结节病相应器官受累。使用该分类标准的先决条件是至少有一个其他器官表现为未知原因的肉芽肿性炎症。尽管 ACCESS 结节病器官受累评估工具有用，但是也有以下缺点：首先，该工具已应用多年，近些年对结节病的监测和评估新技术的发展，已经使得该标准显得过时；其次，该工具并没有覆盖结节病所有可能受累的器官；最后，有一些结节病常见的和非常特异的临床表现没有被列在该标准中。基于以上原因，WASOG 于 2014 年对 ACCESS 评估工具进行了更新，开发出一个新的结节病器官受累评估工具。该工具由专家委员会采用德尔菲研究方法投票的方式进行筛选，经过至少 70% 的专家投票同意才能形成共识。如果至少 70% 的专家投票同意某一临床表现极有可能由结节病导致，该评估工具将该临床表现归于"极有可能"组；如果专家组对某一个临床表现是"极有可能"由结节病导致的投票低于 70%，但是认为"极有可能"与"很可能"的投票总数超过 70%,该评估工具认为这个临床表现"至少很可能"由结节病导致。如果至少 70% 的专家投票认为某一临床表现可能由结节病导致,该共识认为该临床表现"可能"由结节病导致。最后如果低于 70% 的专家投票认为某一临床表现属于"极有可能""极有可能或很可能""可能",这种情况被认为"未达成共识",即专家组对于这一临床表现是否由于结节病导致尚不清楚。该评估工具包括了肺、皮肤、眼睛、肝脏、钙调节异常、神经系统、肾脏、心脏、周围淋巴结、骨髓、脾脏、骨关节、耳鼻咽喉、唾液腺、肌肉组织这 15 个特异的器官及"其他组织"受累的临床表现(表 6-2-1)。

表 6-2-1　结节病的受累器官和诊断

受累器官	极有可能	至少很可能	可能	不确定
肺	胸部 X 线:双侧肺门淋巴结肿大 胸部 CT:沿着淋巴管分布的结节;对称性纵隔肺门淋巴结肿大 PET/镓-67 显像:纵隔肺门增强显像	胸部 X 线:弥漫性浸润影;上叶纤维化 胸部 CT:支气管束增粗 支气管肺泡灌洗液:淋巴细胞性肺泡炎;CD4/CD8 升高 PET/镓-67 显像:弥漫性肺实质强化 TBNA:淋巴样细胞聚集/巨细胞聚集	胸部 X 线:局部浸润影 肺功能:阻塞性通气功能障碍	肺功能:限制性通气功能障碍;单纯弥散功能下降
皮肤	狼疮样冻疮	皮下结节或斑块 瘢痕或者刺青中有炎症性丘疹 紫罗兰色或者环状红斑性病变 眼、鼻、口周皮肤紫罗兰色或者红色斑丘疹	不典型皮损:溃疡性、红皮病性、皮秃、鱼鳞样皮损	疣状或者鳞片状丘疹或斑块 色素沉着或者色素减退性斑点或斑片
肝脏		腹部影像学显示肝大,肝内结节		体格检查发现肝大 血清碱性磷酸酶水平 >3 倍正常值上限
眼睛	葡萄膜炎;视神经炎;羊脂样角膜后沉积物;虹膜结节;睫状体扁平部炎(雪球状/串珠状)	泪腺肿大,小梁网结节,视网膜炎,巩膜炎,多发性视网膜脉络膜周围炎性病	白内障,青光眼,红眼	失明,眼痛,黄斑囊样水肿
脾脏		CT 表现低衰减度结节; PET/镓-67 显像:脾结节摄取 影像学或者体格检查发现脾大		

受累器官	极有可能	至少很可能	可能	不确定
唾液腺	镓-67 扫描阳性(熊猫征) PET 扫描腮腺代谢活性增高	对称性腮腺炎伴流行性腮腺炎症状;唾液腺增大	口干	
耳鼻咽喉		直视下咽喉镜检查可见肉芽肿性病变;影像学相应的表现(鼻窦受侵犯,黏骨膜增厚,PET 扫描有阳性发现)	慢性鼻窦炎	与慢性鼻窦充血相关的结痂,鼻出血、嗅觉丧失
钙-维生素 D 代谢	高钙血症并且:①血清 PTH 正常;②血清 1,25-二羟维生素 D_3 水平正常或增高;③25-羟维生素 D_3 水平降低 高钙尿症并且:①血清 PTH 正常;②血清 1,25-二羟维生素 D_3 水平正常或增高;③25-羟维生素 D_3 水平降低	肾结石并且:①血清 PTH 正常;②血清 1,25-二羟维生素 D_3 水平正常或增高;③25-羟维生素 D_3 水平降低 高钙血症,但血清 PTH、25-羟维生素 D_3 和 1,25-二羟维生素 D_3 水平未检测 肾结石(钙结石),但血清 PTH、25-羟维生素 D_3 和 1,25-二羟维生素 D_3 水平未检测	肾结石,无结石成分分析	
骨关节	典型的影像学特征:骨小梁型、溶骨性病变、囊肿、穿孔性病变	指/趾炎,结节性肌腱炎,PET、MRI、镓-67 骨显像检查阳性	关节痛	非特异性关节炎
骨髓	PET 显示骨髓弥漫性摄取增加			白细胞减少症,贫血,血小板减少症
肌肉组织		MRI,镓-67 显像阳性的影像学表现;明显的肌肉包块	肌痛	血清肌酶水平升高
胸外淋巴结		多发性颈部或者滑车淋巴结肿大,无 B 症状(即发热、盗汗、体重减轻) 影像学发现的至少 2 个部位的外周或者内脏淋巴结肿大,无 B 症状		多发性可触及的外周或者内脏淋巴结伴 B 症状 多发性可触及的除了颈部和滑车部位之外的淋巴结肿大
肾脏		无其他危险因素的,对治疗有反应的肾衰竭 对治疗有反应的伴糖尿病和/或高血压的肾衰竭	肾衰竭伴潜在风险因素	CT 发现肾脏异常增大

受累器官	极有可能	至少很可能	可能	不确定
神经系统	与脑膜、脑实质、脑室系统、脑神经、腺垂体、脊髓、脑血管系统和神经根等部位肉芽肿性炎症一致的相关临床症状同时有以下表现：MRI 检查神经结节病异常的特征(使用钆增强剂后病变部位显示明显强化)或者脑脊液检查提示炎症	单发面神经麻痹，MRI 检查阴性 有与脑膜、脑实质、脑室系统、脑神经、腺垂体、脊髓、脑血管系统和神经根等部位肉芽肿性炎症一致的相关临床症状但是没有典型的 MRI 或者脑脊液检查	癫痫，MRI 检查阴性；认知功能下降，MRI 检查阴性	累及大纤维的周围神经病变(包括轴索和脱髓鞘多神经病变以及多发性单神经病变) 脑神经瘫痪(除外面神经)，MRI 检查阴性 脑脊液检查细胞数增多 脑脊液检查葡萄糖降低
心脏		对治疗有反应的心肌病或者房室结传导阻滞 无其他临床危险因素的情况下左室射血分数下降 无其他危险因素的自发性或者可诱导的室性心动过速 莫氏Ⅱ型或者三度房室传导阻滞 心脏 PET 检查显示斑片状代谢活性增高 心脏增强 MRI 有延迟增强 镓-67 显像摄取阳性 心脏灌注闪烁成像或者 SPECT 显像显示灌注缺损； 心脏 MRI，T_2WI 延长	存在如高血压或糖尿病等危险因素的情况下出现左室射血分数下降 房性心律失常	频发的异位搏动(>5%的 QRS) 束支传导阻滞 右室功能受损伴肺静脉压正常 ≥2 个连续导联显示病理性 Q 波或者 QRS 碎裂波 信号平均心电图 心肌活检：间质纤维化或单核细胞浸润
其他器官		影像学检查阳性发现		

注：PTH，甲状旁腺激素。

三、结节病的诊断

结节病的诊断目前还没有标准化的流程，但是基于以下三个主要标准：符合结节病的临床表现(见表 6-2-1)；在一个或者多个组织标本中有非干酪样肉芽肿性炎症(并不是所有患者都需要)；除外其他可能导致肉芽肿炎症的疾病。目前还没有客观的措施来评估上述的每一个标准是否能全部满足临床需求。如果有肺外器官受累应该征求专家意见进行多学科会诊，特别是当患者有眼部症状、皮肤症状和神经系统症状时，需要在管理肺部结节病的同时寻求相关领域专家的意见。

（王　和　孙铁英）

参 考 文 献

[1] THILLAI M, ATKINS C P, CRAWSHAW A, et al. BTS clinical statement on pulmonary sarcoidosis [J]. Thorax, 2021, 76(1):4-20.

[2] CROUSER E D, MAIER L A, WILSON K C, et al. Diagnosis and detection of sarcoidosis. An official American Thoracic Society clinical practice guideline [J]. Am J Respir Crit Care Med, 2020, 201(8): e26-e51.

[3] GRUNEWALD J, GRUTTERS J C, ARKEMA E V, et al. Sarcoidosis [J]. Nat Rev Dis Primers, 2019, 5 (1):45.

[4] JUDSON M A. The clinical features of sarcoidosis: A comprehensive review [J]. Clin Rev Allergy Immunol, 2015, 49(1):63-78.

[5] KORENROMP I H, GRUTTERS J C, VAN DEN BOSCH J M, et al. Post-inflammatory fatigue in sarcoidosis: Personality profiles, psychological symptoms and stress hormones [J]. J Psychosom Res, 2012, 72(2): 97-102.

第七章

结节病的鉴别诊断

结节病是一种原因不明的多系统受累的慢性肉芽肿性疾病,常侵害肺、淋巴结、眼及皮肤,也可侵害肝、脾、腮腺、心脏、神经系统及肌肉骨骼等,身体各个部位均可受累。结节病的诊断通常是除外性诊断,如果活检标本中存在结节病样非干酪样肉芽肿,同时符合结节病临床和影像学特征,并且其他肉芽肿性炎症可以被排除,则结节病的诊断才会成立。有时结节病的临床症状、体征、影像学缺乏特异性,易与其他肉芽肿性疾病、淋巴增殖性疾病或某些系统性疾病混淆,故其诊断通常是试探性的和除外其他诊断的。例如皮肤结节性红斑还可由风湿及结核病引起;葡萄膜炎还可由病毒或细菌感染、其他肉芽肿性疾病或特发性引起;面神经麻痹还可由肿瘤、感染、脑血管病及其他肉芽肿性疾病引起;肺门淋巴结肿大还可由结核病、肿瘤及真菌感染等疾病引起;肺结节影或间质纤维化还可由炎症、肿瘤、其他肉芽肿性疾病及结缔组织病致肺内病变引起。

因此,诊断结节病时必须加以鉴别,以免造成误诊或漏诊。在鉴别诊断时,必须完整详细地询问病史,进行全面体格检查,结合影像学检查及其他实验室检查,必要时做纤维支气管镜检查及支气管肺泡灌洗液(BALF)分析;活体组织学检查是确诊的必要条件。不典型的结节病诊断确实困难,应提高对结节病的认识,拓宽诊断思路,正确评价实验室及其他辅助检查结果,应注意以下几点。

1. 常规胸部 X 线检查对结节病的发现有非常重要的作用,但其灵敏度较低。胸部 CT 扫描对纵隔淋巴结肿大、肺内粟粒样病变及支气管血管束周围间质性浸润有较高的诊断价值,因此,胸部 X 线检查、常规 CT 及 HRCT 联合应用,对进一步提高胸内结节病诊断的正确率有很大帮助。

2. 血清血管紧张素转化酶(sACE)活性增高提示结节病的可能,但在结节病中仅有 50%~75% 的患者 sACE 水平升高,故 sACE 正常不能排除结节病,而其他种类的肉芽肿性疾病如铍病、硅沉着病、石棉沉着病、分枝杆菌病、麻风、淋巴瘤、过敏性肺炎、组织胞浆菌病、朗格汉斯细胞组织细胞增生症、人类免疫缺陷病毒感染和肝炎等 sACE 水平也可能升高。且 sACE 水平与病情严重程度和结节病活动性没有相关性。

3. 结核菌素试验阴性或弱阳性是结节病的免疫学特征之一，它标志着结节病患者对延迟型皮肤试验反应减弱、细胞免疫功能低下；但结核菌素试验阳性不能作为排除结节病的指标，鉴于我国仍是结核病患病率较高的国家，应结合临床病理表现综合分析，必要时行 2 次以上多部位活组织检查，方能明确诊断。

第一节　与感染性疾病的鉴别

许多感染性疾病例如结核病、真菌感染、麻风病等，多累及肺部，也可全身多处感染，临床表现和影像学特点与结节病可有类似之处，这些慢性感染类型也可能出现肉芽肿性病理学改变，给鉴别诊断的过程增加了难度。下面对结节病与各种感染性疾病的鉴别诊断思路逐一阐述。

一、结核病

结核病是由结核分枝杆菌引起的慢性传染病，可累及全身多个脏器，以肺结核、肠结核最多见，也可累及胸膜、心包膜、肾脏、神经系统、淋巴结、眼、皮肤、肝、脾、胰、肠、腹膜、肾上腺、肌肉骨骼等，男女比例无明显差异，各年龄段均可患病。结核病的病原菌是结核分枝杆菌（mycobacterium tuberculosis），主要是人型、牛型。结核分枝杆菌感染机体后，可引起细胞免疫反应和Ⅳ型变态反应，基本病变为渗出（浆液性或浆液纤维素性炎）、增生（结核结节）、干酪样坏死。

一直以来，众多研究提出结核感染可能是结节病的潜在发病因素，但结核感染与结节病发病之间的关系尚未完全明晰。抗原学说是结节病重要的发病机制，结核分枝杆菌相关性抗原在结节病的发病过程中起到重要作用。结节病患者常有既往结核感染患者接触史，相当一部分结节病患者的病理组织中可以找到结核分枝杆菌的遗传物质，在结核病高发的国家更是如此。

除主要侵害肺脏外，结节病和结核病两者均为多系统受累的肉芽肿性疾病，且病理改变十分相似，故各脏器结节病均需与结核病鉴别。而两者治疗原则完全不同：活动性结节病需采用糖皮质激素治疗，而糖皮质激素有导致结核病全身播散的风险，所以更突显了两者鉴别诊断的重要性。结核病和结节病的临床表现均有乏力、低热、体重下降、盗汗、关节痛等非特异性表现，部分患者也都可以表现为高热，所以单纯通过临床表现加以鉴别是比较困难的。但是相对来说未经治疗的结核病症状会多于结节病，结核病患者咳痰、咯血多见，而结节病不多见。几乎 90% 及以上的结节病患者都有不同类型、不同程度的肺、胸内淋巴结（纵隔淋巴结、肺门淋巴结）肿大，胸部影像学异常是不少结节病患者就医的主要原因。但胸部 X 线检查对于胸内淋巴结及肺内病灶的评价价值很有限,HRCT检查可以很好地反映包括肺间质在内的肺部受累情况,增强CT可以更好地评价这些部位的淋巴结受累情况。淋巴结肿大均是两者常见的临床表现,但结节病的淋巴结肿大常常是双侧的、不融合的、对称的,CT上很少见到中心低密度影(坏死);然而结核病常常表现为非对称的坏死性淋巴结肿大。肺尖纤维化在结节病和结核病中均可出现,但空洞性病变在结节病很少出现。粟粒样改变是结核病的经典改变,也可以出现在结节病中。结节病粟粒样改变的结节会比结核病的结节大,病理上结节病结节表现为紧密的非坏死性淋巴细胞袖套样浸润,结核病结节则是大面积的坏死性密集淋巴单核细胞浸润。结节病和结核病的鉴别要点详见表7-1-1。

表 7-1-1　结节病和结核病的鉴别要点

鉴别要点	结节病	结核病
结核病患者接触史	无	可有
非特异症状	无症状或轻度发热、纳差、消瘦,伴影像学特异性表现	症状常多于结节病
咳嗽	主要干咳,很少有咯血	常咳嗽伴咳痰,咯血比较常见
胸内淋巴结肿大	对称性双侧肺门淋巴结肿大,光滑、不融合、实性结节	非对称的大淋巴结肿大,可有钙化、中心区域坏死
胸外淋巴结肿大	只见于10%的患者	颈部和腋窝淋巴结肿大常见
泪腺、腮腺、心肌受累	常见	不常见
胸膜、腹膜、脑膜、肾上腺受累	可见	少见
胸部影像学:坏死性肺炎、空洞、胸膜受累和胸腔积液	少见	可见
HRCT的弥漫性病变	支气管血管旁分布的小、大结节,胸膜旁间质改变、小叶间隔增厚	随机分布的小结节,伴树芽征
临床影像学表现分离(如无症状肺部阴影)	常见	少见
结核菌素试验	阴性	阳性
sACE水平	升高	正常
痰涂片抗酸染色阳性或者结核分枝杆菌培养阳性	假阳性或者少见的合并结核感染的情况	确诊结核病
活体组织标本结核分枝杆菌DNA阳性	在结核病高发国家半数患者可有阳性,但多数是弱阳性	定量试验需提示强阳性
病理学	非坏死性、紧密的肉芽肿,肉芽肿周围有稀疏的淋巴细胞袖套样浸润,可见包涵体	坏死性肉芽肿,伴炎症细胞浸润,可以抗酸染色阳性
对抗结核治疗无反应	常见,然而自发性好转也会存在	少见,仅见于多耐药结核分枝杆菌感染
对糖皮质激素治疗反应好	常见	不常见,甚至恶化

二、真菌感染

侵袭性肺真菌病指真菌直接侵犯（非寄生、过敏或毒素中毒）肺或支气管引起的急、慢性组织病理损害所导致的疾病。播散性肺真菌病指侵袭性肺真菌病扩散和累及肺外器官，或发生真菌血症。侵袭性肺真菌病的影像学表现有时也可以为肺内多发结节，播散至全身引起系统性真菌病，有时与结节病容易混淆。引起肺真菌病常见的真菌主要是曲霉属、念珠菌属、隐球菌属、毛霉和肺孢子菌（旧称卡氏肺孢子虫）等；常见于伴有宿主因素和/或免疫功能受损的患者。

(一) 侵袭性念珠菌感染

肺炎或肺脓肿非常少见，痰培养真菌阳性的诊断价值很低，而播散至全身的念珠菌血症相对常见。念珠菌感染的常见危险因素包括应用广谱抗生素、留置中心静脉导管、全胃肠外营养、接受肾脏替代治疗、入住重症监护病房(intensive care unit, ICU)、植入假体装置、接受免疫抑制剂治疗（包括糖皮质激素、化疗药物和免疫调节剂）和粒细胞缺乏症。支气管肺念珠菌病临床上分为支气管炎型、支气管-肺炎型、肺炎型。肺炎型在临床上多呈急性肺炎或伴脓毒症表现。念珠菌血症常有上述危险因素，特别是侵入性操作，临床表现主要是高热、寒战，甚至出现脓毒症性休克的表现。

(二) 侵袭性肺曲霉病

多在原有肺部慢性病或严重基础疾病的基础上，特别是中性粒细胞减少、应用大剂量糖皮质激素或应用免疫抑制剂等情况时，因人体免疫功能低下而引起曲霉感染。临床表现包括发热、胸痛、咯血、干咳、气促，合并侵袭性鼻炎时可有眼窝疼痛、颜面痛及鼻黏膜充血。病理改变主要是急性广泛坏死性出血性肺炎、化脓、形成脓肿或由上皮细胞和巨噬细胞组成的肉芽肿。侵袭性肺曲霉病的基本病理是化脓和梗死，其他组织病理反应包括实质结节性损害、支气管肉芽肿性损害和侵入性气管支气管炎。病理组织切片可见菌丝和孢子经苏木精-伊红染色(HE 染色)呈蓝灰色，略带红色背景，而过碘酸希夫染色(periodic acid-Schiff staining, PAS)及嗜银染色(gomori staining)分别呈红色和黑色。菌丝长短不一，多呈杆状，有分隔，直径 $3\sim5\mu m$，并见多条菌丝沿同一个方向反复分枝，分枝呈 45°，呈珊瑚状排列。胸部 CT 特征性的改变，疾病早期可见晕征，即磨玻璃样环状阴影环绕病灶首位，因病灶周围水肿或出血所致；后来可出现底边邻近胸膜、尖端朝向肺门的楔形阴影，与肺血栓栓塞症导致的肺梗死类似。感染 2~3 周以后可以出现空气新月征，表现为原有病灶中出现新月状的低密度透光区，后期可在病灶内形成肺曲霉球。

(三) 隐球菌感染

常由于吸入新型隐球菌而致病，该菌广泛存在于被鸽粪或其他鸟粪污染的土壤中。它常常侵犯中枢神经系统而引起脑膜炎，是人类免疫缺陷病毒(human immunodeficiency virus, HIV)感染患者的致命并发症之一。其他非 HIV 的高危人群包括长期使用糖皮质激素、糖尿病、恶性肿瘤、慢性肺疾病(包括结节病、慢性阻塞性肺疾病、肺泡蛋白沉积症)患者。临床表现无特异性,轻重不一。将近一半的肺部病变者表现为肺部结节影,而无任何症状。其他部位的隐球菌感染包括隐球菌性脑膜炎、皮肤和黏膜隐球菌病、骨和关节隐球菌病,系统播散可波及心、睾丸、前列腺、眼。

(四) 毛霉感染

通常发生于免疫缺陷宿主,而在免疫力相对正常的群体较少发生,发病率明显低于念珠菌和曲霉等。临床证据表明人体正常的单个核细胞和多形核细胞具有抵御毛霉感染的功能,而中性粒细胞缺乏者患病的可能性则大大增加。发病机制中很重要一点是铁负荷过重,尤其在糖尿病酮症酸中毒的情况下,人体增加了血清铁的利用从而增加了毛霉感染的危险性。另外,应用糖皮质激素、体内留置导管、营养低下也是感染的危险因素。毛霉病可引起鼻窦、眼眶、中枢神经系统、肺、消化道等感染。肺毛霉病多数呈急剧发展,少数为慢性感染病程。胸部影像学检查可显示单发或多发性浸润影或结节影,有时呈楔形改变,好发部位多为上叶,可双肺同时受累,下叶较少见。部分患者呈间质性肺炎或肿块样改变,单发或多发,也可出现晕征、新月征和空洞,注射造影剂后边缘增强,偶见胸腔积液。如果肺部病变范围较大可以出现低氧血症。

(五) 肺孢子菌肺炎

随着 20 世纪 80 年代艾滋病(acquired immunodeficiency syndrome,AIDS)的流行,肺孢子菌肺炎发病率也呈上升趋势。临床上的易感人群包括:HIV 感染人群,尤其是外周血 CD4$^+$ T 淋巴细胞计数低于 0.2×10^9/L 者;非 HIV 感染患者如肿瘤、移植患者,以及免疫抑制剂使用者。肺孢子菌肺炎的主要症状是发热、干咳和进行性呼吸困难。胸部 X 线片典型改变为双肺弥漫分布或肺门旁分布的磨玻璃影或者网格影,可以进展为实变影。胸部 CT 表现包括散在或弥漫分布的磨玻璃影或实变影,小叶间隔增厚。约 1/3 患者可以出现薄壁的囊状影,单发或多发,上肺多见。可以出现气胸。少数患者可以出现肺段或肺叶实变,局灶结节影伴或不伴空洞。胸腔积液、纵隔淋巴结肿大非常少见。

(六) 结节病与真菌感染的主要鉴别点

1. **危险因素** 真菌感染多具备一定的危险因素,包括肿瘤、器官移植、中性粒细胞减少、应用大剂量糖皮质激素或应用免疫抑制剂等情况,或者有导致免疫功能下降的基础疾病。但结节病常无明显上述危险因素或宿主因素。

2. **临床表现** 真菌感染常有感染相关的临床表现,如发热、咳嗽、咳痰,甚至出现高热、寒战以及脓毒症表现,少数患者如隐球菌感染者可无症状,某些免疫功能低下的患者临床症状可能较轻。如果遇到真菌感染临床表现非特异性或轻症患者时,常需认真询问患者基础病史和用药史,寻找是否具备真菌感染的危险因素,与结节病相鉴别。

3. **影像学表现** 某些类型的肺部真菌感染可以有类似结节病的影像学表现,例如曲霉、隐球菌、毛霉和部分肺孢子菌感染,可以表现为肺部多发结节,但真菌感染的结节多为吸入性感染,分布上多沿气管—支气管分布,隐球菌感染可以贴近胸膜分布,毛霉感染可以出现结节样改变伴有空洞,曲霉感染可以伴有晕征、空洞、空气新月征等区别于结节病的影像学表现。而结节病 HRCT 上表现为血管支气管束增厚且不规则,沿支气管血管束可见多发微小结影,呈典型的沿淋巴管分布表现。结节病的结节大小为 1~5mm,边缘不规则可以融合成更大的结节或肿块,以中上肺野分布为主。

4. 病理表现　真菌感染的病理表现中也会形成肉芽肿性炎症,例如肺曲霉病病理改变主要是急性广泛坏死性出血性肺炎、化脓、形成脓肿或由上皮细胞和巨噬细胞组成的肉芽肿。但真菌肉芽肿组织标本用组织化学或细胞化学的方法可以检出菌丝,并发现伴有相应的肺组织损害,肺组织标本、胸腔积液或血液霉菌培养阳性。但结节病肉芽肿典型改变中心区为一种紧密的、非干酪样坏死性上皮样细胞肉芽肿,多核巨细胞内常可见胞浆内包涵体,如舒曼小体、星状小体、草酸钙结晶等。约 20% 的结节病患者可以出现肉芽肿内的坏死,但组织化学或细胞化学的方法不能查到真菌,组织培养不能检出真菌。

三、麻风

麻风(leprosy)是由麻风分枝杆菌引起的一种慢性传染病,主要侵犯皮肤及周围神经,在抵抗力低下的病例中,到了中晚期可累及深部组织和内脏器官,麻风很少引起死亡,但可以导致肢体残疾和畸形,使患者丧失劳动力。麻风的诊断必须根据病史、临床表现(主要症状表现在皮肤和周围神经两方面)、细菌学及病理检查等方面资料,加以综合分析以后才能确立,确诊的主要依据是找到麻风分枝杆菌及临床表现。

麻风的病原菌是麻风分枝杆菌,人类被认为是麻风分枝杆菌的主要宿主,未经治疗的多菌型患者是主要传染源,麻风分枝杆菌可能是通过呼吸道进入人体,当人体对麻风分枝杆菌没有免疫力或免疫力低下时发病,根据免疫力不同临床表现为不同的类型,有不同程度的传染性。

麻风分枝杆菌感染经过相当长的潜伏期才发病,潜伏期平均 2~5 年,短者 3 个月,长的可达 10 年以上。麻风分枝杆菌主要侵犯皮肤及神经系统,同时也可侵犯黏膜及淋巴结,晚期可累及眼球、睾丸、肝、脾等器官。

（一）麻风的皮肤损害

麻风的皮肤损害形态多样,有斑疹、丘疹、结节、斑块、浸润、水疱、溃疡及萎缩等。皮肤附件如毛发、眉毛可脱落,汗腺及皮脂腺可被破坏,导致无汗症及皮肤干燥。特点是:

1. 皮肤神经末梢病变,局部出现浅感觉(温度、触、痛觉)障碍。

2. 出汗障碍。

3. 可找到麻风分枝杆菌(特别是瘤型与界线型麻风)。

（二）麻风的周围神经损害

麻风患者几乎都有不同程度的周围神经损害,有的仅有周围神经症状而无皮损。受累的周围神经可呈梭形、结节状或均匀地粗大,有痛感或压痛,有时可出现干酪样坏死、纤维性变及钙化等。其中皮神经受累可出现一系列功能障碍:

1. 浅感觉障碍 其中温度觉障碍出现最早,痛觉障碍次之,触觉障碍最晚。

2. 运动障碍 由肌肉萎缩所致,常见于手足及面部。

3. 营养障碍 主要在晚期出现皮肤干燥萎缩,易产生水疱或溃疡,肌肉萎缩,或手足畸形。

4. 循环障碍 如手足发绀、温度降低、肿胀等。

（三）损害鉴别

麻风主要是与结节病的皮肤及神经系统损害相鉴别。鉴别要点如下:

1. 麻风为儿童易患,有不均匀的集簇性分布和地方性流行;结节病主要是青、中年多发,没有不均匀的集簇性分布和地方性流行。

2. 麻风主要是皮肤和周围神经损害两个方面;结节病的皮肤和周围神经损害常伴其他系统性结节病的表现。

3. 麻风的皮损形态多样化,可有感觉障碍及出汗障碍,并且皮损中可以找到麻风分枝杆菌;而结节病的皮肤改变最常见的是结节红斑,可以引起脱发,没有感觉障碍及出汗障碍报道。

4. 麻风患者主要有周围神经系统损害的表现,多有浅感觉障碍、运动障碍、营养障碍及循环障碍的临床表现;神经结节病的受累表现变化多端,可有脑神经瘫痪、神经肌病、颅内占位性病变、脑膜炎等,头部 CT 及增强 CT、头部 MRI 及脑脊液检查有助于鉴别诊断。

5. 结节病患者多有双侧肺门淋巴结对称性肿大,sACE 可高于正常;麻风患者的麻风菌素试验可为阳性,组胺试验及发汗试验可能阳性。

6. 结节病用肾上腺皮质激素治疗有效;麻风病用抗生素治疗有效。

四、莱姆病

（一）概述

莱姆病(Lyme disease)是一种蜱媒疏螺旋体病,因始发于美国 Lyme 城而得名。莱姆病呈地区性发病,有逐年增加的趋势。1985 年我国首次在黑龙江省林区发现莱姆病病例,1988 年从患者血液中分离到疏螺旋体。蜱是中间宿主,广大易感人群都可发病。5—9 月多发,野外工作者及林业工人多患。

莱姆病由疏螺旋体引起。1984 年淡螺旋体已被正式命名为伯氏疏螺旋体(Borrelia burgdorferi),革兰氏染色阴性,吉姆萨染色及 HE 染色良好,未染色的疏螺旋体在暗视野及相差显微镜下查见。

莱姆病潜伏期 3~22 天,多数为 7~9 天,大部分患者在潜伏期末或慢性游走性红斑(erythema chronicum migrans,ECM)发生前后出现"流感"样症状、脑膜刺激征及肌肉关节疼痛、局限性或全身性淋巴结肿大，"流感"或"脑膜炎"样症状常在1周内消退，偶可反复持续存在。根据不同的临床表现分为三期：第Ⅰ期，早期表现为 ECM 及相关症状；第Ⅱ期，在 ECM 后数周或数月出现神经、心脏异常，骨骼肌肉症状或周期性关节损害；第Ⅲ期，数月或数年以后表现为慢性皮肤、神经系统、关节受累。

（二）诊断

莱姆病诊断主要根据临床表现与流行病学资料。ECM 具有重要诊断价值，ECM 后出现神经系统、心脏病损，以及关节炎症状，血清冷球蛋白阳性，莱姆病诊断明确。如无 ECM，但有短暂反复发作的关节炎、血清冷球蛋白阳性者，近期内去过流行区并有蜱咬史，应疑及本病。血清学诊断以酶联免疫吸附试验（enzyme linked immunoadsorbent assay，ELISA）为临床常用方法，ECM 期可见特异性 IgM 效价明显增高，而关节炎期则见特异性 IgG 效价增高，并可持续年余或更久，两种特异性抗体效价大于1∶200即具有诊断价值，血、脑脊液、皮肤活检标本培养阳性则可确诊。

（三）鉴别诊断

莱姆病与结节病的鉴别诊断主要是从皮损、神经系统改变及关节受累等方面进行鉴别。

1. 皮损

（1）结节病皮损常常是结节性红斑（约占皮损的 1/3），常见于面部及颈部、肩部或四肢，也有冻疮样狼疮（lupus pernio）、斑疹、丘疹等；而莱姆病的皮肤改变主要是 ECM，发生率约90%，好发于大腿、腋窝、腹股沟等部位。

（2）莱姆病用抗生素治疗有效；结节病则用激素治疗有效。

2. 神经系统改变

（1）莱姆病及结节病均可损害脑及周围神经，脑积水中 ACE 增高对鉴别有一定帮助。结节病患者神经系统改变可有脑神经瘫痪、神经肌病、颅内占位性病变、脑膜炎等，发生率为5%~16%，其中面神经麻痹最多见；而莱姆病神经系统表现以脑脊髓炎、脑炎、脑神经炎、运动和感觉神经炎最常见，少数患者为局限性神经系统受损，如面神经麻痹。

（2）莱姆病出现神经系统表现前2周常有 ECM 表现；而结节病则没有此特征。

3. 关节受累

（1）莱姆病的关节受累发生率为 50%~80%，常见于Ⅱ、Ⅲ期莱姆病；而结节病的关节受累常见于Ⅰ期结节病合并结节性红斑，即 Lofgren 综合征。

（2）莱姆病的关节受累症状通常在 ECM 同时或稍后出现，通常从一个或少数几个关节开始，呈单侧、非对称性，初期表现为游走性，可先后累及多个关节，以膝关节最多，受累的膝关节表现为肿胀与发热，但少有发红，一部分患者可能还有肌腱、腱鞘、肌肉或骨骼游走性疼痛；而结节病关节受累的表现常呈对称性、游走性，常累及膝、踝、近端指/趾关节、腕和肘关节等多部位。关节受累表现可与结节性红斑同时出现。

4. 其他 胸部 CT、皮肤或淋巴结活检及细菌学检查、血清冷球蛋白、血清抗伯氏疏螺旋体抗体测定及 sACE 检查、闭汗试验等有助于鉴别诊断。

(1) 莱姆病呈地区性发病,多发生于野外工作者及林业工人,男性多于女性;结节病没有此特性,女性稍多于男性。

(2) 胸部影像学检查:结节病患者有双侧对称性淋巴结肿大;而莱姆病则没有。

(3) 莱姆病的血清冷球蛋白阳性;而结节病为阴性。

第二节　与肿瘤性疾病的鉴别

结节病以胸内结节病最为多见,占全部病例 90% 以上,胸部 X 线或者 CT 检查是发现结节病的主要途径,主要表现为胸内淋巴结肿大、肺内浸润性病变及肺间质纤维化。Ⅰ、Ⅱ期结节病需与肿瘤性疾病进行鉴别,如淋巴肿瘤、肺癌等,有关这几种疾病的鉴别如下。

一、原发性纵隔肿瘤

原发性纵隔肿瘤的种类很多,一般多为良性,部分可能恶变。其中胸内甲状腺肿多位于上前纵隔,胸腺瘤、畸胎样瘤多位于前纵隔,恶性淋巴瘤多位于中纵隔,神经源性肿瘤多位于后纵隔。

（一）胸内甲状腺肿

1. 病因及分类　胸内甲状腺肿大都是颈部甲状腺的延伸,或有一蒂与颈部甲状腺相连;或为胚胎时期遗留在纵隔内的甲状腺组织,后来发展为甲状腺瘤,但极少见。胸内甲状腺肿可分为单纯性甲状腺肿,甲状腺囊肿、腺瘤或腺癌,其中腺瘤多见。良性多见,恶性少见。胸内甲状腺肿多见于女性,年龄多在 40 岁以上,病史长。

2. 与结节病的鉴别要点

(1) 胸内甲状腺肿患者可有甲状腺功能亢进表现;结节病患者则没有。

(2) 胸内甲状腺肿患者多数在颈部可摸到肿大的甲状腺,其一侧或两侧向胸内延伸;结节病患者则没有此体征。

(3) 胸内甲状腺肿 X 线检查时病变多位于前纵隔,可见颈部甲状腺阴影向胸内延伸;结节病 X 线检查则多表现为双侧对称性肺门淋巴结肿大。

(4) 放射性核素镓-67 扫描、CT、PET/CT 检查及纵隔镜、表浅淋巴结活检常有利于鉴别诊断。

（二）胸腺瘤

1. 病因及分类　胸腺瘤多属良性肿瘤,但有恶变倾向,术后常有局部复发和转移,因此一般认为胸腺瘤是低度的恶性肿瘤。按细胞类型可分为上皮细胞型、淋巴细胞型、上皮细胞和淋巴细胞混合型、棱形细胞型等。一般认为上皮细胞型、混合型的预后差而淋巴细胞型较好。性别倾向不明显,年龄 5~80 岁(平均 50 岁),70% 患者在 40 岁以上。

2. 与结节病的鉴别要点

(1) 约有半数的胸腺瘤患者伴有重症肌无力症状,注射新斯的明后可暂时缓解;结节病患者无重症肌无力症状。

(2) 胸腺瘤多位于前纵隔、上前纵隔,阴影常紧贴胸骨;结节病则表现为双侧对称性肺门淋巴结肿大。

(3) 结节病患者并发皮肤、眼、腮腺病变常见;而胸腺瘤患者少见。

(4) 胸部 CT 及病变组织活检等有利于鉴别诊断。

(三) 畸胎样瘤

1. 病因及分类　畸胎样瘤是胚胎发育异常或畸形所致,常见于前纵隔,此类肿瘤良性多、恶性少。常分为以下两型。

(1) 皮样囊肿:主要由外、中胚叶组成,内壁多衬有鳞状上皮细胞,为含液的囊肿,囊肿内容物多为皮脂腺,还有毛发、软骨、骨、牙齿等。

(2) 畸胎瘤:多为实质性肿瘤,由内、外、中三个胚叶组成,瘤体中除了皮样囊肿的所有成分外,还有神经组织、平滑肌、支气管、消化道上皮和腺体。

2. 与结节病鉴别要点

(1) 畸胎样瘤破裂以后可咳出毛发、皮脂的胶样液等内容物,是特异性表现;结节病多无此类表现。

(2) 畸胎样瘤 X 线表现常为边缘清晰的圆形阴影,有时可见到牙及骨骼组织,是特异性表现;结节病无此类表现。

(3) 畸胎样瘤的囊壁可有钙化阴影;结节病无此类表现。

(4) 结节病患者并发皮肤、眼、腮腺病变常见;畸胎样瘤无此类表现。

(5) 结节病患者免疫球蛋白增高,Kveim 试验、sACE 试验阳性;畸胎样瘤无此类表现。

(6) 畸胎样瘤有恶变可能,不管肿瘤大小、性质如何都应早期手术;结节病大多预后良好,不需要手术。

(四) 恶性淋巴瘤

1. 病因及分类　恶性淋巴瘤是原发于淋巴结或淋巴组织的恶性肿瘤,有淋巴细胞和/或组织细胞的大量增生,恶性程度不一。临床上以无痛性、进行性淋巴结肿大最为典型。发热、肝脾肿大也常见,晚期有恶病质、贫血等表现。恶性淋巴瘤在我国并不少见。

恶性淋巴瘤的病因及发病机制至今不明,病毒病因学说受重视,可能与某些病毒(如 EB 病毒等)感染、免疫抑制、环境因素等有关。此外,免疫功能低下与淋巴瘤的易感性有关。如系统性红斑狼疮、类风湿关节炎、干燥综合征、免疫性溶血性贫血等因长期应用免疫抑制剂治疗亦可并发恶性淋巴瘤。14 号染色体长臂(q)易位,也与恶性淋巴瘤的发生有关。还有长期服用某些药物(如苯妥英钠、去氧麻黄素等)亦可诱发恶性淋巴瘤。恶性淋巴瘤的病因研究,显示多种因素与本病的发生有关。目前国际上统一将恶性淋巴瘤分为非霍奇金淋巴瘤（non-Hodgkin lymphoma, NHL）和霍奇金淋巴瘤（Hodgkin lymphoma, HD）两大类。

恶性淋巴瘤以青壮年为多见，男性多于女性。我国尚未发现本病高发区或高发人群，但沿海的发病率和病死率高于内陆，较发达地区高于经济不发达地区。本病主要与Ⅰ、Ⅱ期结节病相鉴别。

2. 鉴别要点

（1）恶性淋巴瘤患者症状较重；结节病可有发热、无力等症状，但症状较轻。

（2）恶性淋巴瘤淋巴结肿大速度很快，全身淋巴结肿大较多见，浅表淋巴结常呈无痛性进行性增大；结节病纵隔及肺门增大比较缓慢。

（3）恶性淋巴瘤患者纵隔、肺门淋巴结肿大可双侧，但不对称或为单侧；结节病患者双侧对称性肺门淋巴结肿大常见。

（4）结节病患者并发皮肤、眼、腮腺病变常见；恶性淋巴瘤患者少见。

（5）结节病患者病变进展慢，预后好；恶性淋巴瘤患者病变进展快，预后差。

（6）结节病患者免疫球蛋白增高，Kveim 试验、sACE 试验常为阳性；恶性淋巴瘤患者免疫球蛋白正常，Kveim 试验、sACE 试验多阴性。

（7）恶性淋巴瘤患者放疗有效；结节病皮质激素治疗有效，对肺门肿大的淋巴结放疗无效。

（五）神经源性肿瘤

1. 病因及分类　神经源性肿瘤多位于后纵隔；可原发于脊髓神经、肋间神经、交感神经和迷走神经，可为良性或恶性，良恶比例约为 10∶1。良性肿瘤有神经鞘瘤、神经纤维瘤、神经节细胞瘤（嗜铬细胞瘤）等；恶性肿瘤主要有神经母细胞瘤等；以神经鞘瘤和神经纤维瘤多见，神经节细胞瘤和神经母细胞瘤多发于儿童。

2. 与结节病鉴别要点

（1）神经源性肿瘤常发生于儿童；结节病多发生于中、青年人，儿童的发病率仅 1%。

（2）神经源性肿瘤多位于后纵隔；结节病患者为双侧对称性肺门淋巴结肿大。

（3）神经源性肿瘤的不同类型有不同的表现；而结节病的表现多较轻。

（4）神经源性肿瘤的纤维支气管镜检查均无阳性发现；结节病纤维支气管镜检查常常是一种诊断手段。

（5）神经源性肿瘤一部分需手术治疗；结节病多预后好，肾上腺皮质激素治疗有效。

二、原发性支气管肺癌

原发性支气管肺癌（primary bronchogenic carcinoma），简称肺癌，是最常见的恶性肺肿瘤。肿瘤细胞源于支气管黏膜或腺体，常有淋巴结转移和血行播散。近几十年来，世界各国肺癌的发病率和病死率都明显上升。肺癌发病率的增加，尽管有诊断技术改进而确诊率增高的因素，但绝对发病率增长的趋势是肯定的。

肺癌根据发生的部位分为中心型和周边型。中心型是发生于主支气管和叶支气管,或发源自段支气管但已侵犯叶支气管的癌;周边型是发生于段和段以下支气管的癌。组织学分型一般将肺癌分为以下四种类型:鳞状上皮细胞癌(简称鳞癌)、腺癌、小细胞肺癌、大细胞肺癌。

肺癌的临床表现多样,大致可归纳为由原发肿块、胸内蔓延、远处播散引起的症状及肺外表现。症状和体征与肿瘤发生的部位、大小、病理类型、病程长短、有无转移和有无并发症有关。

肺癌常需与Ⅰ、Ⅱ、Ⅲ期结节病鉴别。鉴别的要点主要是病程观察,辅助检查,特别是病理学检查,如痰液细胞学检查、淋巴结活检、纤维支气管镜检查等。

1. Ⅰ期结节病　中心型肺癌和肺门淋巴转移可在肺门形成肿块,应与Ⅰ期结节病鉴别。结节病在中、青年人中多见,临床症状较轻,预后好,X线检查主要表现为双侧肺门淋巴结肿大,sACE可升高或正常,Kveim试验阳性;肺癌在中老年人中发病率高,临床症状进行性加重,预后差,胸部影像学检查主要是单侧肺门淋巴结肿大,痰脱落细胞检查、纤维支气管镜检查、淋巴结检查有助于鉴别诊断。

2. 腺泡型(肺泡型)结节病　应与细支气管肺泡癌鉴别,因为二者X线均表现为双侧肺野弥漫性粒状阴影,结核菌素试验均阴性,有时易混淆。

细支气管肺泡癌X线表现为双侧肺野弥漫性粒状阴影,密度中等,边缘模糊,易趋融合,分布以双中、下肺野及内、中带较多,双上肺野(尤其是肺尖)极少,是本病比较特别的X线征象;结节病的结节状或粒状阴影的大小、形状、密度和分布都很不均匀,表现为肺门向四周放射性分布,在中、下肺野较多,多数患者伴有双侧对称性肺门和/或纵隔淋巴结肿大。细支气管肺泡癌病情重,变化快,预后差,查肺癌的标志物多阳性;结节病则变化慢,预后好,痰脱落细胞检查、纤维支气管镜检查、淋巴结活检有助于鉴别诊断。

3. Ⅲ期结节病　本期结节病X线表现以双侧病变起病,为结节、斑片或多形性阴影,分布于全肺,中、下肺野较多,病变吸收从下而上,上叶病变吸收少,应与一些肺癌(由于癌体本身向周围浸润性生长,或阻塞小支气管合并感染,亦可表现为边缘模糊不清的小片状阴影或小结节病灶,弥漫性间质性改变伴索条状阴影,以及沿支气管播散的小叶性肺炎改变等)相鉴别。结节病进展慢,肺功能检查有弥散功能减低,sACE可高于正常,肾上腺皮质激素治疗有效;而肺癌临床症状进行性加重,痰中容易找到癌细胞,血中的癌性标志物可阳性。

4. 结节病合并胸腔积液与癌性胸腔积液的鉴别要点

(1)癌性胸腔积液多有胸痛、进行性呼吸困难及发热、咯血等;结节病并发胸腔积液无高热及剧烈胸痛,无严重进行性呼吸困难。

(2)结节病并发胸腔积液一般积液量少,可在发病时或发病后数年的慢性经过中发生,多并发肺部病灶,皮质激素治疗后迅速吸收;癌性胸腔积液为进行性增多,病情变化快,肺内容易找到原发灶。

(3) 癌性胸腔积液为渗出性,多为血性,胸腔积液中腺苷脱氨酶(adenosine deaminase, ADA)测定低,癌胚抗原(carcinoembryonic antigen, CEA)多高于正常,胸腔积液中容易找到癌细胞;结节病胸腔积液多为渗出性,黄色或血性,胸腔积液中 ACE 活性高,CEA 及 ADA 正常。

(4) 癌性胸腔积液预后差;结节病合并胸腔积液预后好。

三、肺转移瘤

肺转移瘤是指人体任何部位的恶性肿瘤经血液循环、淋巴系统和直接浸润转移到肺部的肿瘤,是恶性肿瘤的晚期表现。通过血行或淋巴管转移到肺实质的肿瘤往往没有症状,只有当病变严重时才出现呼吸困难、胸部紧束感、咳嗽,侵及胸膜时有胸痛和胸腔积液。原发于纵隔的肺转移癌经常出现纵隔压迫的症状,如胸部受压或紧束感,喉返神经受侵引起声音嘶哑,上腔静脉受压产生颈面部和上肢充血水肿,气管和食管受压出现吞咽困难、喘憋,心脏受压产生胸痛和胸闷等。相对结节病而言,肺转移瘤的病情进展更迅猛,压迫症状更明显,无自限趋势。

肺多发转移瘤的胸部 CT 表现为两肺多发结节,轮廓清楚,密度均匀,大小不等,胸膜下区和肺基底部多见,自肺门向肺野内放射状排列的线状或索条状影伴串珠状微小结节常常提示癌性淋巴管炎。与结节病相对比,癌性淋巴管播散的 HRCT 显示肺内结节常位于支气管/血管周围间质和小叶间隔内,而支气管/血管边缘和胸膜下的结节并不像结节病那么丰富,且串珠状或结节状间隔增厚更常见。

第三节　与其他肉芽肿性疾病的鉴别

实际上,很多疾病的病理检查可以表现为各种各样的肉芽肿性疾病,可能会与结节病产生混淆,但是从临床、影像学表现上有与结节病鉴别之处,下面作以介绍。

一、坏死性肉芽肿性血管炎

坏死性肉芽肿性血管炎(necrotizing granulomatous vasculitis, NGV),曾命名为"韦格纳肉芽肿",是一种坏死性肉芽肿性血管炎,属自身免疫病。NGV 病变累及小动脉、静脉及毛细血管,偶尔累及大动脉,其病理以血管壁的炎症为特征,主要侵犯上、下呼吸道和肾脏;NGV 通常以鼻黏膜和肺组织的局灶性肉芽肿性炎症为开始,继而进展为血管的弥漫性坏死性肉芽肿性炎症;临床常表现为鼻和鼻窦炎、肺病变和进行性肾衰竭。NGV 还可累及关节、眼、皮肤,亦可侵及心脏、神经系统及耳等。该病男性患者略多于女性患者,从儿童到老年人均可发病。

NGV 临床表现多样,可累及多系统。典型的 NGV 有三联征:上呼吸道、肺、肾病变。病初症状包括发热、疲劳、抑郁、纳差、体重下降、关节痛、盗汗、尿色改变和虚弱,其中发热最常见。大部分患者以上呼吸道病变为首发症状,通常为鼻窦炎。80% 的患者在病程中会出现肺部病变。胸部 CT 典型表现为双肺大小不等的多发结节,病灶边缘光滑或稍模糊,结节可以呈厚壁空洞,壁内缘粗糙、不规则。上呼吸道、支气管内膜及肾脏活检是诊断的重要依据,病理显示肺小血管壁有中性粒细胞及单个核细胞浸润,可见巨细胞、多核巨细胞肉芽。可破坏肺组织,形成空洞。肾病理为局灶性、节段性、新月体性坏死性肾小球肾炎,免疫荧光检测无或很少免疫球蛋白及补体沉积。血清学抗中性粒细胞胞质抗体(anti-neutrophil cytopiasmic antibody,ANCA)可阳性。

NGV 和结节病都是肉芽肿性疾病,也均为多系统受累。但结节病起病温和,发展缓慢并且病死率低,但 NGV 常进展迅速,病死率较高,病程发展过程中常有戏剧性变化。NGV 胸部 CT 常可见结节伴空洞形成,但肺门和纵隔淋巴结肿大少见。NGV 常有 ANCA 参与发病,而结节病则主要是 T 淋巴细胞介导的免疫反应。

二、肺朗格汉斯细胞组织细胞增多症

肺朗格汉斯细胞组织细胞增多症(pulmonary Langerhans cell histiocytosis,PLCH)是一种罕见病,以 20~40 岁男性多见,患者几乎均有吸烟史。朗格汉斯细胞组织细胞增多症可以单器官受累、多器官受累及多系统受累,主要累及肺,部分病例也可以合并骨骼、淋巴结等器官受累。肺内主要累及细支气管和远端呼吸性细支气管。临床表现因病程不同而异,10%~25% 的患者可无呼吸道症状;10%~20% 的患者以自发性气胸起病。

HRCT 的特征性表现为:病灶多分布于双肺中上野,双侧肋膈角一般不受累,多发边界不清的结节影、空洞影、囊泡影,疾病早期以小叶中心性分布的结节为主,直径 1~5mm,病程后期表现为弥漫分布的囊泡影,囊泡壁厚薄及大小不一,形态不规则,胸膜下肺大疱也不少见,晚期病灶可以累及全肺。

病理表现为以细支气管为中心的星状间质性结节,病变时相不均一,结节、囊泡和纤维瘢痕可同时存在,免疫组化可见 CD1a、S-100 阳性朗格汉斯细胞,此可与结节病鉴别。

三、隐源性机化性肺炎

隐源性机化性肺炎(cryptogenic organizing pneumonia,COP)是特发性间质性肺炎的一种,病理上以肺泡和肺泡管中肉芽组织栓形成为特征,肉芽组织由成纤维细胞、肌成纤维细胞和疏松结缔组织构成,可通过肺泡间孔从一个肺泡延伸到另一个肺泡。COP 好发于 50~60 岁人群,年龄最大范围 20~80 岁,偶尔有青少年发病的报道,男女比例相当。通常亚急性起病,以干咳、活动后呼吸困难为主,可有一半患者出现发热,另外有食欲减退、体重下降,咯血、胸痛、关节痛、盗汗不常见。胸部 CT 最典型的表现为双肺多发斑片状肺泡影,一半以上分布于外周或支气管周围,尤其多见于下叶,也有单肺受累的报道;约 1/4 病例阴影呈游走性。CT 扫描上阴影密度从磨玻璃影到实变,在实变区可以看到空气支气管征;还可以表现为双肺弥漫性间质影或孤立局灶病变。

COP 和结节病的主要区别是 COP 很少累及肺外器官,鉴别诊断主要依赖于典型的病理学和临床放射学特征。

四、过敏性肺炎

过敏性肺炎,又称外源性变应性肺泡炎(extrinsic allergic alveolitis,EAA)是易感人群反复吸入各种具有抗原性的有机气雾微粒、低分子量化学物质所引起的一组肉芽肿性、间质性、细支气管性及肺泡填塞性肺部疾病。常有明确的职业或环境接触史。临床上急性型通常在接触抗原后 4~12 小时发病,出现呼吸系统和全身症状,包括咳嗽、呼吸困难、胸闷、发热、寒战、全身不适、肌痛等,可伴有发热、呼吸急促、心动过速、吸气相啰音等体征。外周血可出现白细胞增多、淋巴细胞减少,但血嗜酸性粒细胞增多并不常见。亚急性和慢性劳力性呼吸困难与咳嗽是主要症状,另外咳痰、疲乏不适、厌食、体重下降等也比较常见。胸部 CT 最典型的表现是弥漫性、边界不清的、以小叶为中心的微小结节影,可能是细胞性细支气管炎的反映。弥漫性磨玻璃样改变可能是主要或者唯一的 CT 所见。肺活检病理可见淋巴细胞性间质性肺炎、肉芽肿及细支气管炎等改变。

其与结节病的鉴别诊断主要依靠临床和胸部影像学特点的区别,病理上很有多相似之处,区别在于 EAA 表现为肉芽肿以远的间质区可见炎症浸润,而结节病的浸润常发生在肉芽肿内部及周围。

五、结缔组织病导致的肺损害

结缔组织病是一组临床上常见的自身免疫病,为侵犯全身结缔组织的多系统疾病,可累及多种脏器,使疏松结缔组织发生黏液性水肿、类纤维蛋白变性、小血管炎性坏死和/或组织损伤。结缔组织病包括类风湿关节炎、系统性红斑狼疮、系统性硬化病、干燥综合征、多发性肌炎-皮肌炎、复发性多软骨炎、强直性脊柱炎和显微镜下多血管炎等。结缔组织病和结节病一样,常常累及肺、胸膜组织,但淋巴结肿大不似结节病那么常见。结缔组织病引起肺、胸膜病变等的病理基础是:间质炎症、肺泡间隔炎症、血管炎、肺泡渗出、肉芽肿形成、胸膜渗出等。

临床上常需要仔细询问病史和查体以发现各种结缔组织病的线索,结合临床表现、胸部影像学、肺功能检查、支气管肺泡灌洗、临床运动试验、血清标志物及肺活检等手段综合判断,其中临床表现、胸部影像学和肺组织病理学三者最为重要。而结节病并不具备各种结缔组织病的特征性表现,也不伴有各种自身抗体阳性的情况,胸部影像学可能会出现非特异性片状阴影或间质纤维化的表现,与结缔组织病相混淆,但常常出现肺门和纵隔淋巴结肿大,这在结缔组织病的肺损害中并不常见。最终临床-影像-组织活检病理结果相结合,综合分析可以作出鉴别。

（金　金）

参 考 文 献

缪竞智.结节病［M］.北京:科学技术文献出版社,2003.

第八章

结节病的治疗

第一节 药 物 治 疗

目前对于结节病的治疗仍存在争议。研究表明,30%~80% 的结节病患者可在发病后的 3 年内自行缓解,多数没有症状且不影响器官功能异常的肺外结节病患者,如非面部皮肤病损、结节性红斑或皮下结节、表浅淋巴结肿大等,无需治疗也可自行缓解。

对于无症状肺结节病患者,属于以下情况之一,可先严密观察,无须立即行糖皮质激素治疗。①有 I 期放射影像学改变的无症状患者:此类患者中 60%~80% 会自发缓解。②有 II 期放射影像学改变,但肺功能正常或轻度异常(轻度限制性或阻塞性表现伴气体交换正常)的无症状患者:此类患者中约有 50% 会在 36 个月内实现放射学缓解,随访此类患者 3~6 个月,若发现患者的肺功能或气体交换发生进行性损害,可考虑开始治疗。③有 III 期放射影像学改变(参见第六章第一节表 6-1-1),但肺功能正常或轻度异常的无症状患者:同样可密切随访 3~6 个月。然而,由于 III 期放射影像学改变的未经治疗患者中,仅有约 33% 会在 5 年后表现为疾病消退,所以这些患者中的大多数将需要治疗。

以急性起病开始的 Lofgren 综合征(结节性红斑、急性关节炎并双侧肺门淋巴结肿大)预后良好,多数可自行缓解。确诊后不必立即应用皮质激素治疗,可用非甾体抗炎药对症处理,严密观察。有明显症状、病情继续进展、主要脏器受损的活动性结节病,需用皮质激素。

一、糖皮质激素在结节病的应用

尽管糖皮质激素不能治愈结节病,但已成为减轻局部及全身症状、抑制炎症及肉芽肿发展的最常用药物。

(一)作用机制

目前糖皮质激素治疗结节病的确切作用机制尚不明确。根据病理研究,结节病肉芽肿的中心区域由巨噬细胞、上皮样细胞和多核巨细胞组成。该中心区域周围有淋巴细胞、单核细胞、肥大细胞和成纤维细胞。这种免疫应答主要由 T 淋巴细胞驱动。研究发现,以上炎症细胞(尤其是 T 淋巴细胞)产生的一些细胞因子,参与了肉芽肿形成的发病机制及随后纤维化形成,这些细胞因子包括 IL-1、IL-2、IL-2R、γ 干扰素、TNF-α 和粒细胞-巨噬细胞集落刺激因子(granulocyte-macrophage colony-stimulating factor,GM-CSF)。

糖皮质激素发挥作用似乎是通过对糖皮质激素受体靶基因的转录调节,以及淋巴细胞和肺泡巨噬细胞的非基因组信号转导通路。上述似乎参与肉芽肿性炎症的许多细胞因子,都会受到糖皮质激素调节。

（二）应用指征

糖皮质激素系统治疗的应用指征包括:①眼结节病;②颜面皮损或身体其他部位大面积皮肤损害;③神经结节病;④心脏结节病;⑤肺结节病Ⅱ期及以上,合并肺功能中度异常;⑥肝结节病伴胆汁淤积、肝酶增高;⑦脾结节病伴脾功能亢进;⑧肾脏及生殖器官结节病;⑨高钙血症或高钙尿症;⑩结节病发热或伴其他明显症状者。

（三）初始治疗

1. 治疗前评估　在启动糖皮质激素治疗前,需要评估患者是否存在因激素治疗可能促进症状出现的共存疾病,如心力衰竭、血栓栓塞性疾病和肺动脉高压。此外,还必须排除结核分枝杆菌感染。

2. 剂量及疗程　初始治疗通常采用口服泼尼松每日剂量 0.3~0.6mg/kg(以理想体重计),剂量范围通常为 20~40mg/d,具体剂量取决于疾病活动度。初始剂量应持续 4~6 周,然后重新评估患者状况。如果症状、放射影像学异常及肺功能测定(pulmonary function tests,PFTs;如肺量计检查、肺氧弥散量和动态血氧测定等)保持稳定或得到改善,则逐渐减少剂量。逐渐减量的计划安排因人而异,常用方案是每 4~12 周递减 5~10mg,直至 0.2~0.4mg/kg(10~15mg/d)。

在罕见情况下,出现急性呼吸衰竭或者伴发心脏、神经系统、眼部或上气道疾病的患者可能需要大剂量的口服糖皮质激素治疗(80~100mg/d)。维持该剂量水平直至病情得到控制(通常 4~12 周)。一旦病情改善,应按照上述有关维持阶段的说明逐渐减量。

（四）维持治疗

口服糖皮质激素的维持阶段给药尚无足够的证据提供支撑。根据临床经验,泼尼松的维持剂量范围为 0.25~0.4mg/(kg·d)(通常为 10~15mg/d)。也有人采用隔日泼尼松方案进行维持,以降低糖皮质激素所致不良反应的风险,但支持此方法有效性的现有数据甚少。

在此维持阶段,每 4~12 周再评估 1 次患者,确定是否有证据表明症状恶化或发生糖皮质激素相关不良反应。咳嗽、呼吸困难和胸痛等症状在复发时很常见(发生在约 60% 的患者中),因此我们建议使用维持剂量至少 3~6 个月,从而总治疗期约为 1 年。对于症状复发的患者,时常需要给予一个短疗程的较大剂量糖皮质激素治疗(在维持剂量基础上增加

10~20mg,给药 2~4 周)。

(五) 治疗时长

患者在减量和停药后病情复发时常发生。有研究表明,在近期疾病发作(≤5 年)的患者中,复发率为 14%~74%。为提高治疗有效性并降低复发可能性,我们通常的目标是治疗至少1 年。大部分患者能够在 1 年后停止全身性糖皮质激素治疗。然而,约有 1/3 的患者会发生复发并需要再治疗 1 个疗程,少数复发频繁的患者可能需要终身低剂量治疗[≤0.25mg/(kg·d)]。

(六) 疗效评估

对于肺结节病患者,目前尚无明确的评估工具,因此推荐症状、体格检查、放射影像学异常和 PFTs 结果相结合的方法来评估疾病活动度。其中临床症状的改善被认为是最重要的参数,但此方法受患者主观因素影响较大。由于糖皮质激素治疗的毒性作用,因此需要尽量避免仅根据症状就决定是否继续治疗。复查时间间隔上,推荐患者每 3~4 个月复查 1 次 PFTs。

患者出现以下情况,考虑治疗效果良好:①症状减轻,尤其是呼吸困难、咳嗽、咯血、胸痛或疲劳;②胸部影像学异常改善或消失;③肺功能改善,如用力肺活量(forced vital capacity, FVC) 或肺总量(total lung capacity, TLC) 增加≥10%、肺一氧化碳弥散量(D_LCO) 增加≥20%;④放射影像学异常和肺功能的长期稳定(3~6 个月)。

当出现以下情况时,则考虑病情复发:①症状加重,如逐渐加重的呼吸困难、咳嗽或胸部不适;②胸部影像学加重,尤其是出现空洞、蜂窝样变或肺动脉高压征象;③肺功能恶化,或休息或运动时气体交换减少(动脉血氧分压下降,或肺泡-动脉氧分压差上升)。

(七) 不良反应

长期全身性糖皮质激素治疗可引起多种不良反应,如医源性库欣综合征、诱发或加重感染、诱发或加剧消化道溃疡、高脂血症、激素性青光眼、激素性白内障、精神异常等。

相较于其他需要使用糖皮质激素的疾病,如何防止结节病患者发生糖皮质激素导致的骨丢失是比较复杂的问题,因为结节病肉芽肿可产生维生素 D,并且补钙存在发生高钙血症和高钙尿症的风险。对于先前无高钙血症或高钙尿症的患者,我们建议在全身性糖皮质激素治疗期间使用钙-维生素 D 补充剂,以达到总钙摄入量 1 200mg/d 和维生素 D 摄入量800U/d。并且应在开始使用补充剂之前和治疗期间监测血清钙和尿钙水平。尿钙排泄最好进行 24 小时尿定量分析(正常水平为<250mg/d)。

二、其他免疫抑制剂在结节病的应用

部分结节病患者对糖皮质激素不能耐受或无反应,对于这部分患者,已有数种其他治疗方法,例如使用免疫抑制剂、细胞毒性药物和抗疟药。目前最有可能对难治性结节病患者有益且副作用可接受的药物包括:甲氨蝶呤(methotrexate, MTX)、硫唑嘌呤(azathioprine, AZA)、来氟米特和吗替麦考酚酯。TNF-α 拮抗剂在一些研究中也显示出一定的治疗潜力。

目前尚无随机临床试验数据可用于指导选择其中哪种药物。

（一）适应证

对于具备以下特征中一种及以上的患者,需考虑加用糖皮质激素以外的药物治疗:①即使给予充分的糖皮质激素治疗,仍出现疾病进展[≥10mg/d的泼尼松(或其等效剂量),持续治疗至少3个月];②需要长期糖皮质激素治疗,但不能将剂量逐渐减少至10~15mg/d以下,并且出现过至少一种糖皮质激素毒性相关副作用;③不能耐受糖皮质激素的副作用;④患者拒绝使用糖皮质激素。

（二）药物选择

甲氨蝶呤(MTX)是目前临床中最常使用的二线药物,但不能用于有基础肝病的患者。MTX治疗失败或不能耐受MTX的患者,常转为使用另一种二线免疫抑制剂。偶尔会联合使用两种药物,例如MTX+来氟米特。如果这些二线药物(单用或联用)全都无效,则下一步往往是使用TNF-α拮抗剂,通常为英夫利西单抗或阿达木单抗。如果禁用TNF-α拮抗剂(如已知患者有肝炎或曲霉感染)或治疗失败,不太明确下一步治疗,可尝试使用包括羟氯喹或已在其他类型免疫性肺病中治疗成功、但尚未在结节病中正式研究的其他药物,例如吗替麦考酚酯、环磷酰胺或利妥昔单抗。所有这些药物的毒性风险都很高,特别是骨髓抑制、肝毒性和机会性感染。应仔细评估患者使用这些药物出现的具体毒性和准备减少其影响的方案。

1. 甲氨蝶呤 MTX是抗代谢药物,既有免疫抑制作用,也有抗炎性质;是结节病治疗最常用的非糖皮质激素免疫抑制剂。多项研究均表明,MTX可有效治疗累及肺、皮肤、眼部及中枢神经系统的结节病。根据临床经验,在肺结节病患者中,MTX治疗有效率为40%~60%。

（1）治疗前准备和禁忌证:在开始MTX治疗前,需要明确患者全血细胞计数、肝功能及肾功能水平,完善乙型肝炎病毒和丙型肝炎病毒检测。有证据表明存在基础肝病(如氨基转移酶水平>2倍正常上限)或有乙型肝炎病毒或丙型肝炎病毒慢性感染的患者,不适宜进行MTX治疗。对于类风湿关节炎患者,认为肌酐清除率<30ml/min是使用MTX的禁忌证。

此外,需明确告知患者,在服用MTX期间禁止饮酒。MTX有致畸作用,故禁用于妊娠期。在进行计划妊娠之前应停用该药至少3个月,且在母乳喂养期间不应使用。育龄女性在使用MTX期间,应采取可靠的避孕措施。

（2）剂量和用法:MTX可口服给药、也可肌内注射。多以口服方案起始,一次5~7.5mg,一周1次,并逐渐增加剂量(如每2周增加2.5mg),直至剂量达10~15mg/周。若患者口服MTX后出现顽固性恶心,或以每周口服15mg治疗3~6个月后未出现有益效果,则建议改为肌内注射MTX治疗。至少持续治疗6个月才能充分评估疗效。

对于长期接受MTX治疗的患者,常规给予叶酸(1mg/d)以降低骨髓抑制的发生率,并且每1~2个月评估一次全血细胞计数。肝肾功能监测一般每3~6周检测一次谷丙转氨酶(测或不测谷草转氨酶)和肌酐,直至剂量稳定,之后每1~3个月检测1次。若谷丙转氨酶/谷草转氨酶增加而无其他明确原因,应减少MTX剂量或停用该药。

因为 MTX 的肝毒性可能最初没有临床表现，所以有人提倡当 MTX 总剂量超过 1g 或治疗 18~24 个月后，即使没有肝损伤的征象，也进行肝活检；或 1 年 12 次血清氨基转移酶水平检测中有 6 次异常时进行肝活检。

（3）不良反应：MTX 免疫抑制治疗的最严重副作用包括肝纤维化（剂量超过 5g 时，发生率高达 10%）、白细胞减少及间质性肺炎（引起肺纤维化）。MTX 诱发性肺损伤的典型特征包括干咳、呼吸困难及发热，在开始 MTX 治疗后的数日至数周内出现。若存在外周血（而不是肺部）嗜酸性粒细胞增多，则相比于结节病进展，更可能是 MTX 引起肺损伤。

MTX 诱发性肺损伤的典型 X 线表现包括弥漫性或斑片状磨玻璃样不透光区、中央小叶型结节，以及网状影增多；约 10% 的患者可见胸腔积液。肺活检可能观察到不典型肉芽肿。通常在停药后消退。其他毒性作用包括恶心、脱发和皮疹。已知 MTX 具有致畸性，还可暂时抑制性腺功能。

2. 硫唑嘌呤　通过影响 RNA 和 DNA 的合成，硫唑嘌呤（AZA）可抑制淋巴细胞增生。AZA 对细胞免疫的抑制程度强于对体液免疫的抑制，但尚不明确 AZA 影响结节病的准确机制。AZA 可用作肺结节病治疗的二线药物，通常作为糖皮质激素的补充，而非作为单药使用。由于使用 MTX 的临床经验更多，AZA 通常用于 MTX 治疗失败（由于副作用或无益处）的患者。

（1）治疗前准备：AZA 的毒性作用主要与其代谢物有关，且受到是否存在巯嘌呤甲基转移酶（thiopurine-S-methyltransferase，TPMT）基因多态性的强烈影响。通过确定基因型或检测血清 TPMT 酶活性水平可预测 TPMT 活性。TPMT 酶活性水平低，则 AZA 毒性增加。治疗前筛查患者是否存在 *TPMT* 基因多态性或 TPMT 酶活性降低仍有争议，因为 *TPMT* 基因型正常的患者仍可发生骨髓抑制和肝毒性。

对所有患者均测定基线全血细胞计数和血清白蛋白、氨基转移酶及肌酐水平。AZA 是致畸物，所以育龄期女性在 AZA 治疗期间应采取可靠的避孕措施。

（2）剂量和用法：AZA 的常规起始剂量为 50mg/d，一日口服 1 次。为了降低胃肠道副作用，应缓慢增加剂量，每 2~3 周增加 25mg，直至达到目标剂量。典型维持剂量为 2mg/kg（最大日剂量为 200mg），除非患者有肾功能不全或出现不良反应而有必要使用较低剂量。

在增加剂量期间，应每周检测 1 次全血细胞计数（包括血红蛋白、白细胞计数和血小板计数）；在达到稳定剂量后，应每 8~12 周检测 1 次。若白细胞计数降至 $4 \times 10^9/L$，则降低 AZA 的剂量。肝酶监测方面，在开始治疗的最初数月内，每 8~12 周检测 1 次血清氨基转移酶，若前期检测已为正常结果，则之后的长期治疗期间可降低检测频率。

（3）不良反应：最常见的副作用包括胃肠道主诉（如恶心、呕吐和腹泻）、皮疹、发热和不适。在进餐时服药可减少消化不良症状。血液系统副作用包括全血细胞抑制，这可能难以与结节病所致的骨髓抑制相区别。小部分患者出现肝功能检查指标升高，但重度肝炎的报道罕见。

3. 来氟米特　来氟米特也是抗代谢药物，与 MTX 相似，但胃肠道毒性较低。目前支持使用来氟米特治疗肺结节病的证据仅限于一些病例系列研究,或为肺外结节病少量病例有获益的间接证据。

(1) 治疗前准备:在开始来氟米特治疗前,同样需要检测全血细胞计数、肝肾功能及乙型肝炎病毒和丙型肝炎病毒。若证据表明患者存在基础肝病(如氨基转移酶水平>正常上限的2倍)或者乙型或丙型肝炎病毒慢性感染,则不适合接受来氟米特治疗。推荐在使用来氟米特期间避免饮酒。育龄期的男性(和/或其女性伴侣)和女性患者,在来氟米特治疗期间应采取可靠的避孕措施并在停药后持续长达2年。

(2) 剂量和用法:来氟米特的典型起始剂量为20mg/d,因副作用发生率高,因此建议不给予负荷剂量。根据来氟米特治疗类风湿关节炎的经验外推,肺功能的改善可能都需要治疗6~12周才会出现。

(3) 不良反应:来氟米特最常见的不良反应是恶心、腹泻、腹痛、肝毒性、皮疹和周围神经病。使用另一种肝毒性药物、有基础肝病(如酗酒、病毒性肝炎和自身免疫性肝病)的患者,出现肝毒性的风险更高。不良反应的发生率可能受患者细胞色素P450(cytochrome P450,CYP450)1A2或二氢乳清酸脱氢酶(受到来氟米特抑制)相应基因位点的基因型影响。然而,临床上尚不能检测这些基因型。

美国风湿病学会建议,对于使用来氟米特的患者,需要定期监测血清白蛋白及血清谷草转氨酶和谷丙转氨酶水平:最初3个月每2~4周1次,接下来3个月每8~12周1次,再之后每12周1次。推荐在来氟米特治疗期间避免饮酒。由于来氟米特半衰期长,若谷丙转氨酶水平增至正常上限的2倍或以上,应停用该药,并开始用考来烯胺进行主动清除。

4. 吗替麦考酚酯 吗替麦考酚酯(mycophenolate mofetil,MMF)是淋巴细胞增生和活性的抑制剂,已用于治疗风湿性疾病相关的多种间质性肺疾病。然而,使用MMF治疗结节病的有关数据有限,尚需进一步研究该药对肺结节病的作用。

MMF治疗需要小心给药、仔细监测,以避免出现毒性作用。与其他免疫抑制剂治疗相比,使用MMF治疗时较少发生中性粒细胞减少。恶心和腹泻可能具有剂量依赖性。

5. TNF-α拮抗剂 对于上述药物仍无效的患者,或者这些药物以治疗性剂量给药时不能耐受的患者,接下来通常是使用TNF-α拮抗剂。

目前认为,细胞因子TNF-α通过其在维持肉芽肿形成中的作用而促进了结节病的炎症过程。因此,使用具有阻滞TNF-α作用的药物可能对治疗结节病有益。由于这类药物的潜在毒性,我们将其仅用于存在持续性疾病且采用糖皮质激素(如泼尼松≥15mg/d)和至少1种二线免疫抑制剂药物(如MTX、AZA和来氟米特)已治疗失败的患者。

目前可使用的药物包括英夫利西单抗、阿达木单抗和依那西普。英夫利西单抗是嵌合型人源化单克隆抗体,可中和TNF-α。已在糖皮质激素疗法难治的肺和肺外结节病患者中对该药进行了研究。初步证据表明,对于有外周血CD4[+] T淋巴细胞减少且常规免疫抑制无效的结节病患者亚组,英夫利西单抗更可能有效。阿达木单抗目前仅在一些病例报告和小型病理系列研究中有报道,疗效不肯定。依那西普相关临床试验提示治疗效果不佳,且出现不可耐受的副作用。

(1) 治疗前准备:已发现 TNF-α 拮抗剂治疗与多种潜伏性感染再激活有关,这包括结核病和乙型、丙型肝炎,其中丙型肝炎的再激活相对较少。在开始 TNF-α 拮抗剂治疗前,需评估患者是否有结核感染的危险因素,并进行结核菌素皮肤试验(purified protein derivative, PPD)或外周血干扰素释放试验。

(2) 剂量和用法:英夫利西单抗的剂量为 3~5mg/kg,静脉输注,第 0、2、6 和 12 周各给药 1 次。尚不明确后续给药的最佳频率。在类风湿关节炎患者和克罗恩病患者中,安排进行维持治疗(如每 6~8 周)似乎比不进行维持治疗更有效。尚不明确尝试使用英夫利西单抗治疗肺结节病的最佳持续时间,但研究发现,在 244 例类风湿关节炎患者中,试用 6 个月的效果优于试用 3 个月。

阿达木单抗通过皮下注射给药。尚不明确其治疗肺结节病的最佳剂量,但已在病例报告中使用的剂量包括一次 40mg、一周 1 次或每 2 周 1 次。

(3) 与其他药物联用:在类风湿关节炎或克罗恩病患者中,使用英夫利西单抗(或另一种 TNF-α 拮抗剂)与 MTX 或 AZA 联合治疗,似乎可抑制针对所用单克隆抗体的抗体形成,且改善病情控制。然而,与单用英夫利西单抗相比,对这些疾病采用联合治疗时出现严重感染和恶性肿瘤(淋巴瘤)的风险似乎更高。

(4) 不良反应:使用 TNF-α 拮抗剂时出现的主要不良反应是感染易感性增加,尤其是分枝杆菌感染和侵袭性真菌感染,以及输液反应。在各项研究中报道的其他副作用包括:脱发、口腔假丝酵母菌病、蜂窝织炎、肺炎、视野缺损、致死性肺栓塞和发生高凝状态伴循环抗心磷脂抗体。

(三) 评估疗效

评估方式和前文介绍糖皮质激素治疗结节病疗效评估一致,需要持续评估症状(如呼吸困难、咳嗽、咯血、胸痛和乏力)、PFTs 结果、气体输送和 X 线摄影异常的变化情况。一般而言,症状变化的权重高于其他参数变化的权重。

第二节　肺　移　植

研究表明,约有 10% 的终末期结节病患者经积极药物治疗后疾病仍持续进展,严重危及患者的生活质量和生命。由于结节病是一种多系统受累、转归多变的疾病,且在肺移植之后还有复发的可能,较其他肺疾病有一定特殊性,因此充分把握期肺移植的时机及适应证非常重要。

(一) 肺移植的时机

目前对于经积极药物治疗后仍无法控制的终末期肺结节病患者,肺移植是唯一有效的治疗手段。然而肺移植是一种风险较大的手术，围手术期并发症多。2014年肺移植专家提出了"肺移植窗"的概念，即仅在患者肺功能严重受损，FVC<1.5L（或<50%预计值），且在2年内有>50%的可能因肺部疾病死亡时才适合进行肺移植治疗。

（二）合并肺外结节病时的移植策略

因为结节病可累及全身多系统，若患者合并重要脏器严重损伤或病变呈持续进展则不宜行肺移植术。因此在进行肺移植前，需要对受者全身脏器情况进行评估。

结节病患者神经系统受累发生率较低，约为5%，当仅有周围神经受累时预后通常较好，可行肺移植。然而当患者中枢神经系统受累时，病情常进展，不宜行肺移植治疗。当患者心脏受累时，多无特异的临床表现，因此在进行肺移植前需完善心电图、心脏超声、心脏磁共振等检查全面评估心脏情况，当患者合并左室功能障碍时，不建议行肺移植，但可考虑行心肺联合移植术。约半数以上结节病患者存在肝脏受累，但很少持续进展，因此只要不存在严重蛋白质合成障碍、门静脉高压和肝硬化时，均可考虑行肺移植。

（三）单肺与双肺移植的选择

既往有研究表明，单肺与双肺移植患者的运动耐量无明显差异，在肺源稀缺的情况下，单肺移植可以使更多患者受益。然而当患者原始肺存在支气管扩张、自发性气胸、真菌感染等问题时，移植后可能出现供体肺继发感染，使预后不佳。此外，中重度肺动脉高压患者行单侧肺移植后，会使移植肺承受大部分的右心输出量，过大的循环压力可能会导致移植肺衰竭。因此，对于结节病患者，特别是合并有支气管扩张、肺部感染、中重度肺动脉高压的患者应优先考虑双侧肺移植。

（四）结节病肺移植的预后

根据一项荟萃分析，结节病肺移植后中位生存时间为69.7个月，1年、5年、10年生存率分别为67%、50%、28%，与非结节病患者术后生存率相当，差异无统计学意义。

（五）移植后的用药

主要为抗排异药物，较常用的为环孢素、他克莫司、吗替麦考酚酯、甲泼尼龙等。目前无确切的预防复发药物。一般认为结节肉芽肿的形成与引致同种器官移植排斥的机制是不同的免疫过程。

第三节　病　例

病例　复发性多系统受累结节病一例

【主诉】

右腕肿块半年，四肢无力4个月，面神经麻痹3个月余。

【病史摘要】

患者女性,63岁,汉族。患者入院前半年无明显诱因发现右侧腕部逐渐出现一质软肿块,未诊治。4个月余前患者无明显诱因出现对称性四肢无力,蹲起困难。3个月余前出现左侧口角歪斜,饮水时有水自口角流出,无咀嚼无力,无呛咳,声嘶。伴眼闭合不全,流泪,偶有眼部刺痛,视物有飞蚊症,无复视。无疱疹,无听力、嗅觉异常,经针灸、激素治疗症状无改善(具体用法用量不详)。2个月余前右侧面部出现上述症状,同时伴有活动后憋气,无明显咳嗽、咳痰。近4个月体重减轻10kg。为进一步诊治于2015年12月23日收入我院。

患者高血压10余年,糖尿病10余年,否认"肺结核"病史,无烟酒嗜好。

【诊治过程】

1. **入院查体** 体温:36.6℃,脉搏:86次/min,呼吸频率:18次/min,血压:171/89mmHg(1mmHg=0.133kPa),面具样面容,消瘦。双眼闭合不全,无复视。双侧额纹及鼻唇沟变浅,闭目、鼓腮、呲牙障碍。浅表淋巴结不大。心肺腹查体无特殊。四肢肌张力正常,肌力稍减弱。双侧桡骨膜反射消失,双下肢肌腱反射消失。右侧腕部有5cm×4cm肿块,左侧小臂处有1cm×2cm肿块,左侧无名指有1cm×1cm肿块,无疼痛。双下肢轻度肿胀。

2. **辅助检查** 血常规:白细胞$5.09×10^9$/L、血红蛋白124g/L、血小板$208×10^9$/L,红细胞沉降率15mm/h,PPD皮试(−),T-SPOT.TB(−),p-ANCA及c-ANCA(−),抗核抗体(antinuclear antibody,ANA)及可提取核抗原(extractable nuclear antibody,ENA)自身抗体谱均(−),(1,3)-β-D葡聚糖试验(G试验)及半乳甘露聚糖试验(GM试验)均(−),sACE 65.85U/L↑。肝肾功能、电解质未见异常。

腰椎穿刺:测初压92mmH₂O;抽取脑脊液送检常规,红细胞$1/mm^3$、脑脊液潘氏(Pandy)试验(−)、脑脊液白细胞$3/mm^3$;脑脊液蛋白定量测定621mg/L;脑脊液病理可见少量淋巴细胞,形态成熟,未见肿瘤细胞。

胸部CT(图8-3-1):提示纵隔内及双侧肺门对称性多发淋巴结肿大,考虑结节病可能性

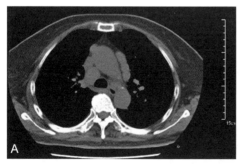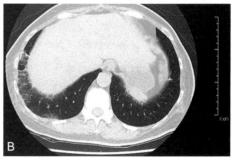

图8-3-1 2015-12-25胸部CT

A.纵隔内及双侧肺门对称性多发淋巴结肿大;B.双肺下叶斑片状、磨玻璃及网格状密度增高影。

大;左肺上叶舌段及双肺下叶斑片状、磨玻璃及网格状密度增高影,考虑间质性改变;双侧叶间胸膜微结节样增厚。

腹部 CT:食管下段旁、肝胃韧带区、肝门、门腔间隙多发肿大淋巴结。

^{18}F-FDG PET:纵隔、双肺门多发淋巴结肿大,代谢活动增高,左肺上叶舌段及双肺下叶斑片状、磨玻璃及网格状密度增高影,考虑间质性改变,腹腔多发淋巴结肿大,代谢活性增高,头部未见结节病变。

行左侧小臂肿块活检,病理回报(图 8-3-2):(左侧小臂)皮下脂肪组织肉芽肿性炎,符合结节病。免疫组化结果:AE1/AE3(-),CD68(++),溶菌酶(++),desmin(-),S100(散在 +),HP(-),SMA(-)。特殊染色结果:结核分枝杆菌(-),六胺银染色(-),革兰氏染色(-),过碘酸希夫染色(periodic acid Schiff stain,PAS stain)(-),弹力纤维染色(-)。

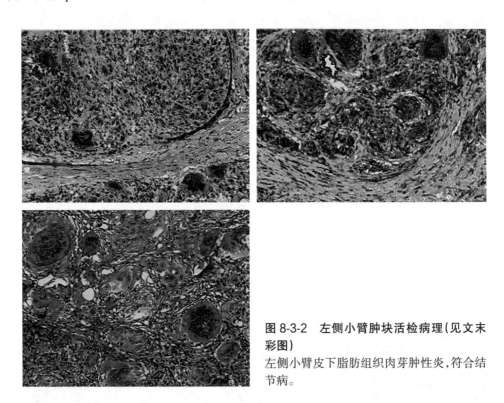

图 8-3-2 左侧小臂肿块活检病理(见文末彩图)
左侧小臂皮下脂肪组织肉芽肿性炎,符合结节病。

肌电图:符合周围神经病变,F 波异常。

心电图:完全右束支传导阻滞。

眼科会诊:考虑双眼不除外前葡萄膜炎发作史。

3. 治疗经过 结合病理活检及影像学改变考虑患者为眼、皮肤、肺、肌肉骨骼系统、神经系统多系统受累结节病,予甲泼尼龙 60mg/d 静脉滴注治疗 3 天;同时予甲钴胺片 500μg/次,每日三次,维生素 B$_1$ 片 10mg/次,每日三次口服改善周围神经病变;卡波姆眼用凝胶滴双眼每日四次。3 天后患者左侧口角可上抬,言语较前稍清晰,上肢包块较前变软。后改为泼尼松 30mg/d 口服序贯治疗,并逐渐减量。

此后患者于 2016 年 6 月 6 日(图 8-3-3A)和 2016 年 10 月 26 日(图 8-3-3B)返院复查胸部 CT,纵隔淋巴结均较前明显变小且减少,至 2017 年 12 月停服泼尼松片。

2018 年 1 月患者右腕背侧再次出现质硬不活动结节,性质如前,且活动后气短明显,面部紧束感,双侧额纹及鼻唇沟变浅,闭目、鼓腮、吹气、呲牙障碍,上睑下垂,新出现肩、膝关节疼痛。于 2018 年 1 月 25 日再次收入我院治疗,入院后完善胸部增强 CT(图 8-3-3C,对比图 8-3-3B):纵隔、双肺门多发淋巴结,较前增多、增大;原两肺索条、磨玻璃、网格影及胸膜小结节样增厚,本次不明显。

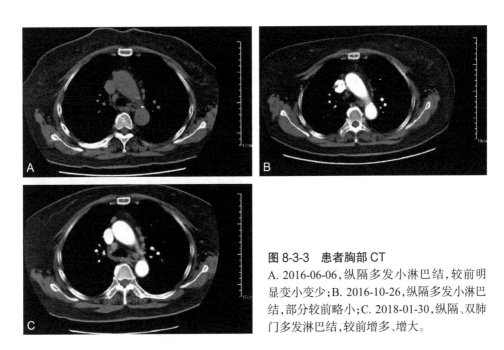

图 8-3-3　患者胸部 CT

A. 2016-06-06,纵隔多发小淋巴结,较前明显变小变少;B. 2016-10-26,纵隔多发小淋巴结,部分较前略小;C. 2018-01-30,纵隔、双肺门多发淋巴结,较前增多、增大。

于 2018 年 2 月 2 日行支气管镜超声引导下穿刺活检术,支气管镜灌洗液 T、B 淋巴细胞亚群分析回报:辅助性/诱导性 T 细胞 58.06%,CD4$^+$/CD8$^+$ 2.14。淋巴结穿刺蜡块:可见少量淋巴细胞和大量出血。

支气管黏膜活检(图 8-3-4):少量气道黏膜活检组织中可见肉芽肿性炎,可见纤维素样坏死,考虑结节病可能性大;特殊染色,抗酸染色(−),网状纤维染色(+)。右腕部皮下结节活检(图 8-3-5):皮肤组织肉芽肿性炎,考虑结节病或结核病可能性大。考虑患者为结节病激素停药后复发,新发肌肉骨骼系统受累,继续予口服泼尼松 30mg/d,嘱患者定期复查胸部 CT 并逐渐减量激素,3 个月后(2018-05-14)患者复查胸部 CT(图 8-3-6)提示纵隔内淋巴结明显缩小,临床症状缓解。

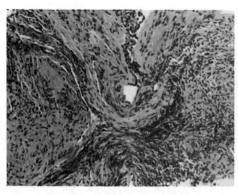
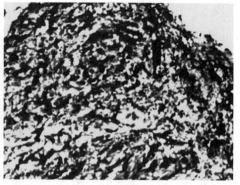

图 8-3-4　2018-02-09 支气管黏膜活检病理（见文末彩图）

少量气道黏膜活检组织中可见肉芽肿性炎,可见纤维素样坏死,考虑结节病可能性大;免疫组化结果:CD68(++),CD163(++),溶菌酶(+++),CK1/3(−)。特殊染色:抗酸染色(−),网状纤维染色(+)。

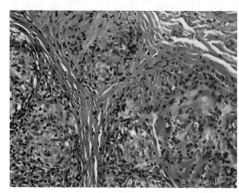
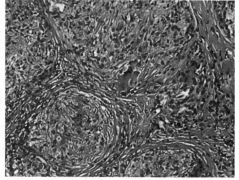

图 8-3-5　2018-02-11 右腕部皮下结节活检病理（见文末彩图）

皮肤组织肉芽肿性炎,考虑结节病或结核病可能性大。

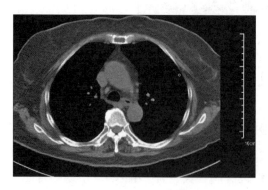

图 8-3-6　2018-05-14 胸部 CT

纵隔、双肺门多发淋巴结,较前缩小。

【最后诊断】

复发性多系统受累结节病(胸内、皮下组织、眼睛、周围神经)。

评述

◆ 此患者为中老年女性,起病时间落在女性的第二个发病高峰,以皮肤结节、四肢无力、眼痛及飞蚊症、双侧面神经麻痹等多个肺外系统受累为首发症状就诊。通过皮下结节病理活检提示非干酪样肉芽肿,完善胸部CT可见纵隔及双侧肺门对称性淋巴结肿大,并可见双肺网格状改变,符合Siltzbach分类中的阶段二表现。且血清学标志物sACE水平也明显升高,并除外结核分枝杆菌感染、系统性血管炎、淋巴瘤、真菌感染等疾病。患者结节病诊断明确,符合诊断需要的三要素,与文献报道一致。在口服激素治疗后,患者临床症状及影像学表现明显好转,但在激素逐渐减量及停药后即出现了病情的复发,临床症状反复,纵隔及肺门淋巴结再次增大,再次予口服激素治疗后临床症状及胸部影像学表现缓解,继续口服激素治疗,随访至今无病情复发。

◆ 该患者起病时并无明显呼吸道主诉症状,因此首诊科室为神经内科,症状的不典型增加了临床诊断的困难,增加误诊率。因手臂皮下肿块活检提示结节病可能,遂进一步完善胸部CT检查,发现纵隔及肺门淋巴结肿大。因此在临床工作中应加强对临床表现不典型的结节病的诊断及鉴别诊断意识,对于疑似病例要尽快实施诊断性操作,明确病理类型。

◆ 本例患者在停用激素后出现了病情的复发,将剂量增加至最后的有效剂量并继续治疗3个月后,患者临床症状改善且纵隔淋巴结减少。但由于缺乏明确的评估工具,临床上多采取将症状、体格检查、放射影像学异常和PFTs结果相结合的方法来评估疾病活动度,考虑此患者既往激素减量后出现了病情的复发,因此需继续按上述方案动态监测患者病情,必要时可以加用免疫抑制剂、细胞毒性药物及TNF-α拮抗剂。

(叶东樊 柯会星)

参 考 文 献

[1] IANNUZZI M C,RYBICKI B A,TEIRSTEIN A S. Sarcoidosis [J]. N Engl J Med,2007,357(21):2153-2165.

[2] MA Y,GAL A,KOSS M N. The pathology of pulmonary sarcoidosis:Update [J]. Semin Diagn Pathol,2007,24(3):150-161.

[3] VALEYRE D,BERNAUDIN J F,UZUNHAN Y,et al. Clinical presentation of sarcoidosis and diagnostic work-up [J]. Semin Respir Crit Care Med,2014,35(3):336-351.

[4] BAUGHMAN R P,GRUTTERS J C. New treatment strategies for pulmonary sarcoidosis:Antimetabolites,biological drugs,and other treatment approachcs [J]. Lancet Respir Med,2015,3(10):813-822.

[5] WIJSENBEEK M S,CULVER D A. Treatment of sarcoidosis [J]. Clin Chest Med,2015,36(4):751-767.

[6] JUDSON M A,COSTABEL U,DRENT M,et al. The WASOG sarcoidosis organ assessment instrument:An update of a previous clinical tool [J]. Sarcoidosis Vasc Diffuse Lung Dis,2014,31(1):19-27.

[7] GAFA G,SVERZELLATI N,BONATI E,et al. Follow-up in pulmonary sarcoidosis:Comparison between HRCT and pulmonary function tests [J]. Radiol Med,2012,117(6):968-978.

[8] UNGPRASERT P,CROWSON C S,MATTESON E L. Clinical characteristics of sarcoid arthropathy:A population-based study [J]. Arthritis Care Res(Hoboken),2016,68(5):695-699.

[9] BAUGHMAN R P. Pulmonary sarcoidosis [J]. Clin Chest Med,2004,25(3):521-530.

[10] BAUGHMAN R P,COSTABEL U,DU BOIS R M. Treatment of sarcoidosis [J]. Clin Chest Med,2008, 29(3):533-548.

各　论

第一节　胸内结节病概述

肺和纵隔淋巴结是结节病最常累及的器官,89%~99%的患者为肺部受累,肺部受累包括胸内淋巴结和肺实质受累。单独胸内淋巴结肿大通常无症状,可能在影像学筛查时偶然发现。

（一）症状

绝大多数淋巴结局限性病变患者无症状,部分患者可以表现为全身症状,如发热、乏力、盗汗、消瘦、多发性肌肉痛。肺实质受累的结节病患者经常表现为胸部症状,主要取决于肺部受累的程度。有咳嗽、呼吸困难、喘息,当合并支气管扩张或者曲霉感染时常有咳痰。约30%的患者表现为呼吸困难和咳嗽。咳嗽和劳力性呼吸困难常见于进展期的结节病。大约20%的患者会表现为气道高反应性,常与气管内受累有关。

（二）体征

肺部体征通常是正常的。当气道受累时,偶尔可闻及喘息声及高调的哮鸣音;当结节病引起肺部纤维化时可闻及典型的吸气末爆裂音,但这不是结节病的特征性体征。杵状指不常见。当患者有广泛性肺纤维化或者合并肺动脉高压时会出现低氧血症。

第二节　胸内结节病的辅助检查

一、实验室检查

所有患者需要行全血细胞、血清钙离子水平、肝功能等项目的监测,生化检查常无助于结节病诊断,但是可用于监测治疗反应和为决定是否治疗(如高钙血症)提供参考。

所有患者应查血清血管紧张素转化酶(sACE),sACE 升高可能反映疾病的活动度,是一个潜在有用的随访指标。

尿钙:对于有肾结石病史的患者可行 24 小时尿钙检测。

血清 25-羟维生素 D$_3$ 和 1,25-二羟维生素 D$_3$ 水平:由于肉芽肿病变中巨噬细胞过度表达 1α-羟化酶能导致高钙血症或者高钙尿症,对于考虑补充维生素 D 治疗的患者可行这两项指标的检测,同时需要密切监测血钙和尿钙水平。

二、影像学表现

影像学检查对于胸内结节病的诊断和病情监测都非常重要。在某些具体的临床情况下,典型的胸部影像学表现在除外与职业相关的铍病及硅沉着病后可高度提示结节病的诊断。高分辨率 CT 的检查已经被越来越多地应用于肺部病变不确定或者不特异的情况。对于病情复杂的病例 ^{18}F-FDG PET/CT 可用于评估疾病的活动度和分布,以及监测对治疗的反应。

(一) 胸部 X 线

急性结节病的典型特征表现为双侧对称性肺门、纵隔淋巴结肿大。双肺门和右侧支气管旁淋巴结肿大是结节病的典型表现。经典的肺实质改变包括中上肺野为主的结节或斑片网格影,以及上肺为主要分布的纤维化。胸膜受累不常见,当肺部有结节病的特征性病变伴淋巴细胞为主的胸腔积液时,考虑胸膜受累。气管和咽喉部等上气道受累罕见;严重的下气道炎症可导致纤维化的气道狭窄和扭曲变形;纤维囊性结节病可导致气胸发生。尽管如此,有 20% 的结节病患者胸部 X 线表现正常。

通常结节病胸内受累根据胸部影像学的特征进行分期,该分期的标准是 1950 年前后由 John Scadding 首次提出(参见第六章第一节表 6-1-1),并且后来的研究证实其具有判断预后的价值。但是这个分期存在以下局限性,首先,阅片者之间的一致性较差,尤其是对于肺实质有病变的患者分期。其次,这个分期提示与疾病的严重程度和/或结节病进展顺序之间有关,但是事实并不是这样,对于有的患者胸片分期为 I 期,可能胸内病变较轻,但是会有较严重的肺外病变。最后,尽管胸片分期为 I 期的患者胸内淋巴结肿大可能在 1~2 年后自行缓解,但是也有一小部分患者会进展为严重的肺纤维化。因此,该分期可以称为结节病的胸片分型(图 9-2-1~图 9-2-3)。

(二) 胸部 CT

胸部 CT 较胸部 X 线检查更灵敏,能发现特征性的淋巴结肿大,尤其是伴有钙化结节,能够发现肺实质病变的特征,CT 较胸部 X 线检查更能鉴别肺纤维化,并且可能提供预后信息。因此当临床表现和胸部 X 线检查不一致,或者当胸部 X 线检查不典型时,胸部 CT 非常有助于结节病的诊断。对于典型的胸部 CT 表现可以避免有创检查。胸部 CT 检查还可以指导支气管内超声引导下结节穿刺活检以及经支气管活检等操作。绝大多数临床上有明显的肺间质受累的患者需要胸部 CT 检查。尽管如此在具有典型临床和胸片特征的患者中,

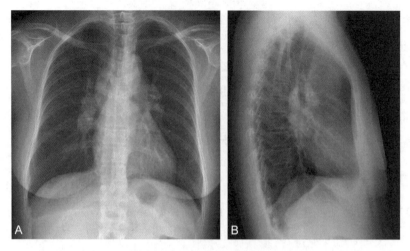

图 9-2-1　结节病 Ⅰ 期患者胸部 X 线正侧位片
患者双侧肺门增大,纵隔增宽。A.正位片;B.侧位片。

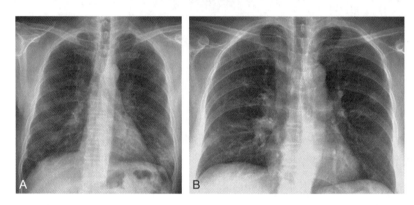

图 9-2-2　结节病 Ⅱ 期患者胸部 X 线正位片
A.患者男性,73 岁,双侧肺门对称性增大,双下肺外带斑片实变影;B.患者女性,50 岁,双肺门增大,右侧纵隔增宽,左肺中带结节,右下肺外带斑片状稍高密度影,边缘模糊。

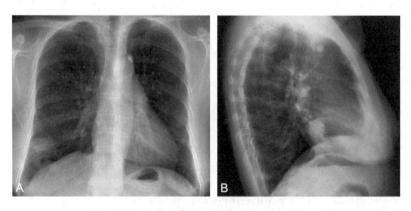

图 9-2-3　结节病 Ⅲ 期患者胸部 X 线正侧位片
患者女性,73 岁,胸片正侧位提示右下叶前基底段团片状高密度影,纵隔血管前淋巴结钙化。A.正位片;B.侧位片。

如果随访期间没有疾病进展的证据,则不需要进行 CT 检查。CT 监测应限于无法解释的症状恶化及肺功能恶化,或者伴有危险信号(如咯血、肺动脉高压、怀疑合并曲霉病等特殊情况)的患者。

1. 典型的胸部 CT 表现(图 9-2-4~图 9-2-9)　双侧肺门和/或纵隔淋巴结对称性肿大,均质性好;淋巴结钙化呈蛋壳样或者糖霜样,心前间隙淋巴结肿大、孤立性前或者后淋巴结肿大。肺内可见中轴血管束增粗,以中上肺野为主的多发性或弥漫性淋巴管周围的结节影,直径约 2~5mm,边界清楚或者不清楚,可见沿着支气管血管束分布的串珠样病变,肺门周围实变或者融合成更大的结节。肺部网状斑片影,肺容积减少,牵拉性支气管扩张,支气管血管束周围纤维化。可有空气潴留征或者马赛克征。

2. 不典型的肺部 CT 表现(图 9-2-10~图 9-2-14)　单侧或不对称的肺门淋巴结肿大,肺内实变影或者磨玻璃斑片影融合,单发或者多发的散在结节影,粟粒样结节影,上肺野分布为主的肺大疱、肺囊性病变或者肺曲霉球,少部分累及胸膜的患者可出现胸腔积液、心包积液、胸膜增厚或者胸膜斑。

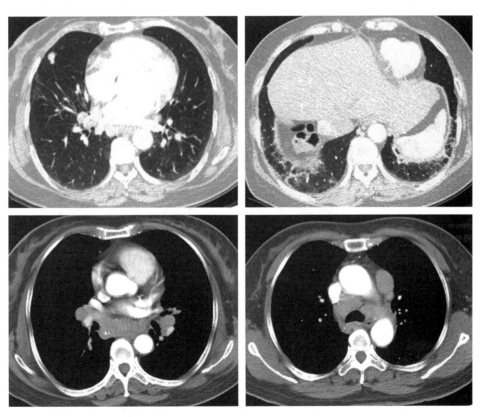

图 9-2-4　胸内结节病患者典型 CT 表现:对称性淋巴结肿大及中轴血管束增粗
患者女性,56 岁。双肺门淋巴结对称性肿大,纵隔 4R、4L、6、7 区多发淋巴结肿大,淋巴结内可见小钙化灶;右肺中叶可见实性小结节,无毛刺及分叶,双下肺支气管血管束增厚,伴斑片状磨玻璃影。

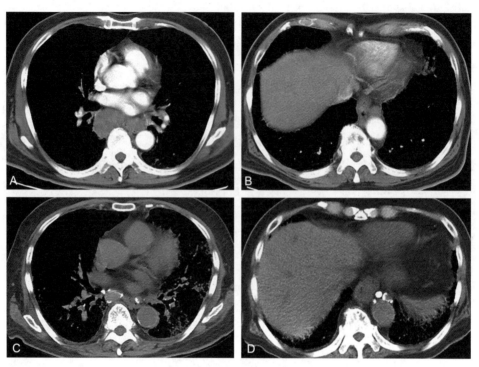

图 9-2-5　胸内结节病患者肺内结节典型 CT 表现：纵隔淋巴结蛋壳样表现

患者男性，85 岁。首次胸部 CT 纵隔窗（A、B）提示纵隔、食管旁淋巴结肿大；15 年后复查 CT 纵隔窗（C、D）提示肿大的淋巴结较前缩小，边缘呈蛋壳样钙化。

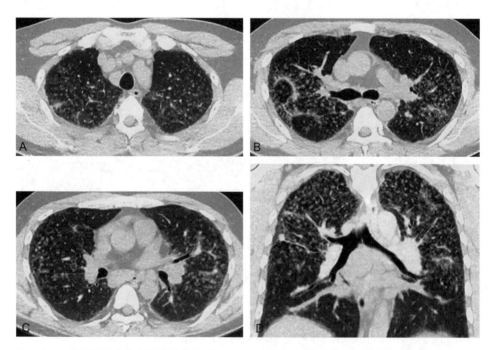

图 9-2-6　胸内结节病患者肺内结节典型 CT 表现：以中上肺为主的沿淋巴管分布的实性微结节

患者男性，40 岁。胸部 CT 平扫（A、B、C）示：双肺可见弥漫性沿淋巴管分布实性微结节及磨玻璃影，胸膜上可见微结节；冠状位（D）示：双肺病变的分布以中上肺为主。

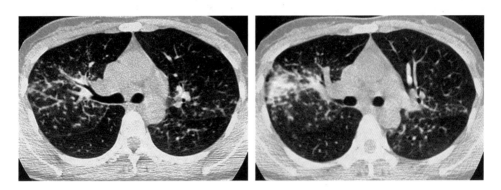

图9-2-7　胸内结节病患者典型肺内CT表现：肺内结节簇状分布并融合及中轴血管束增粗
患者女性，38岁，双肺可见沿淋巴管分布的微结节，右上肺病变更集中，呈簇状分布并融合。
右上叶前段支气管血管束增粗。

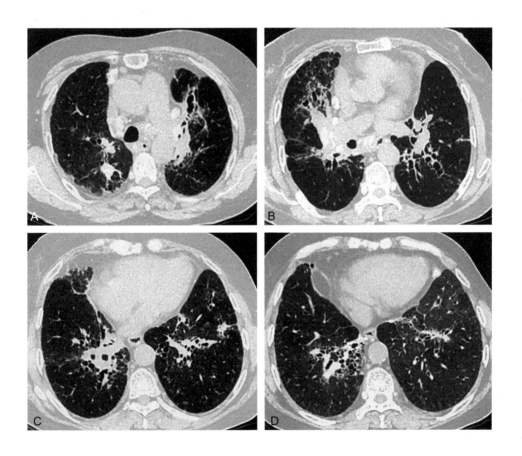

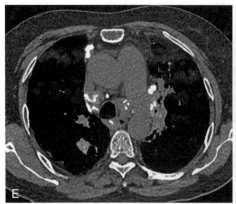
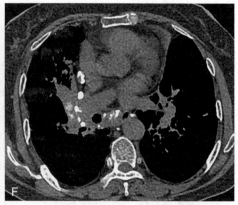

图 9-2-8　胸内结节病典型肺部 CT 表现：肺部纤维化和牵拉性支气管扩张及肺动脉高压
患者女性，67 岁。肺窗（A、B、C、D）示：双肺以肺门为中心分布的斑片状高密度影、牵拉性支气管扩张，伴网格影及蜂窝状改变。纵隔窗（E、F）示：双肺门纵隔淋巴结肿大，伴钙化。右心导管提示肺动脉高压。

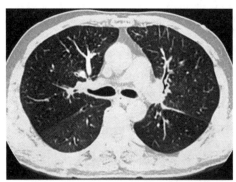
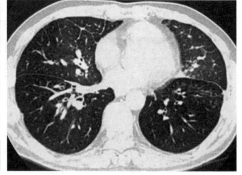

图 9-2-9　胸内结节病典型肺部 CT 表现：空气潴留征及马赛克征
患者男性，60 岁。胸部 CT 两肺中轴间质及小叶间隔光滑增厚，支气管壁增厚，右中叶及两下叶肺密度减低、透亮度增加，提示空气潴留。

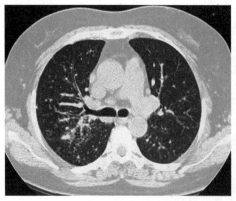
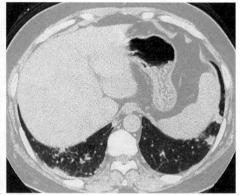

图 9-2-10　胸内结节病不典型肺部 CT 表现："假胸膜斑"
患者女性，56 岁。胸部 CT 肺窗示：双肺沿淋巴管分布微结节，右上肺中轴间质增厚，双下肺胸膜下多发斑片实变影，形成"假胸膜斑"，周围伴多发实性簇状微结节。

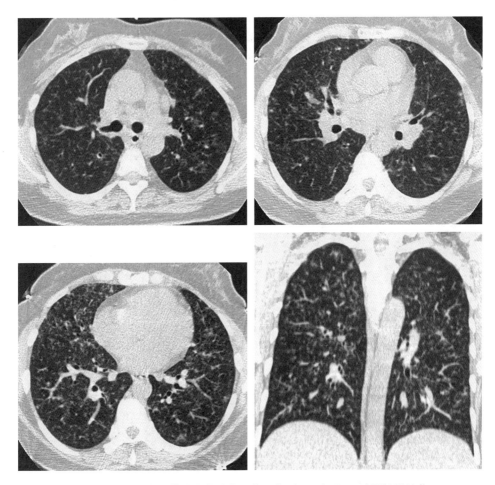

图 9-2-11 胸内结节病患者肺内结节不典型 CT 表现:双肺粟粒样结节

患者女性,38 岁。胸部 CT 肺窗示:双肺门增大,双肺粟粒结节。

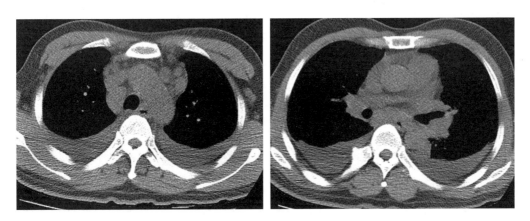

图 9-2-12 胸内结节病患者肺内结节不典型 CT 表现:双侧胸腔积液

患者男性,38 岁。胸部 CT 纵隔窗示双肺门及纵隔多组淋巴结肿大,双侧胸腔积液。

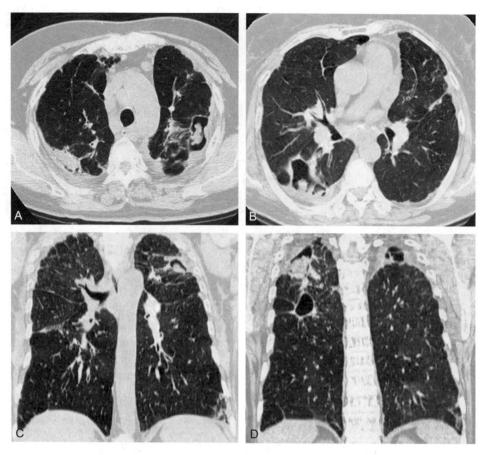

图 9-2-13　胸内结节病患者肺内结节不典型 CT 表现：肺内空洞

患者女性，65 岁，结节病史。胸部 CT 肺窗（A、B）示：双肺上叶可见纤维索条影，胸膜下可见多发的形态不规则的空洞病变，空洞内壁光滑，空洞内可见类圆形及不规则高密度影；冠状位（C、D）示"新月征"，肺结构牵拉变形。

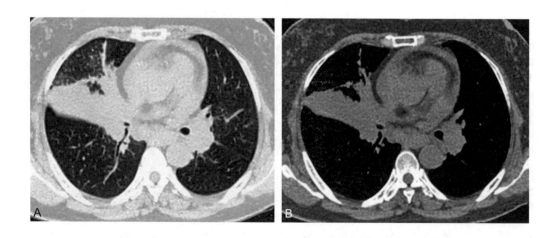

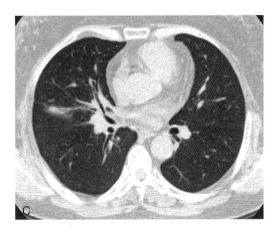

图 9-2-14　胸内结节病患者肺内结节不典型 CT 表现：心包积液

患者女性,60 岁。A、B:右中叶支气管闭塞,中叶体积缩小,可见大片实变影,肺野内另可见多发实性微结节,纵隔窗可见左肺门及纵隔淋巴结肿大,心包增厚,心包积液。支气管镜检可见中叶支气管外压改变,管腔狭窄,穿刺活检,病理诊断肉芽肿性病变;C:糖皮质激素治疗后复查,右中叶实变疾病吸收,中叶支气管通畅,管腔无狭窄,左肺门及纵隔淋巴结明显缩小,心包积液吸收。

(三) ¹⁸F-FDG PET/CT

根据 2016 年英国皇家医师学会(Royal College of Physicians,RCP)发布的《RCP 指南：英国 PET/CT 检查的适应证》,当应用传统的影像学检查仍不能确定诊断,尤其是怀疑心脏结节病时,可应用 PET/CT 来评估结节病病情活动度。2019 年版《中国肺结节病诊断和治疗专家共识》推荐以下情况安排 PET/CT 扫描:①活动性结节病患者血清学指标阴性,但临床症状一直未缓解;②评价Ⅳ期肺结节病患者的纤维化病灶内炎症水平;③评价胸外活动性结节病病灶,或评价心脏结节病患者的病情程度,尤其适用于已安装起搏器的心脏结节病患者;④经常规检查未发现可供活检的病变部位;⑤复发性/难治性结节病患者的疗效评估。

三、支气管镜检查

支气管镜检查是一种简单、安全,并可以获得组织学确诊证据的检查方法,是诊断结节病的一个重要的手段。其中超声支气管镜(endobronchial ultra-sound,EBUS)引导下淋巴结活检较经支气管肺活检更具优势。研究显示 EBUS 引导下淋巴结活检对结节病的诊断能力达 87%(95%*CI* 94%~91%),相比于纵隔镜检查诊断能力较低,有研究报道纵隔镜的诊断能力为 96%(95%*CI* 94%~97%)~98%(95%*CI* 90%~100%),但是 EBUS 引导下淋巴结活检创伤性更小,患者耐受性更好。另外患者淋巴结肿大伴有肺实质病变,经支气管镜进行肺活检或者经支气管镜检查时发现支气管黏膜异常时可以进行支气管黏膜活检,从而进一步增加 EBUS 支气管镜检查的诊断能力。与传统的经支气管镜针吸活检术(TBNA)相比,EBUS 引导下的经支气管镜针吸活检具有更高的阴性预测值。尽管如此,传统的 TBNA 仍然是一种可以广泛获得的低风险检查措施,当无法行 EBUS 时,传统的 TBNA 仍然是一种合理的替代检查方式。

四、病理组织活检

除 Lofgren 综合征外,几乎所有结节病的确诊均需要提供受累部位非干酪样坏死性上皮样细胞肉芽肿的病理结果,并经抗酸染色、六胺银染色等特殊染色,必要时需要予以免疫组化,并结合临床资料,以除外感染、异物、肿瘤等其他原因引起的肉芽肿性炎。

结节病性肉芽肿的特点:肉芽肿以淋巴管周围分布为主;紧致、分化良好的肉芽肿,肉芽肿的周围可见淋巴细胞、成纤维细胞浸润等。结节病性肉芽肿以沿淋巴管分布为主(占 75% 左右),约半数患者的上皮样细胞肉芽肿累及气道、血管壁。

肉芽肿病变分为中心区和周边区两部分:中心区为一种紧密的、非干酪样坏死性上皮样细胞肉芽肿,由淋巴细胞包绕上皮样细胞或多核巨细胞而成,多核巨细胞内常可见胞浆内包涵体,如舒曼(Schaumann)小体、星状小体、草酸钙结晶等。中心区的淋巴细胞以 $CD4^+$ T 细胞为主,而 $CD8^+$ T 细胞则在中心区的周围带。周边区由圈状的疏松排列的淋巴细胞、单核细胞和成纤维细胞组成。肉芽肿结节可彼此融合,但通常仍保留原有结节轮廓。约 20% 的结节病患者可以出现肉芽肿内的坏死,这时特别需要与分枝杆菌、真菌等感染性疾病鉴别。

第三节　胸内结节病的诊断

结节病属于除外性诊断,尚无客观诊断标准,临床医师需要进行详细的病史询问(尤其是职业、环境接触史、用药史等),全面的体格检查,必要的实验室检查及影像学检查,支气管镜检查及必要时纵隔镜、胸腔镜等有创检查。综合临床表现、影像学特征、受累部位的病理活检结果(非干酪样坏死性上皮样细胞肉芽肿),结合病史、血清学检查、支气管镜检查等,除外其他原因引起的肉芽肿性疾病后,可确诊结节病。

一、诊断依据和诊断流程

结节病诊断的主要依据:①具有相应的临床和/或影像学特征;②组织学显示非干酪样坏死性上皮样细胞肉芽肿;③除外有相似的组织学或临床表现的其他疾病。

临床诊疗流程见图 9-3-1,主要涉及以下 4 个层面:①获取用于确诊结节病的病理诊断;②全面评价结节病的受累范围及其严重程度;③评价疾病的活动性;④评估系统性糖皮质激素(以下简称激素)和/或免疫抑制剂等治疗措施的必要性及是否能使患者获益。

若无病理学依据,可以结合胸部影像学、支气管镜的相关检查结果,除外其他肉芽肿性疾病后,临床拟诊肺结节病,但需要密切临床随诊、动态观察病情变化。

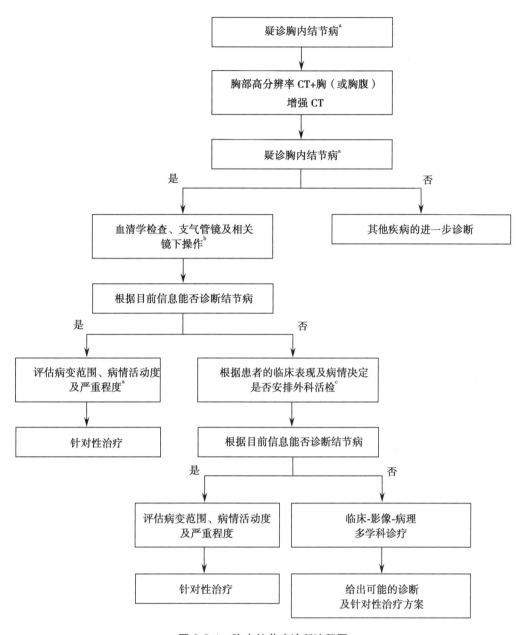

图 9-3-1　胸内结节病诊断流程图

a. 具体标准见表 6-2-1。

b. 支气管镜及相关镜下检查:根据 2020 年美国胸科医师协会结节病指南对于临床表现很可能为结节病的患者(如 Lofgren 综合征、冻疮样皮疹,或 Heerfordts 综合征)以及无症状的双肺门淋巴结肿大的患者不建议行淋巴结活检。对于疑似结节病患者伴纵隔和肺门淋巴结肿大且需要进行组织活检时,建议优先选择经支气管镜超声引导下淋巴结针吸活检而不是纵隔镜;还可进行支气管肺泡灌洗液细胞学分析、淋巴细胞亚群分析、支气管黏膜活检、经支气管镜肺活检、经支气管镜淋巴结针吸活检。

c. 外科活检包括:纵隔镜深部淋巴结活检,胸腔镜下/胸外科手术下肺活检和/深部淋巴结活检,皮下结节或浅表淋巴结活检。

二、鉴别诊断

见第七章"结节病的鉴别诊断"。

三、肺结节病病变范围、病情活动性及严重程度评价

在确诊结节病后,全面评价结节病患者的病情,需要评估的项目有诊断、支气管镜检查、病理、影像学、肺动脉高压、生活质量、抗感染治疗等以明确结节病患者临床症状的严重程度、受累范围、受累脏器的病情程度等,全面评价结节病患者的疾病活动性、严重程度,为制订合理的治疗方案、判断预后提供依据;并建议在治疗过程中,密切随诊、动态评价病情程度,以及时判断疗效、指导治疗方案的调整。具体项目见表9-3-1。

表 9-3-1　胸内结节病诊断需要评估的项目

评估项目	诊断时	随访3~6个月	特殊事件
呼吸道症状	总是需要	总是需要	总是需要
体格检查	总是需要	总是需要	总是需要
乏力及生活质量评分	总是需要	必要时	总是需要
胸部 X 线检查	总是需要	总是需要	总是需要
胸部 CT 平扫	几乎总是需要	不需要	出现不明确的表现
胸部增强 CT	有时需要	不需要	可能存在肺栓塞时
PET/CT	非常少数的情况下需要	不需要	特殊情况下治疗问题
支气管镜检查	几乎总是需要	不需要	咯血、气流阻塞、不明原因的急性加重
肺量计检查	总是需要	每次随访都需要	总是需要
D_LCO	总是需要	每 6~12 个月	总是需要
超声心动图	几乎总是需要	必要时	必要时
6 分钟步行试验	必要时	必要时	常常
心肺运动试验	必要时	不需要	有时
右心导管检查	很少需要	对治疗的评估	当怀疑肺动脉高压或者肺移植注册登记前

第四节　胸内结节病的治疗

一、治疗原则

胸内结节病的治疗应根据临床表现、受累部位及其严重程度、患者治疗意愿以及基础疾病,制订个体化治疗方案,以改善临床症状、降低器官功能受损、提高生活质量、延长生存期、

减少复发。因考虑到要将结节病治疗相关的并发症降至最低,因此只有当患者存在潜在的致命性后果或永久致残的风险或者出现不可接受的生活质量丧失时才开始治疗。治疗开始前需要进行危险分层,区分出进展期的结节病患者以及可能进展到晚期的高风险患者。因为进展期的肺疾病与主要死亡率增加有关。一线治疗的药物主要包括糖皮质激素(泼尼松)、经典的免疫抑制剂(甲氨蝶呤、硫唑嘌呤、来氟米特、吗替麦考酚酯等)、生物制剂(英夫利西单抗)等。

根据我国 2019 年版《中国肺结节病诊断和治疗专家共识》的推荐意见:无症状的 0 或 Ⅰ期胸内结节病不需要系统性糖皮质激素治疗;无症状的 Ⅱ 或 Ⅲ 期肺结节病,若疾病稳定且仅有轻度肺功能异常,也不主张系统性糖皮质激素的治疗。

二、糖皮质激素治疗

(一) 适应证

包括:①有明显的呼吸系统症状,如咳嗽、呼吸困难、胸痛等和/或明显的全身症状,如乏力、发热、体重下降等;②肺功能进行性恶化;③肺内阴影进行性加重;④有肺外重要脏器的受累,如心脏、神经系统、眼部、肝脏等。

(二) 激素的用法及用量

对于肺结节病,通常起始剂量为泼尼松(或相当剂量的其他激素)0.5mg/(kg·d) 或20~40mg/d;2~4 周后逐渐减量,5~10mg/d 维持,总疗程 6~24 个月。同其他需要接受激素治疗的疾病类似,迄今尚无结节病患者的激素减量的具体方案,建议针对不同患者的病情程度、临床医师的用药习惯、激素相关的副作用等制订个体化减量方案。激素应用期间,对于无高钙血症的患者,可以加用双膦酸盐和钙剂,以减少激素所导致的骨质疏松。

(三) 吸入激素的治疗

可以减轻咳嗽、气短等呼吸系统症状,尤其适用于气管镜下表现为支气管黏膜多发结节,且不需要给予全身激素治疗的胸内结节病患者。

三、免疫抑制剂治疗

(一) 适应证

激素治疗不能控制疾病进展、激素减量后复发或不能耐受激素治疗。

(二) 用法用量

一般建议选择甲氨蝶呤,10~15mg/周;若不能耐受可选择硫唑嘌呤、来氟米特及吗替麦考酚酯等。

四、生物制剂治疗

生物制剂如 TNF-α 拮抗剂对于激素联合免疫抑制剂治疗后仍无效、反复复发或合并神经系统受累的患者,可以考虑使用英夫利西单抗或阿达木单抗。

五、肺移植

肺移植是终末期肺结节病可以考虑的唯一有效的治疗方法。移植指征是活动耐力下降[纽约心功能分级(New York Heart function assessment,NYHA)Ⅲ或Ⅳ级],符合下列任意一条:①静息状态下低氧血症;②肺动脉高压;③右房压增高,>15mmHg。

第五节　胸内结节病的预后

一、预后

结节病目前被认为是一个良性疾病,其临床过程变化多样。大多数肺结节病患者可缓解或者病情稳定。研究显示诊断结节病后 3 个月内需要接受结节病特异性治疗是患者死亡率增加的标志物[HR 2.34(95%CI 1.99~2.75)],有 6%~8% 的结节病患者预期寿命减少。结节病肺部受累(间质性肺疾病和/或肺动脉高压)占结节病相关死亡患者比例超过 70%,其他脏器受累的结节病导致的死亡中,心脏受累患者占绝大多数。而且上述数据严重低估了结节病相关的病死率,因其来源于接受治疗的结节病患者的死亡数据。当结节病患者出现明显的主要脏器受累,长期的病死率为 20%~25%。

二、随访

自发缓解的结节病复发很少(约 8%),但激素治疗缓解的结节病复发率高达 37%~74%,且复发多在激素停用后 2~6 个月,3 年后复发罕见。因此,结节病每 3~6 个月复查一次,治疗停止后随访至少 3 年。对于Ⅳ期结节病患者以及有心脏、中枢神经系统等重要肺外组织/脏器受累的严重结节病患者,建议长期随访。随访项目见表 9-3-1。

(王　和　孙铁英)

第六节　病　　例

病例 1　胸内结节病初诊治疗一例

【主诉】

发现双肺门及纵隔淋巴结肿大 8 天。

【病史摘要】

患者男性,58 岁,汉族。2020 年 7 月 8 日,患者常规查体时行胸部 CT 检查,示双肺门及纵隔内多发肿大淋巴结,双肺外周小叶间隔增厚,见网格状、斑片状密度增高影,左下肺背段见少许斑片影,双肺内见多发小结节。伴咳嗽咳痰,白色黏痰,无胸闷胸痛、无喘息及活动后气喘,无皮肤结节、关节肿痛、疲劳乏力、低热盗汗、眼部不适,为明确诊断于门诊以"结节病?"收入呼吸内科。

无其他慢性病病史。无烟酒嗜好。否认家族遗传性疾病病史。父亲年轻时曾患"肺结节",未予特殊治疗;母亲患"淋巴瘤",经治疗后好转。

【诊治过程】

1. 入院查体 体温:36.3℃,脉搏:88 次/min,呼吸频率:18 次/min,血压:145/88mmHg。浅表淋巴结未触及。双肺呼吸音清晰,双下肺可闻及少量细湿啰音,未闻及哮鸣音。心率88 次/min,律齐,各瓣膜听诊区未闻及明显病理性杂音。腹平软,无压痛、反跳痛及肌紧张,肠鸣音 4 次/min。双下肢无水肿。

2. 辅助检查 血常规、生化、凝血功能正常;结核菌素试验、结核感染相关检查、结核感染 T 细胞检测:阴性;过敏原检测:阴性;淋巴细胞亚群:正常;G 试验:阴性;抗核抗体(ANA)、抗双链 DNA 抗体、自身抗体谱检测:阴性;肺功能:通气功能正常范围、弥散功能正常范围。

浅表淋巴结超声:①右颈部Ⅳ区可见一低回声结节,大小约 2.1cm×1.1cm×0.9cm,边界清,形态尚规则,皮质增厚,淋巴门结构尚可见,彩色多普勒血流成像可见血流信号。印象:右颈部Ⅳ区低回声结节,肿大淋巴结。②双侧腋下、腹股沟区未见明确异常肿大淋巴结。

胸部 CT(2020-07-08):双肺门及纵隔内多发肿大淋巴结,双肺外周小叶间隔增厚,见网格状、斑片状密度增高影,左下肺背段见少许斑片影,双肺内见多发小结节(图 9-6-1)。

PET/CT(2020-07-20):双肺多发小结节,代谢略增高[最大标准摄取值(maximum standard uptake value,SUV$_{max}$)1.3];双肺多发斑片及索条影,代谢增高(SUV$_{max}$ 7.8);右侧锁骨区(SUV$_{max}$

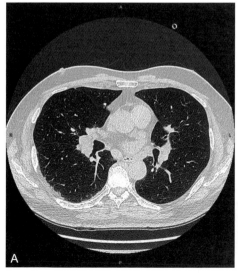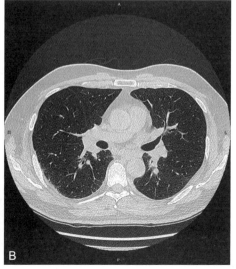

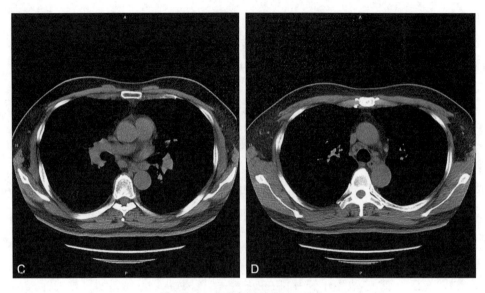

图 9-6-1　患者初诊胸部 CT 平扫

A. 肺窗，双侧肺门增大，右肺小叶间隔增厚，左下叶背段少许斑片影；B. 肺窗，双侧肺门增大，小叶间隔增厚，双肺多发微结节；C. 纵隔窗，可见肺门纵隔多发肿大淋巴结；D. 纵隔窗，可见纵隔多发肿大淋巴结。

3.6)、纵隔及双侧肺门多发高代谢淋巴结(SUV_{max} 5.5)；双侧胸膜略增厚，代谢增高(SUV_{max} 4.9)。

超声引导下经支气管针吸活检(EBUS-TBNA)(2020-07-24)：(7 组淋巴结)炎性渗出物中见肉芽肿样结构，未见明确坏死及上皮成分。特殊染色结果：PAS(－)、抗酸染色(－)。

3. 治疗经过　入院后完善上述检查。眼科会诊提示：未见明确结节病相关眼底改变及眼前节表现。2020 年 8 月 5 日诊断为结节病，治疗上采取激素治疗或 3～6 个月后复查肺 CT 随访观察。患者要求出院随访观察，暂不行激素治疗，办理出院。

【最后诊断】

胸内结节病Ⅱ期。

评述

◆ 患者查体发现纵隔及双侧肺门淋巴结肿大，除此再无其他呼吸系统症状，入院后，积极开展各项检查，最终淋巴结病理活检明确诊断为肺结节病，诊断十分明确。

◆ 经充分评估患者病情，可按 0.5～0.7mg/(kg·d)用量给予激素治疗(35mg/d)，但停药后存在复发可能。约 40%～50% 患者存在自愈可能，可征求患者意愿采取激素治疗或随访观察。若存在肺外表现，或气促、弥散变差等肺功能异常表现，需给予激素治疗。3～6 个月后复查肺 CT，若病情进展需进一步治疗。最终，患者决定出院观察，暂不行激素治疗。2020 年 11 月 18 日，患者复查胸部 CT，提示双肺门及纵隔内多发肿大淋巴结伴双肺小结节，双肺外周间质性改变，符合结节病改变，与

2020年7月8日片对比大致相仿。目前患者病情相对平稳，未诉特殊不适，影像学尚未进展，动态随访中。

（徐国纲）

病例2　胸内结节病复发后治疗一例

【主诉】

发现双肺门、纵隔淋巴结肿大及肺部阴影16个月。

【病史摘要】

患者男性，60岁，汉族。2014年7月15日查体行肺CT提示左下肺前内基底段分叶状小结节，大小约10mm×5.7mm，双肺散在微小结节，双肺门及纵隔内见多发肿大淋巴结。患者无咳嗽、咳痰、胸痛、胸闷、气短等不适症状，未特殊处理。2015年4月17日查体行肺CT提示左下肺前内基底段分叶状小结节，双肺散在微小结节，与2014年7月15日片相仿；双肺门及纵隔内见多发肿大淋巴结，部分有增大，部分有缩小。患者无不适症状，未特殊处理。

2015年8月20日受凉后出现咳嗽，干咳为主，多次在我院呼吸科门诊，考虑急性支气管炎、气道高反应性，先后给予抗感染、孟鲁司特钠、复方甲氧那明胶囊、布地奈德等药物治疗，咳嗽有所缓解。2015年11月19日患者感胸骨后疼痛，伴活动后胸闷、气短，就诊于呼吸科门诊，行肺CT提示左下肺内基底段分叶状小结节、双肺门及纵隔内多发肿大淋巴结均较2015年4月17日片增大；双肺散在微小结节，与前片相仿。为进一步诊治，门诊以"双肺结节性待查：肺癌双肺转移？"收入我科。

既往有冠心病、高血压、高尿酸血症病史多年。无烟酒嗜好。否认家族遗传性疾病病史。

【诊治过程】

1. **入院查体**　体温：36.0℃，脉搏：60次/min，呼吸频率：18次/min，血压：127/86mmHg。身高172cm，体重80kg。神志清楚，精神好。浅表淋巴结未触及肿大。双肺呼吸音清，双肺未闻及干湿啰音。心率60次/min，律齐，各瓣膜听诊区未闻及杂音。腹软，无压痛、反跳痛，未触及包块，肝脾肋下未触及，肠鸣音3次/min。双下肢无水肿，双侧足背动脉搏动对称。

2. **辅助检查**　血尿便常规、凝血功能、生化检查：正常；肿瘤标志物：正常；红细胞沉降率：2mm/h，正常；结核三项：结核抗体（金标1）弱阳性，结核抗体（金标2）阴性；PPD试验：阴性；血清血管紧张素转化酶：24.09U/L，正常。

浅表淋巴结超声：右侧颈部Ⅲ区可见多个低回声结节，大者约2.3cm×0.6cm×1.0cm，左侧颈部Ⅱ区可见多个低回声结节，大者约1.3cm×0.4cm×0.8cm，上述结节边界清楚，内部均未见淋巴门结构；右侧锁骨上内侧可见多个低回声结节，大者约1.7cm×0.7cm×1.1cm，左侧锁骨上未见肿大淋巴结；两侧腋下、腹股沟区均未见肿大淋巴结。

右侧锁骨上窝淋巴结穿刺活检:肉芽肿性病变,抗酸染色阴性。

胸部CT(2015-11-19):左下肺内基底段分叶状小结节、双肺门及纵隔内多发肿大淋巴结,较2015年4月17日片大部分增大;双肺散在微小结节,与前片相仿(图9-6-2)。

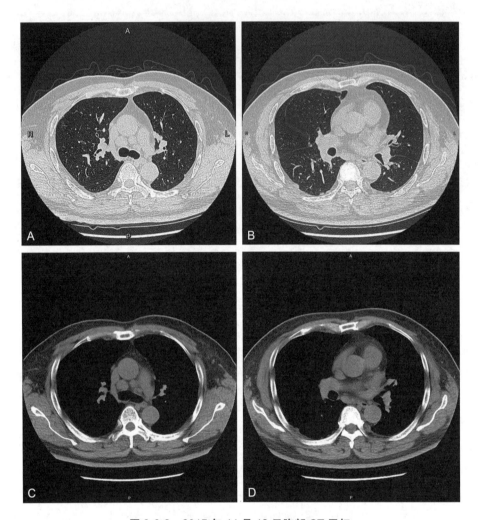

图9-6-2 2015年11月19日胸部CT平扫
A.肺窗,纵隔淋巴结肿大,双肺散在微结节;B.肺窗,肺门淋巴结肿大,左下肺前内基底段结节,双肺散在微结节;C.纵隔窗,纵隔淋巴结肿大;D.纵隔窗,肺门淋巴结肿大,左下肺前内基底段结节。

PET/CT:①双肺多发结节,部分代谢增高;胸膜局限性增厚,代谢增高;全身多发高代谢淋巴结;双侧第10后肋高代谢灶。以上所见考虑恶性肿瘤性病变,肺癌伴双肺、胸膜、骨及多发淋巴结转移可能性大。②右肾小结石;余躯干及脑部未见异常代谢征象。

骨扫描:左侧第8/9后肋放射性浓聚影,不除外骨受累性病变。

3. 治疗经过 2015年11月23日入院后安排上述相关检查,且超声提示:右肾强回声,小结石可能性大;前列腺增生伴钙化;甲状腺多发性结节,结节性甲状腺肿。2015年12月1

日行超声引导下右侧锁骨上窝淋巴结穿刺活检术,病理回报肉芽肿性病变,抗酸染色阴性。2015年12月10日举行院内会诊:从影像学上来看,患者淋巴结变化不大,肺内病变逐渐增多,病理提示肉芽肿性病变,临床上有咳嗽症状,鼻唇沟不对称,考虑诊断结节病,且目前有临床症状,加用泼尼松40mg/d治疗。2015年12月17日开始给予甲泼尼龙片32mg/d口服,并注意监测血糖、血压及补钙,定期复查血钾,患者症状明显减轻,办理出院。

2016年1月16日复查胸部CT提示双肺结节大部分吸收,肺门及纵隔淋巴结缩小,评估治疗有效。此后糖皮质激素规律减量,每月减量4mg。2016年2月因出现肺部感染,糖皮质激素减量加快,20mg/d×1周→16mg/d×2周→12mg/d×3周,此后每月减量2mg,至2016年7月开始口服4mg/d维持。此后患者仍间断出现咳嗽不适,多次住院治疗,经抗感染、止咳对症等治疗后减轻,多次复查胸部CT未见肺内结节复发及肺门纵隔淋巴结肿大。

2018年2月于我院心内科住院期间,院内外专家会诊,考虑结节病稳定,可尝试逐渐停用激素,于2018年3月28日开始,4mg与2mg隔日交替使用2个月,5月减量至2mg/d,5月30日停用。

2018年9月患者再次出现咳嗽,呈刺激性干咳,伴喘息,闻及异味或冷空气后咳嗽加重,偶有少量白痰。2018年10月8日复查肺CT提示双肺门及支气管旁淋巴结较前增大,双肺新增结节影。2018年10月11日再次收入呼吸科,查ACE 41.25U。考虑结节病复发。院外专家会诊,建议应用泼尼松45mg/d联合甲氨蝶呤12.5mg/周治疗。在患者本人及家属同意后,于10月25日开始治疗,患者症状逐渐改善,11月8日泼尼松减量至40mg/d。11月20日复查胸部CT:与2018-10-08片对比双肺间质性改变已基本消失,双肺散在小结节已基本吸收变小,纵隔及双肺门淋巴结较前变小。复查ACE 24.97U。此后泼尼松规律减量,11月27日泼尼松减量至35mg/d,后每周减量2.5mg。

2019年1月8日至2019年4月29日服用泼尼松20mg/d,随后两周服用17.5mg/d,5月14日减量至15mg/d。2019年10月16日会诊后,调整为泼尼松15mg/d可继续维持2个月,此后逐渐减量至5mg/d,甲氨蝶呤不减量。

2020年6月19日,再次会诊,将醋酸泼尼松片5mg/d调整为7.5mg/d,甲氨蝶呤不调整。12月14日,将治疗方案调整为醋酸泼尼松片7.5mg/d+甲氨蝶呤7.5mg/周。

目前患者病情相对平稳。

【最后诊断】

1. 结节病(胸内、颈部淋巴结)。

2. 原发性高血压2级 很高危。

3. 冠心病。

4. 血脂紊乱。

5. 高尿酸血症。

评述

◆ 患者为老年男性，一般情况好，营养良好，症状以干咳为主，为刺激性干咳，查体右侧颈部、锁骨上窝可触及淋巴结，余部位未触及肿大淋巴结，听诊双肺无啰音，无哮鸣音。患者影像学变化最早以结节为主，伴淋巴结肿大。2015年4月17日胸部CT提示较2014年7月15日片，肺内结节增多、增大，伴肺内纹理增多，纵隔内淋巴结变化不大。2015年11月19日及2015年12月10日肺CT提示肺内结节增多，纵隔及肺门淋巴结增多。需要鉴别的疾病有：结节病，肺转移癌，淋巴瘤，结核病。

入院前后查胸部CT和PET/CT提示全身多发淋巴结肿大，肺门及腹膜后明显，结核病相关检查无阳性发现，淋巴结病理提示肉芽肿性病变。考虑：①结节病：基本符合；②淋巴瘤：支持证据不足，患者无恶病质表现，且在未治疗的情况下，部分淋巴结有缩小；③结核病：无结核中毒症状，PPD、红细胞沉降率及结核三项均不支持结核病诊断；④肺癌伴双肺转移：患者无原发灶，且若恶性肿瘤发展到全身多处转移的话，一般状况很差，该患者不符合。综上考虑诊断为结节病。

◆ 治疗方面，考虑到患者有肺外表现（肋骨受累），建议给予激素治疗。若患者治疗不积极，可观察1个月后复查肺CT，视肺内病变变化情况再做进一步治疗；若患者要求积极治疗，可加用泼尼松40mg/d，1个月后复查肺CT，用药期间注意激素的副作用。与患者充分沟通后，决定加用泼尼松40mg/d治疗，此后患者干咳症状明显减轻。

◆ 近6年治疗过程中，患者出现了病情的反复，考虑与减量及停用糖皮质激素有关，所以目前，患者持续小剂量应用糖皮质激素，动态监测肝肾功能、电解质等生理指标。随着病程延长，糖皮质激素副作用逐渐显现，2020年12月30日住院复查时，患者自诉有骨痛，骨密度检查提示低骨量，加用阿仑膦酸钠片70mg/周，口服，对症治疗，患者主诉骨痛症状有缓解。

◆ 鉴于患者需长期应用糖皮质激素、免疫抑制剂，随访过程中，除关注呼吸道症状、影像学改变外，还需做好胃黏膜保护，定期监测血压、血脂、血糖、电解质等指标，充分考虑长期应用激素带来的不良影响，并提前做好预防措施。

（徐国纲）

病例3　胸内结节病合并纵隔淋巴结结核及胸腔积液一例

【主诉】

间断胸痛18个月，活动后气短3个月。

【病史摘要】

患者女性,66岁,18个月前无明显诱因间断出现左侧前胸、后背疼痛,呈持续性,夜间加重,无明显放射,与体位、呼吸及活动无显著相关,无低热、乏力、盗汗,无咳嗽、咳痰,无呼吸困难,无咯血,无皮疹、关节痛,无视物模糊、眼干。行胸部 CT 平扫显示"双肺叶胸膜下多发微结节及小结节影,纵隔及两侧腋窝内肿大淋巴结,左侧胸膜结节状增厚影"(图 9-6-3、图 9-6-4)。化验示红细胞沉降率、自身抗体均正常,血清血管紧张素转化酶(sACE)水平升高(66U/L),PPD 试验阴性。住院期间行纵隔镜取淋巴结,术后病理回报"淋巴结肉芽肿性炎,淋巴结大小不一,融合,病变均质,未见干酪样坏死。抗酸染色找到抗酸杆菌,特殊染色结核分枝杆菌阳性,网状纤维染色显示网状纤维呈结节状分布,六胺银染色阴性"(图 9-6-5、图 9-6-6)。患者先后请 3 家医院病理会诊,意见一致为"淋巴结肉芽肿性病变,未见明确干酪样坏死",仅 1 家医院在某切片中查见 3 根抗酸杆菌。诊为"纵隔淋巴结结核",后患者于 13 个月前开始服用"异烟肼、乙胺丁醇、利福平"三联抗结核治疗,之后 10 个月间无明显胸痛、胸闷、咳嗽、咳痰等自觉症状。抗结核治疗满 1 年后停药,其间未复查。3 个月前患者无明显诱因出现活动后气短,多发生于快步行走后,无胸痛、咳嗽、咳痰及喘息等症状,未予重视。1 周前行胸部 CT 平扫示"纵隔、两侧肺门及内乳区域淋巴结肿大,部分较前稍增大;两侧胸膜

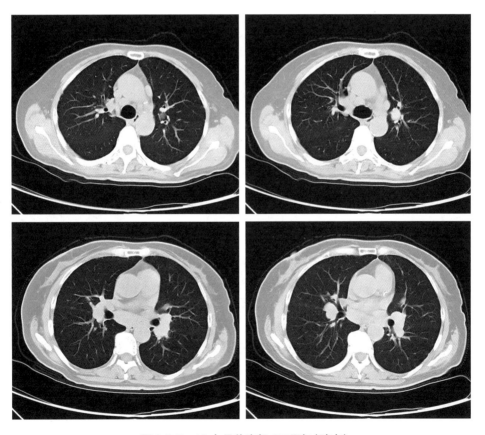

图 9-6-3　18 个月前胸部 CT 平扫(肺窗)

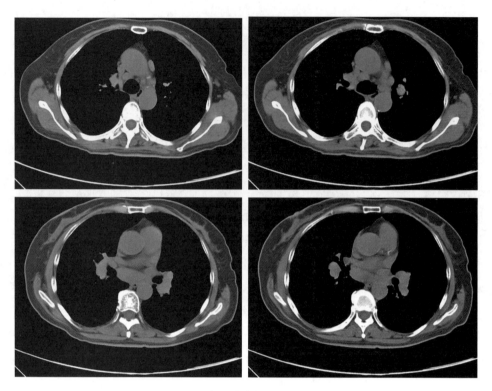

图 9-6-4　18 个月前胸部 CT 平扫（纵隔窗）

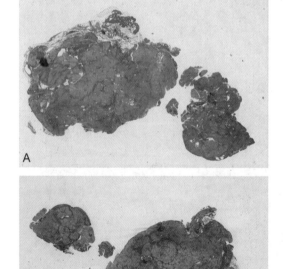

图 9-6-5　纵隔镜淋巴结活检（见文末彩图）
A. HE 染色,低倍放大;B. 网织染色,低倍放大。

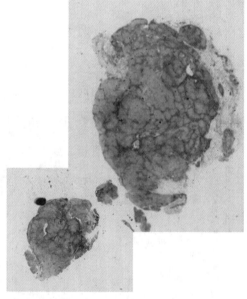

图 9-6-6　纵隔镜淋巴结活检抗酸染色找到分枝杆菌（见文末彩图）

结节状增厚,较前明显增多;两肺见多发微结节、斑片影及树芽征,多为新出现,双侧胸腔积液"(图 9-6-7、图 9-6-8)。肺功能示"轻度限制性通气功能障碍,弥散功能障碍,支气管扩张试验阴性"。化验自身抗体(抗肾小球基膜抗体、抗环瓜氨酸多肽抗体、抗核抗体谱、ANCA 等)未见异常。

既往有肺结核、角膜炎、原发性高血压、2 型糖尿病病史。无烟酒嗜好。

【诊治过程】

1. 入院查体 体温:36.3℃,脉搏:91 次/min,呼吸频率:19 次/min,血压:136/72mmHg。神志清,全身浅表淋巴结未及肿大,右下肺叩诊浊音,右侧肺下界位于右侧肩胛线第 8 肋间,右下肺呼吸音低,双肺未闻及干湿啰音。

2. 辅助检查 血、尿、便常规:大致正常。血生化:肝肾功能、电解质正常,总蛋白 58g/L、二氧化碳 29.4mmol/L。凝血功能正常,D-二聚体:239.9ng/ml。红细胞沉降率:12mm/h。C 反应蛋白:0.33mg/dl。血支原体抗体阴性。乙肝表面抗原阴性,丙肝、艾滋、梅毒三项阴性。

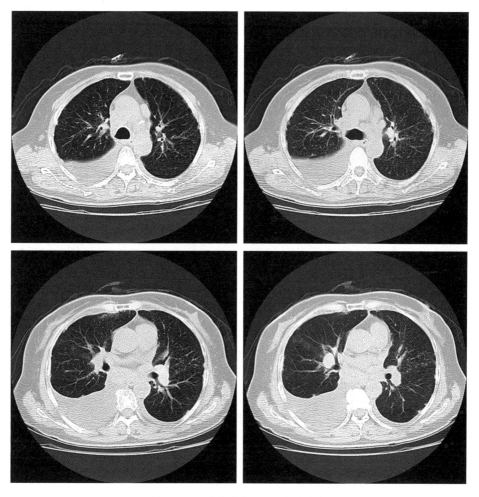

图 9-6-7 本次胸部 CT 平扫(肺窗)

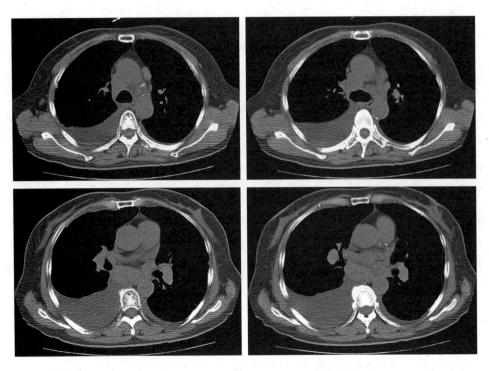

图 9-6-8　本次胸部 CT 平扫（纵隔窗）

血结核抗体阴性。病毒抗体：EB 病毒壳抗原 IgG 阳性、核抗原 IgG 阳性，余均阴性；衣原体抗体 IgG 阳性，军团菌抗体均阴性。补体 C3、C4 正常，类风湿因子<20.0IU/ml。痰找抗酸杆菌阴性。

3. 治疗经过　入院后行胸腔穿刺术抽取胸腔积液，结果回报：腺苷脱氨酶 21.8U/L，涂片找细菌及真菌均阴性，癌胚抗原 1.4ng/ml，3 次胸腔积液浓缩找抗酸杆菌阴性，结核分枝杆菌核酸扩增荧光定量 PCR 阴性，T-SPOT.TB 阴性，病理未见癌细胞，胸腔积液常规、生化结果见表 9-6-1、表 9-6-2。PPD 试验阴性。患者拒绝纤维支气管镜检查，住院 24 天胸腔积液减少后出院。出院后预防性抗结核治疗 1 个月后加用口服泼尼松 30mg/d，并逐渐减量，随诊 6 个月患者未再出现胸痛、呼吸困难症状，胸部 CT 示纵隔及肺门淋巴结缩小，未再出现胸腔积液（图 9-6-9、图 9-6-10）。

表 9-6-1　胸腔积液常规

项目	第 1 次	第 2 次	第 3 次
颜色	黄色	黄色	黄色
比重	1.031	1.027	1.027
李凡他试验	+	+	+
单核细胞/%	99.6	93.8	96
多核细胞/%	0.4	6.2	4

项目	第1次	第2次	第3次
红细胞/mm^{-3}	3 000	3 200	2 000
白细胞/mm^{-3}	2 136	3 953	3 571

表 9-6-2　胸腔积液生化

项目	第1次	第2次	第3次
葡萄糖/(mmol·L^{-1})	7.1	4.7	9.3
总蛋白/(g·L^{-1})	48	40	40
白蛋白/(g·L^{-1})	35	32	29
肌酐/(μmol·L^{-1})	57	56	60
氯/(mmol·L^{-1})	104.9	103.7	105.1
尿素/(mmol·L^{-1})	6.5	4.5	3.57
乳酸脱氢酶/(U·L^{-1})	193	275	364

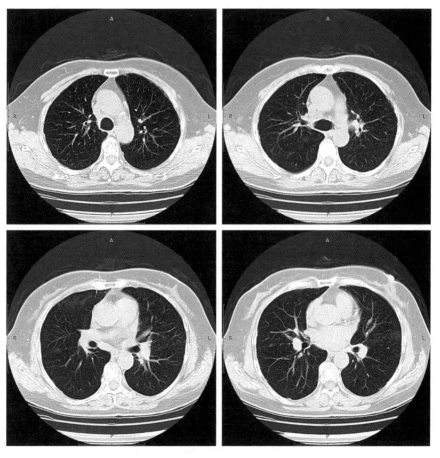

图 9-6-9　6 个月后复查胸部 CT 平扫(肺窗)

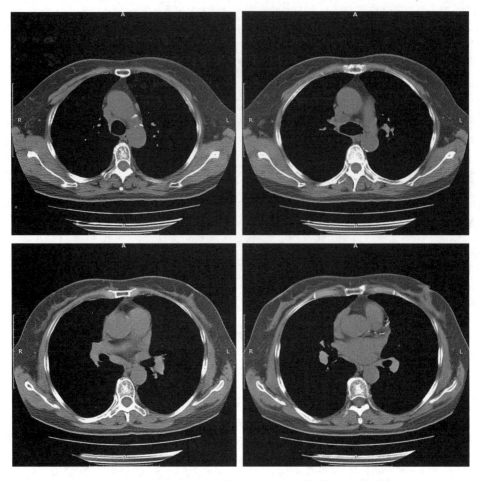

图 9-6-10　6 个月后复查胸部 CT 平扫（纵隔窗）

【最后诊断】

1. 胸内结节病Ⅱ期伴胸腔积液。
2. 纵隔、肺门淋巴结结核（抗结核治疗 1 年后）。
3. 陈旧性肺结核。

评述

◆ 结节病是一种病因未明、多系统多器官受累、以非干酪样坏死性肉芽肿为主要病理改变的疾病，常侵犯肺、淋巴结等全身各组织器官，胸膜病变较为少见，以胸腔积液为主要表现的病例罕见。近年来，国内总结结节病合并胸膜病变的发生率为3.4%~16.7%。

◆ 有研究发现，以 PCR 技术在结节病患者淋巴结组织中发现结核分枝杆菌 DNA，结节病患者的血浆中常可找到对某些分枝杆菌抗原的抗体，提示结节病的发病机制可能与机体对某些诱因(包括分枝杆菌感染)产生的免疫反应有关。

◆ 本例患者以突发胸痛为主要临床表现,sACE水平升高,PPD试验阴性,影像学检查表现为纵隔双侧肺门对称性肿大,沿淋巴管分布的小结节影,未见明确坏死,符合结节病的临床及影像学表现。纵隔镜淋巴结活检提示淋巴结肉芽肿性炎,组织细胞类上皮样表现,未见明确干酪样坏死。切片镜检淋巴结病变较为一致,网织染色亦未见坏死,未见纤维瘢痕,较为符合结节病的病理表现。但因在患者其中1张切片上查见分枝杆菌,故诊断为"纵隔淋巴结结核"。患者行三联规律抗结核治疗1年,影像学检查表明纵隔、双侧肺门淋巴结反而增大,肺内出现新的结节影,出现双侧胸腔积液,且入院后多次检查均无结核性胸腔积液的证据,故考虑胸腔积液为伴发于结节病出现。结合患者临床表现、影像学、实验室检查及组织病理学检查结果,存在多项证据支持结节病诊断,同时病理提示确实存在结核分枝杆菌感染,故最终诊断"结节病合并胸腔积液、纵隔淋巴结结核"。考虑患者既往有结核病病史,不除外为非活动性结核病。此外,结核分枝杆菌与患者结节病发病是否相关尚需更多研究报道证实。患者明确诊断后,因其组织病理检查存在分枝杆菌感染证据,故在预防性抗结核治疗的基础上给予糖皮质激素治疗,预后良好。

◆ 本病例给予我们的启示是——结节病的主要确诊依据为组织病理学检查结果,如果组织学表现为典型的非干酪样坏死性上皮样细胞肉芽肿,应考虑到结节病的诊断。国内结节病合并胸腔积液并非罕见,故胸腔积液不能作为除外结节病诊断的依据。如果组织病理学表现不典型,不能与淋巴结结核相鉴别,可行短期抗结核治疗,密切监测疗效,如病情好转则支持结核病诊断,应行规律抗结核治疗,如治疗效果不佳应再考虑结节病的诊断。此外,组织学表现存在支持分枝杆菌感染的证据,还应考虑到结节病合并结核病的可能性,如能确定结节病的诊断,必要时应在规律抗结核治疗的同时给予糖皮质激素治疗结节病。

(李 洋)

病例4 胸内结节病伴双侧胸腔积液一例

【主诉】

咳嗽咳痰、气短2个月。

【病史摘要】

患者女性,52岁,农民。患者2个月前出现无明显诱因咳嗽,咳少许白痰,每日约4~5口,痰无血性成分,无异味,遇冷空气或刺激气味时咳嗽无明显加重,亦无夜间加重。感气短,平地步行1000m左右或上三层楼出现,休息十余分钟后可缓解。自感乏力、食欲缺乏,无发热,无咯血、胸痛、喘息、双下肢水肿等不适。就诊于当地医院,查肺 CT 示"肺炎,双侧胸腔积液",予静脉滴注头孢类抗生素 14 天,上述症状无明显改善,复查肺 CT,影像亦无明显好转,遂于我院就诊,为进一步诊治收入院。患者自发病以来,精神尚可,食欲缺乏,消瘦,近 2 个月体重减轻 2.5kg,大小便无明显异常。

患者既往体健,否认烟酒嗜好,否认粉尘、有害物质接触史。家族史无特殊。

【诊治过程】

1. **入院查体**　体温:36.4℃,脉搏:70 次/min,呼吸频率:18 次/min,血压:120/70mmHg,双侧锁骨上窝、腋窝、腹股沟可触及多发肿大淋巴结,直径 0.5~1.5cm,质软,无明显压痛,可活动,无粘连。气管居中,右下肺叩诊浊音,左肺叩诊清音,双肺呼吸音清晰,右下肺呼吸音略减低,未闻及明显干湿啰音及胸膜摩擦音。心脏、腹部查体未见异常。双下肢无明显水肿。

2. **辅助检查**　血常规:白细胞 6.1×10^9/L,中性粒细胞百分比 74.0%,血红蛋白及血小板正常;尿便常规、肝肾功能、电解质、凝血正常;sACE 78.92U/L。病原学检查:痰涂片找抗酸杆菌(3 次)阴性,PPD$_{5U}$(+),痰细菌、真菌培养阴性。免疫相关:红细胞沉降率 19mm/h,C 反应蛋白 1.28mg/L,免疫球蛋白及补体正常;抗核抗体、抗 ENA 阴性,抗中性粒细胞质抗体阴性。胸腔积液(右侧)检查:常规比重 1.028,白细胞计数 4.6×10^9/L,单个核细胞百分比 96%,多核细胞比例 4%;总蛋白 42.5g/L,乳酸脱氢酶 360U/L,葡萄糖 5.6mmol/L,ADA 42U/L,CEA 1.6U/L;细菌培养、涂片找抗酸杆菌、找肿瘤细胞均阴性。

肺高分辨率 CT:双侧支气管血管束增粗,右中叶、左舌段少许纤维索条影,多发斑片影,双肺门淋巴结对称性肿大,伴纵隔淋巴结肿大,双侧胸腔积液伴胸膜增厚,右侧为著。

全身浅表淋巴结超声:双侧锁骨上、腋窝、腹股沟多发肿大淋巴结,最大直径 1.8cm×1.5cm,结构尚清,内可见血流信号。详见图 9-6-11、图 9-6-12。

诊断考虑:①胸腔积液性质待查;②结节病？③肺结核？④结核性胸膜炎？

3. **治疗经过**　结合患者症状、体征、肺部影像学检查及实验室检查(包括胸腔积液检查),考虑诊断为"结节病"可能,需除外"结核病"。入院后分别行右锁骨上淋巴结穿刺活检及纤维支气管镜检查。支气管镜表现为气管、双侧支气管分支黏膜弥漫增厚、充血水肿,表面多发灰白色结节样病变,以左主支气管及左下叶分支支气管为著,左下叶支气管腔显著狭窄。分别于右中叶外侧段行气管刷片、支气管肺泡灌洗,左下叶取支气管黏膜活检。支气管肺泡灌洗液分析:细胞总数 5.98×10^5/L,巨噬细胞百分比 41.0%,淋巴细胞百分比 59.0%。淋巴细胞亚群分析:CD4$^+$ 82.7%,CD8$^+$ 9.5%,CD4$^+$/CD8$^+$ 8.71。支气管镜刷片:涂片找抗酸杆菌、找瘤细胞均阴性。右锁骨上淋巴结活检及左下叶支气管黏膜病理:肉芽肿病变,未见明显坏死,非典型结核结节,TB-PCR 阴性;若能除外结核,考虑结节病。

因未能除外结核病,给予四联抗结核药物治疗(异烟肼 0.3g 每日一次,利福平 0.45g 每日一次,乙胺丁醇 0.75g 每日一次,吡嗪酰胺 0.5g 每日三次)1 个月,复查全身浅表淋巴结 B

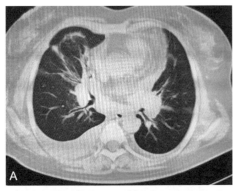

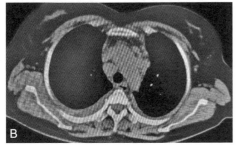

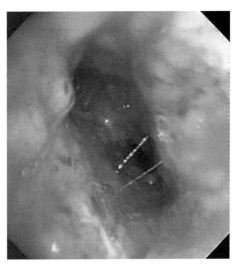

图 9-6-11 患者肺 CT（平扫）影像

A.肺窗,双肺门淋巴结对称性肿大,右中叶条片状影;B.纵隔窗,纵隔肿大淋巴结,双侧胸腔积液,右侧为著。

图 9-6-12 患者支气管镜图像（见文末彩图）

左支气管上叶黏膜肿胀,表面多发结节病变,管腔狭窄。

超及肺 HRCT 均较前无明显好转,左侧胸腔积液较前有所增加。因临床过程与结核病不符合,行内科胸腔镜检查:(右侧)壁层胸膜充血较明显,表面可见散在分布白色粟粒样结节病灶,近膈胸膜处病变较轻,脏胸膜亦可见少许白色粟粒性结节病变。未见明显胸膜粘连。胸膜活检病理回报:非干酪样肉芽肿病变,符合结节病。停用抗结核药物,给予口服泼尼松 40mg/d 起始治疗,其后规律服用,逐渐减量,疗程 18 个月后停药。口服泼尼松治疗 2 个月后肺部炎症、双侧胸腔积液及肺门纵隔淋巴结显著好转。随诊 3 年,肺 HRCT 未见复发表现。

【最后诊断】

胸内结节病Ⅱ期伴双侧胸腔积液。

【病例评析】

结节病是一种病因未明、以病变部位非干酪样肉芽肿形成为病理特点的系统性疾病。胸膜受累较为少见,占 1%~4%,主要表现为胸膜增厚、胸腔积液、气胸、胸膜微结节,罕见表现为乳糜胸、血胸、嗜酸性粒细胞性胸膜炎等。胸腔积液可单侧或双侧,多在起病后 1~3 个月出现,常伴有肺部受累,合并胸膜结节样病变。

本病中胸腔积液形成机制可能是由于脏胸膜或壁胸膜非干酪样肉芽肿病变累及,或胸膜淋巴、静脉回流受限所致;积液特点为少细胞,渗出液为主,细胞分类以淋巴细胞最多,蛋白含量较乳酸脱氢酶更加符合渗出液特点,提示本病中毛细血管通透性变化较炎症刺激在胸腔积液生成中更为重要。由于本病所致胸腔积液常缺乏特异性临床表现,确诊常有赖于胸膜活检发现非干酪样坏死性肉芽肿,并除外结核病等其他肉芽肿性疾病。

本例患者症状无特异性,肺 HRCT 除双侧胸腔积液外,表现为双肺门对称性淋巴结肿大,伴纵隔淋巴结肿大,支气管肺泡灌洗液淋巴细胞百分比显著升高,淋巴细胞亚群分析 CD4$^+$/CD8$^+$ 8.71,均符合结节病典型表现。然而,这并不足以确诊本病。患者胸腔积液检查为渗出液,细胞分类以单个核细胞为主,ADA 升高,气管镜下黏膜充血水肿,表面多发灰白色结节样病变,支气管腔显著狭窄,需与结核病仔细鉴别。

患者先后行浅表淋巴结、支气管镜下气道黏膜活检,病理表现为肉芽肿性病变,未见明显坏死,亦未完全除外结核病。因此,在充分抗结核治疗 1 个月并临床影像学表现无明显改善后,予内科胸腔镜检查,最终得以确诊。根据肺部影像学表现,本例患者最终诊断为结节病 II 期,予口服糖皮质激素规律治疗,临床疗效满意,随诊 3 年,未见复发。

评述

◆ 尽管本病致胸腔积液较为少见,但是对于细胞分类以单个核为主的渗出液病因进行鉴别时,仍应将结节病纳入鉴别疾病谱中,尤其是初始试验性抗结核治疗疗效欠佳者。本病与结核病临床表现有诸多相似之处,甚至胸腔积液生化检查亦酷似结核性胸膜炎异常改变,其胸腔积液 ADA 也可升高,故本项指标对于区分本病与结核病意义不大。

◆ 内科胸腔镜在确定不明原因胸腔积液的病因时,是一项行之有效的检查措施,可显著提高累及胸膜疾病的诊断率。本例患者试验性抗结核治疗无效,并且浅表淋巴结、支气管黏膜活检仍未能完全除外结核病,行内科胸腔镜检查,最终明确诊断。本病中受累胸膜极少粘连,结节病变周围血管增生不突出,有别于结核性胸腔积液。胸腔镜可直视于病变处取胸膜活检,其诊断阳性率显著增加。

◆ 结节病导致的胸腔积液及胸膜结节样病变可自行缓解,但大部分病例仍需治疗。本例患者未经激素治疗时,其胸部影像学无明显好转,左侧胸腔积液有所增加,口服泼尼松后,上述病变显著好转,提示本病中胸膜病变对激素治疗反应良好。

(丁艳苓)

病例5 累及气管黏膜的胸内结节病一例

【主诉】

间断咳嗽 1 个月。

【病史摘要】

患者男性,31 岁。1 个月前无明显诱因出现咳嗽,晨起吸烟后咳嗽加重,咳少量白痰,无咯血,无发热,无胸闷、胸痛,无乏力、盗汗;爬 6 层楼后喘息、气急明显,休息后可缓解,2 日前就诊于当地医院,查胸部 CT 提示双肺内病变伴纵隔、腹腔多发肿大淋巴结,血常规未见明显异常,予莫西沙星抗感染、羧甲司坦化痰、苏黄止咳胶囊止咳等对症治疗,咳嗽较前减轻,为进一步治疗就诊我院。

否认慢性病史,吸烟 8 包年,偶尔饮酒,否认家族遗传病史。

【诊治过程】

1. 入院查体 体温:37℃,脉搏:88 次/min,呼吸频率:18 次/min,血压:130/76mmHg。发育正常,营养中等,全身浅表淋巴结未触及。口唇红润,无颈静脉怒张,气管居中,甲状腺无肿大。心肺查体未见明显异常。未见杵状指,双下肢无水肿。

2. 辅助检查 实验室检查(2020-05-26):红细胞沉降率 17mm/h、C 反应蛋白(定量) 11.9mg/L、免疫球蛋白 IgA 4.21g/L、免疫球蛋白 IgE 632.00IU/ml,尿钙、甲状旁腺素未见异常,sACE 36U/L,乙肝五项、免疫三项、结核抗体三项、尿便常规未见明显异常。PPD 试验阴性。

胸部增强 CT:纵隔及右肺门区占位,纵隔及双肺门、胃小弯侧及门静脉周围多发肿大淋巴结,双肺上叶沿支气管走行多发斑点影(图 9-6-13)。

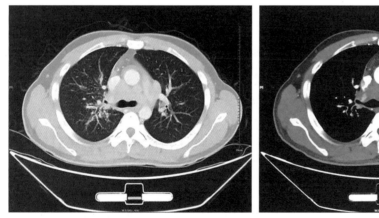
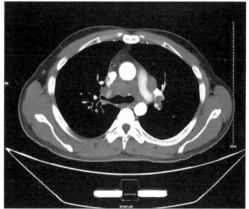

图 9-6-13 累及气管黏膜的肺结节病患者肺部增强 CT

PET/CT:全身多发肿大淋巴结,葡萄糖代谢增高:左颈部、双侧锁骨上、纵隔(2、4、5、6、7、8 区)、双肺门、双侧胸骨旁、膈上前组、胸骨旁、肝门区、腹膜后、双侧髂血管周围、盆底、梨状肌及臀大肌肌间、双侧腹股沟见多发肿大淋巴结,FDG 摄取均增高,较高 SUV 平均值/最大值约 14.4/22.4;两肺纹理增重,小叶间隔增厚,可见多发结节及斑片影,以双上肺为著,FDG 摄取弥漫性增高,SUV 值约 2.4/4.0。脑部葡萄糖代谢显像未见异常;心包少量积液;脾脏增大,葡萄糖代谢弥漫性增高(图 9-6-14)。

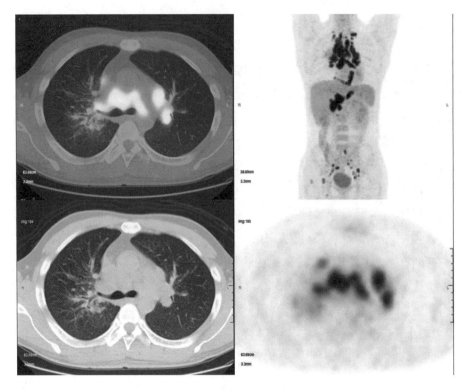

图 9-6-14　累及气管黏膜的肺结节病患者胸部 PET/CT（见文末彩图）

腹部超声：腹膜后多发异常肿大淋巴结，较大约 3.1cm×1.8cm，部分相互融合，肝胆胰脾未见明显异常，前列腺钙化灶，双肾未见明显异常，心脏超声未见明显异常。

肺功能：通气功能正常，FVC 实际值与预计值比值（FVC%pred）99.6%，FEV_1 实际值与预计值比值（FEV_1%pred）98.5%，FEV_1/FVC 82.91%，小气道功能大致正常，肺容量正常，气道阻力正常，肺弥散功能正常，一氧化碳弥散量/肺泡通气量占预计值百分比（D_LCO/VA%pred）106.1%。

气管镜检查：气管黏膜充血、肿胀明显，可见多发结节样改变（图 9-6-15）。

肺泡灌洗液：ACE，7U/L。细胞分类：中性粒细胞 5%，淋巴细胞 6%，单核细胞 2%，巨噬细胞 87%，$CD3^+$/$CD4^+$/$CD8^-$白细胞表面分化抗原 49.1%，$CD3^+$/$CD4^-$/$CD8^+$白细胞表面分化抗原 11.8%，辅助/抑制性 T 细胞比值 4.16。

细胞学：（右支气管上叶气管刷检）未见癌细胞。（右支气管上叶肺泡灌洗液）未见癌细胞，可见吞噬含铁血黄素的组织细胞；（气管隆嵴下 4R 组、

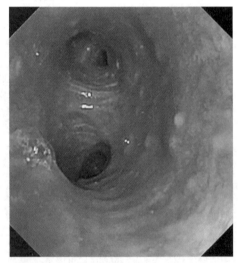

图 9-6-15　累及气管黏膜的肺结节病患者气管镜左主支气管黏膜可见结节样隆起（见文末彩图）

7组淋巴结EBUS-TBNA穿刺涂片）未见癌细胞（图9-6-16）。

病理诊断:(右支气管气道黏膜活检)黏膜慢性炎(图9-6-17),固有膜内可见多核巨细胞及肉芽肿样结构,未见坏死,抗酸染色阴性,符合肉芽肿性炎。组织化学染色:黏膜上皮AB/PAS(+);抗酸染色(−),PAS(−);免疫组化标记结果:黏膜上皮CK7(+),CK5/6(+),P40(+),TTF-1(+),NapsinA(−),CD56(−),Syn(−),P53(−),Ki-67标记指数约3%,淋巴细胞CD4(++),CD8(+)。

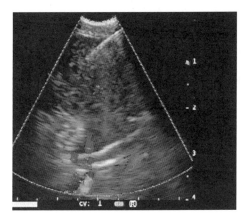

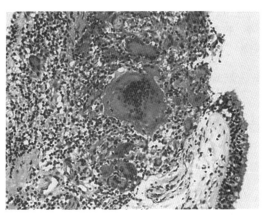

图9-6-16　累及气管黏膜的肺结节病患者EBUS-TBNA行第7组淋巴结穿刺活检(见文末彩图)

图9-6-17　累及气管黏膜的肺结节病患者气管黏膜活检病理(见文末彩图)

(气管隆嵴下4R组淋巴结EBUS-TBNA)送检淋巴组织内可见肉芽肿结构,肉芽肿由上皮样细胞及多核巨细胞构成,未见干酪样坏死,抗酸染色未查见抗酸杆菌,网织染色示肉芽肿内可见网织纤维;组织化学染色:抗酸染色未见抗酸杆菌,网织染色示肉芽肿内可见网织纤维。免疫组化结果:组织细胞CD68(+),TTF-1(−),NapsinA(−),P53(−),Ki-67标记指数约2%。

3. **治疗经过**　入院后完善相关化验检查,考虑肺结节病Ⅱ期。患者肺功能正常,考虑观察,门诊随访,暂不予全身激素治疗。门诊随访过程中,针对患者咳嗽,予吸入布地奈德治疗。

【最后诊断】

胸内结节病Ⅱ期,累及气管黏膜。

评述

◆ Ⅱ期胸内结节病的自然缓解率在40%~70%,因此结节病的治疗需要结合患者的临床表现、受累部位及其严重程度,并结合患者的基础疾病,制订个体化的治疗方案。

2019年版《中国肺结节病诊断和治疗专家共识》中提出,无症状的Ⅱ期或Ⅲ期肺结节病患者,如病情稳定、仅出现轻度肺功能异常,不建议系统性激素治疗。而出现以下情况时建议系统性激素治疗:①明显的呼吸系统症状,如咳嗽、呼吸困难、胸痛等和/或明显的全身症状,如乏力、发热、体重下降等;②肺功能进行性恶化;③肺内阴影进行性加重;④肺外重要脏器受累,如心脏、神经系统、眼部、肝脏等。该患者为青年男性,仅出现咳嗽症状,无明显全身症状。因此未予以全身系统性激素治疗。

◆ 患者气管镜检查发现气管黏膜结节样改变,黏膜活检病理证实为结节病累及气管黏膜导致。我国指南中特别指出了发现支气管黏膜多发结节,可吸入激素治疗。在后期随访患者过程中,患者有反复咳嗽症状,遂予以吸入布地奈德治疗,减轻症状。

陈韦等总结了29例应用吸入丙酸倍氯米松联合口服泼尼松治疗的肺结节病Ⅱ期和Ⅲ期患者的疗效,相对于应用口服泼尼松治疗的13例对照组患者,前者的治疗可明显改善肺功能中最大呼气流速实测值占预计值百分比(FEF_{max}%),提示吸入激素有利于改善气道功能,并有助于减少口服激素剂量。国外学者有采用高剂量吸入布地奈德($800\mu g/d$)作为肺结节病初始治疗的报道。如何在临床上使用吸入激素治疗肺结节病,包括如何筛选适合的患者、何时开始、吸入的剂量和疗程,仍需要积累大量病例进行深入研究。

(张春阳　韩志海)

病例6　胸内结节病伴隐球菌感染一例

【主诉】

发现纵隔淋巴结肿大,右肺结节影两个半月。

【病史摘要】

患者男性,51岁,汉族。2011年5月末,患者来院查体,胸部CT提示右肺上叶可见结节状高密度影,直径约6mm,双肺门肿大,纵隔内可见多发肿大淋巴结影。进一步复查全身PET/CT示左侧锁骨上区淋巴结浓聚,SUV 2.64;右肺上叶多发小结节,SUV 8.5,纵隔及两侧肺门多发肿大淋巴结并放射性浓聚,SUV 5.94~13.6,两侧较为对称;腹膜后下腔静脉前方淋巴结,SUV 6.54。结论:左侧锁骨上、纵隔、肺门及腹膜后多发淋巴结代谢增高,右肺多发小结节,考虑结节病。查血常规示白细胞轻度偏低[$(3.09~3.25)\times10^9/L$],血红蛋白及血小板正常。未予特殊治疗,为进一步明确诊断,以"纵隔淋巴结肿大原因待查"收入我科。

病程中无发热、盗汗,无乏力,无鼻出血及齿龈出血,无皮疹,无咳嗽、咳痰及咯血,无恶心、呕吐,无腹痛、腹泻,无尿频、尿急及尿痛。饮食、睡眠好。精神好。二便未见异常。体重无明显变化。

1981年诊断结核性胸膜炎,口服异烟肼治疗后痊愈。无其他慢性病病史。不吸烟,少量饮酒(平均100ml/d)。否认家族遗传性疾病病史。

【诊治过程】

1. 入院查体 体温:36℃,脉搏:78次/min,呼吸频率:18次/min,血压:130/100mmHg。身高176cm,体重80kg。无贫血貌,皮肤、巩膜无黄染,右侧颌下可触及一淋巴结,约1cm×1cm,无触痛,质韧,活动度好,其余浅表淋巴结未触及肿大。胸廓无畸形,双肺语颤等强,双肺叩诊呈清音,双肺呼吸音清,未闻及干湿啰音,未闻及胸膜摩擦音。胸骨无叩痛。心前区无隆起,无抬举性搏动,心率78次/min,律齐,各瓣膜听诊区未闻及杂音,未闻及心包摩擦音。腹平软,无压痛、反跳痛及肌紧张,未扪及包块。肝脾肋下未触及,腹部移动性浊音阴性,肠鸣音约6次/min。双侧足背动脉搏动正常对称。

2. 辅助检查 血常规:白细胞计数(3.09~3.25)×10⁹/L,血红蛋白及血小板正常。肿瘤标志物:阴性;sACE 59.62U/L(23~43U/L);抗中性粒细胞质抗体:阴性;PPD试验:阴性;结核三项:阴性;痰涂片未见抗酸杆菌;肺功能:通气及换气功能均在正常范围。

胸部CT(2011-05-25):右肺上叶结节状高密度影,直径约6mm,双肺门肿大,纵隔内可见多发肿大淋巴结影(图9-6-18)。复查肺CT(2011-08-11)右肺门及气管隆嵴下淋巴结较前增大,左下肺新发2个小结节影(图9-6-19)。

PET/CT(2011-06-07):左侧锁骨上区淋巴结浓聚,SUV 2.64;右肺上叶多发小结节SUV 8.5;纵隔及两侧肺门多发肿大淋巴结并放射性浓聚SUV 5.94~13.6,两侧较为对称;腹膜后下腔静脉前方淋巴结,SUV 6.54。

骨扫描、头颅MRI、眼底检查:未见明显异常。

纤维支气管镜检查+活检(2011-08-19):右上肺尖段可见新生物阻塞管腔。病理:慢性肉芽肿性炎改变,抗酸染色(-),PAS(-)。

3. 治疗经过 2011年8月9日入院后(第1次入院),结合临床表现、影像学特征,初步考虑结节病可能性大,不除外肺结核、淋巴瘤。积极完善相关检查。①血液指标:血常规、血生化、红细胞沉降率、凝血功能均正常。肿瘤标志物基本正常。体液免疫全套、淋巴细胞测定无明显异常。抗中性粒细胞胞质抗体阴性。结核三项:结核试验阴性,ICT-TB卡阴性,TB快速卡阳性。PPD试验(-),痰涂片抗酸染色阴性。②sACE 59.62U/L,提示结节病活动。③行纤维支气管镜检查+活检,右肺上叶尖段新生物取活检4块送病理。病理结果:慢性肉芽肿性炎改变,抗酸染色(-),PAS(-)。结合临床表现,综合以上检查及化验结果,诊断为结节病,并处于活动期。

2011年8月24日起,给予泼尼松片15mg/次,口服,一日两次治疗。患者诊断明确,病情尚平稳,可出院口服药物治疗,8月25日办理出院。3周后(2011-09-26)复查胸部CT,右肺结节及纵隔淋巴结明显减小(图9-6-20),将激素减量至15mg/早+10mg/晚。2011年10月11日,再次将激素减量,至10mg/次,口服,2次/d。2011年10月28日后,减量至15mg/d,长

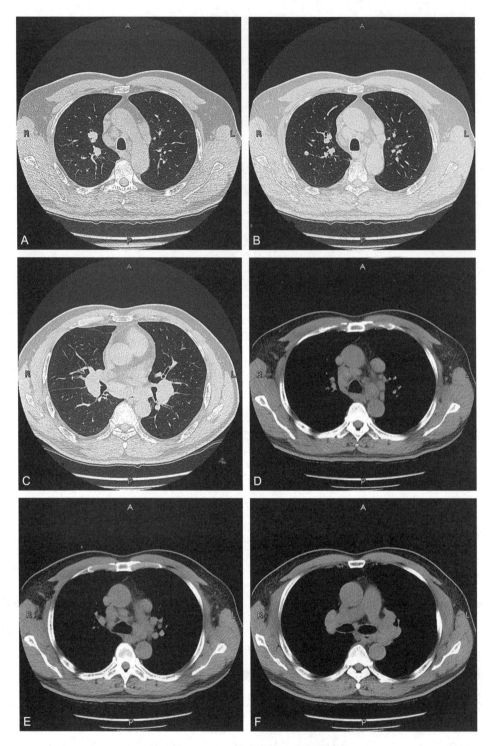

图 9-6-18　2011 年 5 月 25 日胸部 CT
A~C. 肺窗, 右肺上叶结节状高密度影, 双肺门肿大; D~F. 纵隔窗, 多发肿大淋巴结。

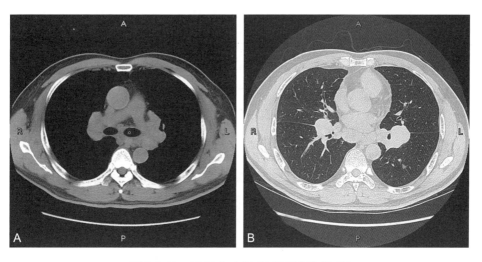

图 9-6-19　2011 年 8 月 11 日复查胸部 CT

A.纵隔窗,右肺门及气管隆嵴下淋巴结较前增大;B.肺窗,左下肺新发 2 个小结节影。

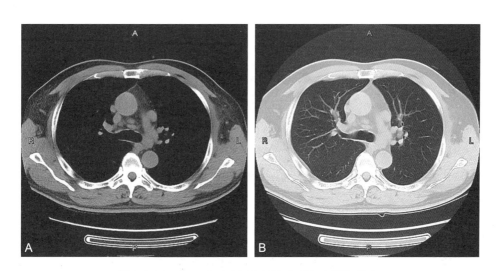

图 9-6-20　2011 年 9 月 26 日治疗后复查的胸部 CT

A.纵隔窗,纵隔淋巴结较前明显缩小;B.肺窗,右肺结节较前缩小。

期维持。此后因工作原因,患者经常出差,劳累,休息少,未定期复查胸部 CT。

　　2012 年 1 月 13 日复查胸部 CT(第 2 次住院),提示右上肺、左下肺多发结节与斑片影,较前增多、增大,淋巴结稍有增大(图 9-6-21)。复查 PET/CT(2012-01-18):与 2011 年 6 月相比,多处病灶好转;右肺上叶后段结节伴轻度放射性摄取,与前相比略有增大,左下肺背段可见两处新发结节,伴轻度放射性摄取,SUV 3.20~3.89。纵隔及两侧肺门仍可见多个淋巴结伴轻度放射性摄取,最大 SUV 3.50~3.85,与之前相比明显减低,淋巴结数量明显减少。2012 年 1 月 17 日,行 EBUS+纵隔淋巴结穿刺,病理检查提示淋巴结见少量增生的上皮样肉芽肿结构,未见坏死,抗酸染色阴性,未见肿瘤细胞。综合考虑为肺结节病复发,予泼尼松 15mg/次口服 2 次/d,出院后继续激素治疗。

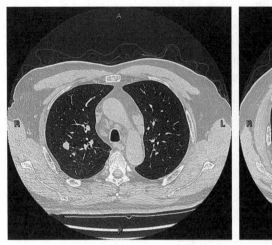
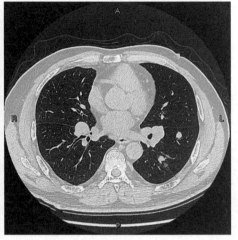

图 9-6-21　2012 年 1 月 13 日复查的胸部 CT（肺窗）
激素减量后复查右上肺、左下肺多发结节与斑片影，较前增多、增大。

　　2012 年 3 月 19 日复查胸部 CT 示右上肺及左下肺阴影范围较前扩大、密度增加，其中左下肺病灶出现空洞，双肺门及纵隔淋巴结较前缩小（图 9-6-22）。因胸部 CT 发现肺部病变进展，2012 年 3 月 30 日再次入院治疗（第 3 次住院），查 sACE 23.54U/L、TB-SPOT 抗原 A 104、抗原 B 248（SFC/106）、TB-SPOT 试验：352/106，结核抗体、痰抗酸染色阴性。G 试验、GM 试验、巨细胞病毒、呼吸道合胞病毒、EB 病毒、流感病毒等抗体阴性。ANCA、抗双链 DNA（dsDNA）、抗 ENA 均阴性。联合会诊结论：①结节病诊断成立，糖皮质激素加量，建议方案为泼尼松 40mg 顿服（2012-03-29—2012-05-16）；②肺部阴影不除外结核感染，建议抗结核治疗（异烟肼 0.4g/d、利福平 0.45g/d、吡嗪酰胺 0.5g/次，3 次/d，2012-04-14 起）。糖皮质激素（泼尼松）用量小结见表 9-6-3，抗结核治疗总疗程见表 9-6-4。

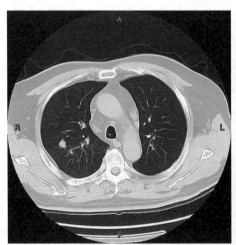
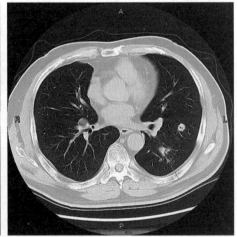

图 9-6-22　2012 年 3 月 19 日胸部 CT（肺窗）
右上肺及左下肺阴影范围较前扩大、密度增加，左下肺病灶出现空洞。

表 9-6-3　糖皮质激素（泼尼松）用量小结

时间	剂量	
2011-08-24—2011-09-24	15mg/次	2 次/d
2011-09-25—2011-10-10	15mg/早,10mg/晚	
2011-10-11—2011-10-28	10mg/次	2 次/d
2011-10-29—2012-01-13	15mg/次	1 次/d
2012-01-14—2012-03-19	15mg/次	2 次/d
2012-03-20—2012-03-28	20mg/次	2 次/d
2012-03-29—2012-05-16	40mg/次	1 次/d
2012-05-17—2012-05-31	30mg/次	1 次/d
2012-06-01—2012-06-14	25mg/次	1 次/d
2012-06-15—2012-08-14	20mg/次	1 次/d
2012-08-16—2012-10-31	15mg/次	1 次/d
2012-11-01—2013-01	12.5mg/次	1 次/d
2013-02—2013-04	10mg/次	1 次/d
2013-04—2013-12	20mg/次	1 次/d
2013-12—2020-07	10mg/次	1 次/d

表 9-6-4　抗结核治疗总疗程（2012-04—2013-12）

时间	药物	剂量	
2012-04—2012-05	异烟肼	0.4g/次	1 次/d
	利福平	0.45g/次	1 次/d
	吡嗪酰胺	0.5g/次	3 次/d
2012-05—2012-11	异烟肼	0.3g/次	1 次/d
	乙胺丁醇	0.75g/次	1 次/d
	左氧氟沙星	0.5g/次	1 次/d
2012-11—2013-03	异烟肼	0.3g/次	1 次/d
	乙胺丁醇	0.5g/次	1 次/d
	左氧氟沙星	0.5g/次	1 次/d
2013-04—2013-12	异烟肼	0.3g/次	1 次/d
	乙胺丁醇	0.75g/次	1 次/d

　　2012 年 4 月 28 日,因"低热伴咳嗽"第 4 次入院,复查胸部 CT:淋巴结稍有增大,右上肺、左下肺多发斑片影明显增多、增大,考虑感染(图 9-6-23)。入院后予头孢哌酮他唑巴坦、伏立康唑抗感染治疗,4 月 30 日起体温降至正常,轻度干咳,无痰,5 月 10 日停头孢哌酮他唑巴坦。5 月 2 日,CT 引导下经皮穿刺肺活检,在左下肺病灶取长约 1cm 细条状肺组织共 5 条;病理:(左下肺)肉芽肿性病变,其间见大小不等、圆形、类圆形真菌孢子样结构,壁厚无出芽,

考虑深部真菌感染。微生物鉴定:新型隐球菌。5月3日,查G试验、GM试验均为阴性,隐球菌血清学检测(乳胶凝集试验)(++++),痰抗酸染色阴性,TB-SPOT抗原A 132、抗原B 380(SFC/106)。5月17日,联合会诊诊断为肺结节病并发肺隐球菌病,肺结核不除外,将泼尼松减量至30mg/d,抗真菌药物调整为氟康唑400mg/d,继续抗结核治疗,方案调整为:异烟肼0.3g/d、乙胺丁醇0.75g/d、左氧氟沙星0.5g/d。2012年6月28日,复查胸部CT:右上肺、左下肺多发病变呈空洞样改变,病灶明显缩小,纵隔淋巴结与前次相仿。2012年10月29日,复查胸部CT右上肺、左下肺多发病变与结节均略有缩小。纵隔内淋巴结与原片相仿(图9-6-24)。

2012年11月6日第5次入院复诊,联合会诊维持5月17日诊断,泼尼松减量至12.5mg/d,继续氟康唑400mg/d抗真菌治疗,抗结核治疗方案调整为异烟肼0.3g/d、乙胺丁醇0.5g/d、左氧氟沙星0.5g/d。出院后门诊随诊,2013年1月,泼尼松减量至10mg/d。2013年2月4日,复查胸部CT(图9-6-25):右上肺、左下肺多发结节,原空洞结节出现实变。纵

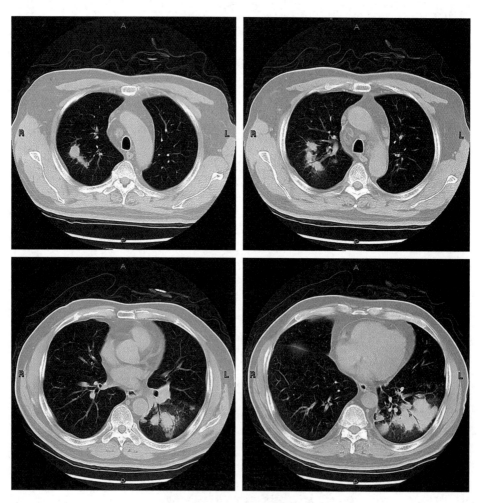

图9-6-23 2012年4月28日胸部CT(肺窗)
右上肺、左下肺多发斑片影明显增多、增大,穿刺病理证实左下肺病变为新型隐球菌肺炎。

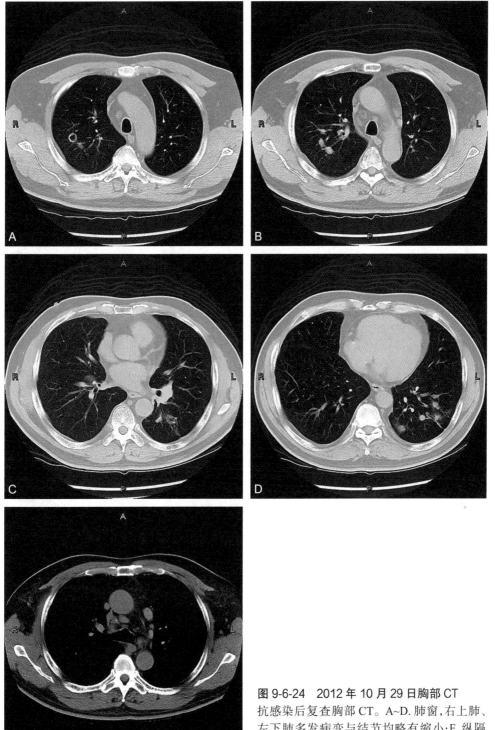

图 9-6-24 2012 年 10 月 29 日胸部 CT
抗感染后复查胸部 CT。A~D.肺窗,右上肺、左下肺多发病变与结节均略有缩小;E.纵隔窗,纵隔淋巴结较前减小。

隔淋巴结无明显变化。2013 年 3 月停止抗结核治疗(总疗程 1 年左右)。3 月 27 日复查胸部 CT:右上肺、左下肺多发结节,与 2013-02-04 对比,病灶与前变化不大,双肺门、纵隔淋巴结肿大,较前稍增大。

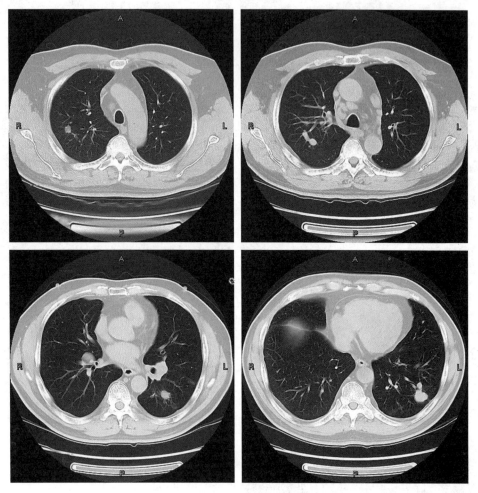

图 9-6-25　2013 年 2 月 4 日胸部 CT(肺窗)
右上肺、左下肺多发结节,原空洞结节出现实变。

2013 年 4 月 23 日,为评估病情第 6 次入院。查体:满月脸,向心性肥胖,浅表淋巴结阴性。4 月 24 日复查胸部 CT:右上肺、左下肺多发结节,双肺门、纵隔淋巴结肿大,与 2013-03-27 对比,病灶变化不大。联合会诊考虑肺结节病、肺隐球菌病诊断明确,肺结核不除外,予泼尼松 20mg/d 维持治疗,加甲氨蝶呤 12.5mg/周;继续氟康唑抗真菌治疗,200mg/次 2次/d;继续抗结核治疗,异烟肼(0.3g/d)+ 乙胺丁醇(0.75g/d)。2013 年 12 月,将泼尼松减量至 10mg/d,长期维持,停用抗结核药物。2014 年 2 月 10 日,复查胸部 CT 提示:左下肺结节较前增大。其余结节及肿大淋巴结与前相仿。

2014 年 2 月 17 日,第 7 次入院治疗,给予泼尼松 10mg/d,继续氟康唑 400mg/d 抗新型隐球菌感染。2014年2月26日出院后治疗方案:泼尼松10mg/d+甲氨蝶呤12.5mg/周继续治疗结节病;伏立康唑:首日0.4g/次、每12小时一次,第二日开始0.2g/次、每12小时一次维持;氟胞嘧啶1g/次,3次/d抗真菌治疗。患者服用半年余后,自行停用药物治疗。

2017年10月31日,复查胸部CT:双肺门、纵隔多发肿大淋巴结,较前缩小。此后每年复查胸部CT,与2017年片大致相仿。

【最后诊断】

1. 胸内结节病Ⅱ期。

2. 肺隐球菌病。

3. 肺结核不除外。

4. 继发性糖尿病。

5. 高尿酸血症。

6. 高脂血症。

评述

◆ 该患者病程较长,容易反复。自2011年5月查体发现纵隔淋巴结肿大、右肺结节影,至2021年4月,已近10年,其间患者长期口服糖皮质激素治疗,病情有反复,且并发感染性疾病。综合分析病情反复的原因,一是结节病本身易复发,二是患者院外工作生活规律差,三是糖皮质激素减量速度过快或患者私自停用糖皮质激素。十年过去,患者病情目前达到相对稳定的状态,有赖于后期坚持按照既定方案治疗,并定期随访,来院就医。后期患者较高的依从性是取得治疗效果的基石。由此可见,对于身患慢性疾病的患者,保持良好的依从性、坚持随访,对改善预后有积极正面的作用。对于医疗团队,做好患者教育,个性化诊治和长期随访,既有利于帮助患者改善病情,又有利于对疾病做长期的观察和研究,提高感性认识。

◆ 糖皮质激素是双刃剑。在应用糖皮质激素治疗半年后,患者即出现前胸及右下腹皮肤色素沉着。在2012年4月住院时,查体已记录满月脸、向心性肥胖等典型药源性改变,这可能与患者本身体重较大(80kg)有一定关系,但与应用糖皮质激素关系更加密切。在同期,患者还出现了继发性糖尿病。另外,长期应用激素导致的免疫功能减退,患者继发新型隐球菌感染、结核感染不除外,使患者病情进一步复杂化。在继发新型隐球菌肺炎后,这两种病的治疗互相之间有矛盾之处,结节病进展需要使用激素及免疫抑制剂,但免疫力低下隐球菌又难以治疗。因此,长期应用糖皮质激素,需要我们提前做好应对副作用的准备。该患者的经历为我们在此方面积累了经验。

◆ 多重用药,脏器损伤。患者诊断为肺结节病并发肺隐球菌病,肺结核不除外,除应用糖皮质激素外,同时合用免疫抑制剂(甲氨蝶呤),抗真菌药(氟康唑、伏立康唑),抗结核药(异烟肼、利福平、吡嗪酰胺、乙胺丁醇)等,对患者的肝肾功能造成了极大的负担。住院期间,曾一度观察到患者氨基转移酶升高,表明多重用药对患者的肝脏造成了损害,经过加用保肝药治疗后,肝功能恢复正常。但综合起来,患者每日需要应用的药物种类较多,不仅提高了肝肾功能损害的风险,降低了患者的依从性,在经济方面更加重了患者的负担。

◆ 综上,该患者经过近10年以来的治疗,病情总体上趋于稳定,表明治疗方案是行之有效的。此后,我们还将对患者做更长时间的随访和观察。

(徐国纲)

参 考 文 献

[1] THILLAI M,ATKINS C P,CRAWSHAW A,et al. BTS Clinical Statement on pulmonary sarcoidosis [J]. Thorax,2021,76(1):4-20.

[2] CROUSER E D,MAIER L A,WILSON K C,et al. Diagnosis and detection of sarcoidosis. An official American Thoracic Society clinical practice guideline [J]. Am J Respir Crit Care Med,2020,201(8): e26-e51.

[3] GRUNEWALD J,GRUTTERS J C,ARKEMA E V,et al. Sarcoidosis [J]. Nat Rev Dis Primers,2019,5 (1):45.

[4] 中华医学会呼吸病学分会间质性肺疾病学组,中国医师协会呼吸医师分会间质性肺疾病工作委员会.中国肺结节病诊断和治疗专家共识[J].中华结核和呼吸杂志,2019,42(9):685-693.

[5] 王峰,童朝晖.结节病胸膜病变的诊治现状[J].中华结核和呼吸杂志,2013,36(12):968-970.

[6] SUNNETCIOGLU A,SERTOGULLARINDAN B,BATUR A,et al. A case of sarcoidosis with pleural involvement [J]. Clin Respir J,2018,12(1):334-336.

[7] JOSHI S,PERIWAL P,DOGRA V,et al. Sarcoidosis as unusual cause of massive pleural effusion [J]. Respir Med Case Rep,2015,16:143-145.

[8] WANG F,TONG Z,WANG Z,et al. Application of medical thoracoscopy in diagnosis of sarcoidosis-related pleural effusion [J]. Respirol Case Rep,2014,2(3):99-101.

[9] 王峰,童朝晖,王臻,等.结节病胸膜病变合并胸腔积液六例报告及文献复习[J].中华结核和呼吸杂志,2015,38(2):99-104.

[10] ENOMOTO Y,YOKOMURA K,SUDA T. Bilateral pleural effusion associated with military sarcoidosis [J]. Am J Respir Care Med,2015,191(4):474-475.

[11] 陈韦,赖莉芬,冯华松.口服和吸入激素联合治疗胸内结节病的肺功能对比观察[J].临床肺科杂志,2009,14(7):875-877.

[12] MORIMATSU Y,OKAMOTO M,KAWAYAMA T,et al. Remarkable improvement in clinical course and serum KL-6 levels after initiation of high-dose inhaled budesonide in pulmonary sarcoidosis [J]. Kurume Med J,2020,66(1):71-75.

第一节　神经结节病概述

结节病是一种以非干酪样坏死性上皮样细胞肉芽肿为病理特征的系统性肉芽肿性疾病，其病因及发病机制尚未明确。全身各个器官均可受累，以肺部及胸内淋巴结受累最为常见，其次是皮肤和眼部。神经系统受累相对少见，5%~10%的结节病患者神经系统受到侵犯，出现神经系统损害的临床症状和体征，称为神经结节病(neurosarcoidosis,NS)。首次诊断结节病时，约50%的患者已经存在神经系统受损表现。约1/3的神经结节病患者在病程中出现一种以上的神经系统表现。在极少数患者中，结节病可仅仅累及神经系统，称为孤立性神经结节病。

第二节　神经结节病的临床表现

中枢和周围神经系统的任何部位均可受累，临床表现主要取决于肉芽肿的位置和大小，故神经结节病临床表现多样，缺乏特异性临床症状及体征，临床极易误诊(表10-2-1)。脑神经、下丘脑和垂体是最常见的受累部位。

表 10-2-1　神经结节病的症状和体征

症状和体征	发生概率/%
脑神经病变	50~75
无菌性脑膜炎	10~20
脑实质病变	5~15
周围神经病	5~10
肌病	10
脑积水	10

一、脑神经病变

脑神经病变是神经结节病最常见的临床表现,可见于 50%~75% 的患者。脑神经受累以面神经最为常见,表现为单侧或双侧周围性面神经麻痹,可以反复发作。极少数面神经麻痹患者合并眼葡萄膜炎、腮腺肿大及发热,称为 Heerfordt 综合征,该综合征高度提示结节病。视神经受累仅次于面神经,典型表现为视物模糊、视野缺损甚至失明,眼科检查可能发现视盘水肿、视力下降等。阿-罗瞳孔(Argyll-Robertson pupil)、Holmes-Adie 综合征和霍纳(Horner)综合征均有报道。第Ⅷ对脑神经受累可导致听觉或前庭功能障碍。神经结节病累及基底部软脑膜时,临床上可以出现多发性脑神经麻痹。

二、下丘脑或垂体功能障碍

脑基底部是神经结节病最常见的受累部位之一,10%~15% 的患者下丘脑或垂体受累,从而出现神经内分泌功能障碍,如中枢性尿崩症、抗利尿激素分泌失调综合征、甲状腺功能减退、肾上腺功能低下,甚至全垂体功能减退;下丘脑损害还可表现为昏睡、人格改变、体温调节异常、食欲及性欲异常等。

三、脑和脊髓受累

脑实质受累时出现与病变部位有关的局灶性症状、体征,如偏瘫、偏身感觉障碍,基底节受累可表现为帕金森综合征或舞蹈样运动,脑室周围白质受累可出现类似多发性硬化的表现。7%~22% 的神经结节病患者可出现局灶性或全面性癫痫发作,与大脑皮质受累有关。少数患者脑实质受累表现为颅内占位形式,可以单发或多发,需与胶质瘤、脑膜瘤等鉴别。广泛脑实质受累时,患者可出现认知和精神行为异常,可见于约 20% 的神经结节病病例。10%~20% 的病例出现脑膜病变,临床表现为急性或慢性无菌性脑膜炎或脑膜占位性病变,出现头痛、颈项强直和发热等症状。病变侵犯脑膜或脑室通路时,可以发生急性、亚急性交通性或非交通性脑积水,脑脊液循环急性梗阻偶可导致猝死。此外,约 10% 的患者出现脊髓病变,多呈亚急性或慢性病程,以颈胸段受累常见,髓内或髓外均可受到累及,出现脊髓病或神经根病,临床表现有截瘫、神经根综合征、马尾综合征等。

四、周围神经病

结节病可以侵及周围神经的任何部位,大小神经纤维均可受累,呈急性、亚急性或慢性病程,表现为单神经病、多发性单神经病以及更为广泛的多发性周围神经病,部分患者临床上可以表现为急性炎症性脱髓鞘性多发性神经病(吉兰-巴雷综合征)。小纤维病变明显时,可以表现为肢体远端疼痛、温度觉障碍、自主神经功能障碍,严重时躯干亦可累及,查体可见感觉过敏或感觉倒错。神经结节病导致的周围神经病经肌电图检查提示周围神经以轴索损害为主。

五、肌病

1%~3% 的神经结节病患者出现骨骼肌损害,其中 50%~80% 是无症状的,为亚临床病变。临床表现为急性或慢性肌病,近端受累更为常见,出现肌无力、疼痛、肌肉触痛、可触及的孤立性结节等,病程进展可出现肌肉萎缩。

第三节　神经结节病的诊断

已确诊结节病的患者出现神经系统表现,可考虑神经结节病,但必须除外继发性感染或恶性肿瘤等。对于孤立性神经结节病,因为缺乏神经系统以外临床表现,诊断有一定困难。由于获取神经组织进行活检有一定困难,临床上如果怀疑神经结节病,应积极评估、寻找神经系统以外结节病的证据,应对皮肤、淋巴结和肺部进行全面评估。结节病的病理改变为非干酪样坏死性上皮细胞肉芽肿,但上述改变并非结节病所特有,因此结节病的诊断需要结合临床、辅助检查等进行综合判断,并与多种疾病进行鉴别诊断。

一、实验室检查

(一) 血液学检查

血常规检查常无明显改变,在疾病活动进展期可有白细胞减少、贫血、红细胞沉降率增快,部分患者钙代谢障碍引起高钙血症。血管紧张素转化酶由肺毛细血管内皮细胞和肉芽肿组织内的上皮样细胞、肺泡巨噬细胞产生,被认为是活动性结节病的生化标志物,但用其诊断结节病的灵敏度为 57%,特异度不足 90%,诊断价值有限。

(二) 脑脊液检查

在神经结节病患者中,脑脊液异常较常见,尤其是软脑膜受累患者,但缺乏特异性。约 50% 的患者出现轻度脑脊液白细胞增多,以单个核细胞为主。约 70% 的患者有脑脊液蛋白升高,通常可达 250mg/dl。脑脊液葡萄糖水平可以正常或偏低。其他脑脊液异常有 IgG 指数升高、寡克隆区带阳性、血管紧张素转化酶升高等。少数患者可以有脑脊液压力升高。如果有证据提示颅内压增高,进行腰椎穿刺应谨慎。在腰椎穿刺前,应完善眼底检查以排除视盘水肿,并行神经影像学检查以排除脑室扩大、脑水肿和占位性病变。约 1/3 的神经结节病患者脑脊液检查正常。

(三) 组织学检查

结节病的诊断依赖于病理学检查,对所有结节病患者应尽量取得病理学证据。活检部位首选浅表、易于活检的病变部位,如皮肤、皮下组织、鼻黏膜、眼结膜结节及浅表淋巴结等,其次选择胸内受累部位,包括肿大的纵隔淋巴结、肺组织等。经支气管镜行支气管黏膜活检及肺活检是目前确诊结节病较为简便和安全的活检方法。神经活检通常选取受累的脑膜、脑组织、周围神经或肌肉,肉芽肿病变具有倾向于血管周围分布的特点。

(四) 其他

如脑电图、诱发电位、数字减影脑血管造影等,可用于进一步明确病变部位或排除其他疾病。神经传导检查和肌电图有助于定位和明确周围神经和肌肉病变。Kveim-Siltzbach 临床诊断效用有限,目前已不再使用。有研究发现,神经结节病患者脑脊液可溶性 IL-2 受体(soluble interleukin 2 receptor, sIL-2r)水平升高,然而,这项检查目前尚未常规应用于神经结节病的诊断。

二、影像学检查

(一) X 线检查

异常的胸部 X 线表现是结节病的首要发现,有 90% 以上的患者表现为双侧肺门及纵隔对称性淋巴结肿大,可伴有肺内网状、结节状或斑片状阴影。普通 X 线胸片对结节病诊断的正确率仅有 50%,胸部 CT 扫描可以提高 X 线检测的灵敏度。

(二) 磁共振成像(MRI)

对于神经结节病,首选的影像学检查方法是 MRI,应对头部和脊髓进行全面扫描,包括平扫和增强扫描。可见软脑膜弥漫、局灶或多灶性病变,增强扫描可见软脑膜线样或结节样强化,线样强化与病变沿着软脑膜进入脑血管周围间隙有关。基底部脑膜、基底部中线结构如下丘脑、垂体、视交叉为易受累部位。脑神经受累时可见相应部位的强化改变,以面神经和视神经较为常见。脑室旁白质受累,则可出现多发性硬化样影像学改变。硬脑膜病变表现为硬脑膜增厚及强化。背侧软脊膜下脊髓强化超过 2 个脊椎节段,治疗 2 个月后强化仍持续存在,对诊断脊髓结节病有一定提示意义。脑膜或脑实质强化提示活动性炎症伴血脑屏障受损。其他神经影像学改变有脑积水、神经根增粗强化等。

(三) 核素扫描

^{67}Ga 能被活化的巨噬细胞和淋巴细胞摄取,可协助诊断、了解结节病病变的活动性和受累程度,并为活检部位提供依据,但缺乏特异性。近年来,^{18}F-FDG PET/CT 临床应用日益广泛,由于肉芽肿组织可以摄取 ^{18}F-FDG,^{18}F-FDG PET/CT 可以帮助评估结节病炎症活动程度、器官受累情况及治疗效果。

三、诊断标准

神经结节病发病率低,有学者先后提出了多个神经结节病诊断标准,目前尚没有统一的诊断标准。

1. Zajicek 神经结节病诊断标准(1999 年) ①确诊的神经结节病:神经系统组织病理学检查发现非干酪样坏死性肉芽肿;②很可能的神经结节病:中枢神经系统炎症病变的临床证据,系统性病变的阳性病理学结果,或 Kveim 试验阳性和/或至少 2 项下列试验阳性——^{67}Ga 扫描、血清血管紧张素转化酶监测、胸部 X 线检查;③可能的神经结节病:缺乏病理学阳性结果,但排除了其他炎症病变。

2. Marangoni 改良的神经结节病诊断标准(2006 年)　①确诊的神经结节病:神经系统组织病理学检查发现非干酪样坏死性肉芽肿;②很可能的神经结节病:中枢神经系统炎症病变的临床证据,系统性病变的阳性病理学结果,和/或至少 2 项下列试验阳性——^{67}Ga 扫描、支气管肺泡灌洗液中 CD4$^+$/CD8$^+$>3.5、脑脊液 CD4$^+$/CD8$^+$>5、胸部高分辨率 CT 扫描;③可能的神经结节病:缺乏病理学阳性结果,但排除了其他炎症病变。

3. 2018 年,神经结节病共识小组提出了神经结节病诊断标准(表 10-3-1)。

表 10-3-1　2018 年神经结节病共识小组提出的神经结节病诊断标准

项目	诊断标准
确诊的神经结节病	1. 临床表现和诊断评估提示结节病(神经系统肉芽肿性炎症的典型临床表现,MRI、脑脊液和/或肌电图表现,严格除外其他病因) 2. 神经系统组织病理学检查发现非干酪样坏死性肉芽肿 A 型:有神经系统外结节病表现 B 型:无神经系统外结节病表现(即孤立性神经结节病)
很可能的神经结节病	1. 临床表现和诊断评估提示结节病(神经系统肉芽肿性炎症的典型临床表现,MRI、脑脊液和/或肌电图表现,严格除外其他病因) 2. 神经系统以外组织病理学检查发现非干酪样坏死性肉芽肿
可能的神经结节病	1. 临床表现和诊断评估提示结节病(神经系统肉芽肿性炎症的典型临床表现,MRI、脑脊液和/或肌电图表现,严格除外其他病因) 2. 没有肉芽肿的病理证据

四、鉴别诊断

1. 中枢神经系统感染,如结核性或真菌性脑膜炎。
2. 中枢神经系统肿瘤,如癌性或淋巴瘤性脑膜炎。
3. 脱髓鞘肌病。
4. 血管炎。
5. 其他原因引起的多发性单神经病。
6. 多发性肌炎等肌病。

第四节　神经结节病的治疗

部分结节病患者可自行缓解,在出现以下情况时可考虑给予治疗,这些指征包括:严重的眼、神经、心脏病变以及高钙血症,有症状或进展的胸内结节病。目前神经结节病的治疗尚缺乏高质量的随机对照试验或者标准化治疗方案,当前治疗手段包括药物治疗、放射治疗和手术治疗,以药物治疗为主。

一、药物治疗

(一)糖皮质激素

糖皮质激素为目前治疗结节病的首选药物,但其远期疗效仍不明确。糖皮质激素治疗神经结节病的确切机制尚不清楚,可能与其抗炎和免疫调节作用有关。应依据疾病的严重程度和治疗反应来确定治疗剂量和疗程,神经结节病的激素剂量通常高于其他部位的结节病,推荐治疗方案有两种:①起始剂量为泼尼松 40~80mg/d,然后根据临床治疗反应进行滴定减量;②根据体重使用糖皮质激素,起始剂量为泼尼松 0.5~1mg/(kg·d),持续 4~6 周,然后滴定减量至 0.1~0.25mg/(kg·d),总疗程持续 6~24 个月。对于轻症病例,例如面神经麻痹或无菌性脑膜炎,可能仅需治疗 2~4 周时间。对于急性严重病例,推荐静脉给予甲泼尼龙 1g/d 或 20mg/(kg·d),持续 3~5 天,然后改为上述口服激素方案。

对于病情严重或慢性病程患者,激素减量需缓慢,如每 2 周减少泼尼松 5mg,激素减量至 10mg/d 左右,病情容易出现反复,因此当泼尼松减量至该水平时,可进一步减慢减量速度,如每 1~2 周减少 1mg。在激素减量过程中,应定期进行临床评估和复查脑、脊髓 MRI。脑脊液常规通常不作为治疗剂量调整的依据。长期应用激素治疗应注意监测相关不良反应,如高血压、糖尿病、骨质疏松、消化性溃疡和继发感染等。

对于激素治疗失败、不能耐受激素治疗或存在糖皮质激素治疗主要禁忌证的患者,可选择其他药物。

(二)甲氨蝶呤

每周 7.5mg,每 2 周增加 2.5mg,直到达到每周 10~15mg,持续治疗 4~6 周,如果需要可持续使用 12 个月。主要副作用为肝脏毒性、间质性肺炎、骨髓抑制与贫血,应定期监测血常规、肝功能。

(三)吗替麦考酚酯

起始剂量 500mg,每天 2 次,持续 1 周,如果能够耐受,加量至 1 000mg,每天 2 次,2~3 个月后如果疾病仍持续呈活动性,加量至 1 500mg,每天 2 次。主要副作用有白细胞减少、贫血、食管炎、胃炎和胃肠出血。有研究显示,吗替麦考酚酯对结节病肌病无效。

(四)硫唑嘌呤

起始剂量为 2mg/(kg·d),直至 200mg/d,治疗以达到血液学终点为目标,即白细胞计数降至 3.5×10^9/L,或淋巴细胞计数降至 1×10^9/L。如果白细胞降至 3×10^9/L 以下或血小板降至 100×10^9/L 以下,应调整剂量。主要副作用为骨髓抑制、发热、肌痛、关节痛、皮肤红斑等。

(五)环磷酰胺

50~200mg/d 口服,或 500mg 静脉注射,每 2~3 周 1 次。治疗以达到血液学终点为目标,即白细胞计数降至 3.5×10^9/L,或淋巴细胞计数降至 1×10^9/L。主要副作用为出血性膀胱炎、心脏毒性及白细胞减少等。

（六）抗 TNF-α 抗体

英夫利西单抗是一种人-鼠嵌合型抗人抗体,能特异性阻断 TNF-α 的作用。对于某些糖皮质激素难治性肺内及肺外结节病患者可能有效。诱导治疗阶段,在开始治疗的第一周、第二周和第六周,每周静脉注射 1 次,剂量为 3~5mg/kg,然后每 4 周注射 1 次。主要副作用有过敏反应、感染风险、肝脏毒性、全血细胞减少、心功能不全急性加重等。阿达木单抗可对治疗小纤维神经病有效。

二、放射治疗

颅脑或脊髓放射治疗主要用于难治性病例,如糖皮质激素治疗无效且至少试用过其他 2 种药物治疗仍无效者。危重病例有时也需要进行放射治疗。放疗剂量一般为 1.5Gy/d,总剂量为 20Gy。放疗期间,通常继续进行上述药物的免疫抑制治疗,药物剂量需向下调整。

三、手术治疗

神经结节病引起的中枢神经系统占位性病变通常不需要手术治疗。在药物治疗后,如果占位性病变持续存在或增大,或威胁生命,可选择病灶切除。对症状性脑积水患者,可进行脑室腹腔分流术治疗。

第五节　神经结节病的预后

由于神经结节病发病率低,其长期临床预后尚未得到系统评估。约 2/3 的神经结节病患者呈单相病程,其余患者呈复发-缓解病程。现有的治疗手段已经大幅改善了患者的预后。临床病程取决于神经系统被累及的部位:硬脑膜、周围神经、脑神经、颅内非强化性病变较脑实质和脊髓内强化病变临床预后更好,其中以面神经麻痹和无菌性脑膜炎患者预后最好。此外,神经结节病患者长期使用免疫抑制治疗,存在发生肿瘤的风险,尤其是淋巴瘤。

（李　伟　龚　涛）

参 考 文 献

[1] 中华医学会呼吸病学分会间质性肺疾病学组,中国医师协会呼吸医师分会间质性肺疾病工作委员会 . 中国肺结节病诊断和治疗专家共识[J]. 中华结核和呼吸杂志,2019,42（9）:685-693.

[2] 王维治 . 神经病学[M]. 2 版 . 北京:人民卫生出版社,2013.

[3] 林果为,王吉耀,葛均波 . 实用内科学[M]. 15 版 . 北京:人民卫生出版社,2017.

[4] LOUIS E D,MAYER S A,ROWLAND L P. Merritt's neurology [M]. 13th ed. Philadelphia:LWW,2015.

[5] STERN B J,ROYAL W,GELFAND J M,et al. Definition and consensus diagnostic criteria for neurosarcoidosis:From the neurosarcoidosis consortium consensus group [J]. JAMA Neurology,2018,75（12）: 1546-1553.

第十一章

皮肤结节病

第一节　皮肤结节病概述

第一例结节病患者是一个世纪以前由 Hutchinson 报告的,是一例冻疮样狼疮患者。之后很长一段时间,结节病被认为仅局限于皮肤。

而今认为结节病是一种累及多个系统的肉芽肿性疾病,其特征为器官和组织出现非干酪样肉芽肿,如皮肤、肺、淋巴结、眼部、关节、脑部、肾脏和心脏。系统性结节病患者中,9%~37% 的患者有皮肤病变。其中,20% 病例的皮肤病变在系统病变前发生,50% 病例的皮损与系统病变同时发生,而 30% 病例的皮损在系统病变出现后发生。同时,26%~46% 的皮肤结节病患者可无系统病变。一组 188 例皮肤结节病患者中,50 例无系统病变。

皮肤病变可有丘疹、结节、斑片、斑块和浸润性瘢痕。结节病与其他许多皮肤病较为相像而需做鉴别。结节病的皮损常常是多发的,质地坚实而有弹性,皮损表面的皮肤可轻微变薄、脱色、毛细血管扩张或脱屑,依其发展阶段的不同可呈现暗红色、紫色、棕色或黄色。10%~15% 的皮肤结节病患者可有轻度的皮肤瘙痒。

虽然结节病的皮肤受累可出现在疾病的不同阶段,但大多出现于发病初期,患者初诊往往是看皮肤科医师。特异的皮肤损害往往是患者最初的主诉,或者在系统性结节病患者做体检时被发现。识别出相应的临床特征、发现典型的组织病理学表现且排除了其他肉芽肿性疾病,则可诊断为皮肤结节病。与其他部位的结节病相比,其皮损的组织病理学取样相对简单、安全且容易被患者接受,对于确诊结节病很有帮助。

在临床上,急性期结节病以结节性红斑为主,亚急性期以丘疹、结节和溃疡病变为主,慢性期则以冻疮样狼疮为主。

第二节 皮肤结节病分型

一、结节性红斑型

多达 25% 的结节病患者会发生结节性红斑,这种结节性红斑的临床和组织学表现与继发于其他原因的结节性红斑相同。结节性红斑是结节病最常见的非特异性皮肤病变,且结节病是结节性红斑的一种相对常见病因,在一项纳入 106 例活检证实结节性红斑病例的西班牙研究中,20% 的患者有结节病。结节性红斑多见于青年女性;皮损好发于胫前,也有发生于上肢伸侧及颈部者;有时鼻翼、耳郭等处也可发生;为两侧对称分布的深在性中等质地的结节,直径 1~5cm,结节表面的皮肤呈光滑红色,轻度肿胀,并有轻度触痛。最常见的全身症状为关节炎、下肢水肿和低热,可伴红细胞沉降率增快。

需与结节性红斑型结节病鉴别的疾病有急性风湿热。两者均有关节肿痛、发热及红细胞沉降率增快,不过后者有心脏杂音及异常的心电图,依此加以区别。溴、碘、口服避孕药可引起结节性红斑型药疹,从有无上述药物的服药史,可资鉴别。另外,本病亦需与硬红斑加以鉴别,后者一般起病缓慢,且结节通常发生在小腿屈侧,一般为 3~5 个,呈暗红色,核桃大小,可溃破形成溃疡,病程慢性。二者均表现为脂膜炎病理改变,但结节性红斑型结节病Kveim 试验阳性,而硬红斑则阴性。

结节性红斑型结节病一般不需要免疫抑制剂治疗,可应用短期非激素抗炎药,如阿司匹林、吲哚美辛、碘化钾等缓解症状。结节性红斑是结节病的急性及良性型,其预后良好,一项纳入 251 例结节性红斑型结节病患者的病例系列研究中,超过 85% 的患者在 2 年内皮损完全消退。

二、Lofgren 综合征

Lofgren 综合征是结节病的一种急性表现,其特征为肺门淋巴结肿大、结节性红斑和多关节痛/关节炎三联征,伴或不伴肺实质浸润或发热,结核菌素试验阴性或弱阳性。Kveim试验阳性的病例称为 Lofgren 综合征。Lofgren 综合征于结节病中的发生率在北欧国家及西班牙超过 40%。在世界范围,Lofgren 综合征于结节病中发生率约为 17%。一组 186 例Lofgren 综合征患者,发病均在春季,提示环境因素在病因学中可能起作用。在某些地区,结节病是结节性红斑的主要原因,因此结节性红斑的胸片检查应定期进行,如果肺门两侧淋巴结肿大,则需考虑为 Lofgren 综合征。

Lofgren 综合征通常发生在白种人年轻女性,其有双侧胫前皮下结节性红斑,并且有发热、多关节炎及葡萄膜炎。有些患者可无结节性红斑,而有双侧踝关节肿胀,且踝关节活动受限制,这种踝关节周围的炎症常与肺门淋巴结病相关,可被认为是 Lofgren 综合征的变型。血清中血管紧张素转化酶(sACE)水平升高见于 55% 的 Lofgren 综合征患者。

出现双侧肺门淋巴结肿大和结节性红斑通常是急性结节病所致,但并非总是如此。结核病、淋巴瘤、链球菌感染、组织胞浆菌病、球孢子菌病和衣原体肺炎也被报道有这种表现。

肺门淋巴结肿大出现呼吸道症状时,需应用泼尼松 30~40mg/d,最后缓慢减量维持每 2 日 10~20mg。Lofgren 综合征预后良好,80% 以上病例在 2 年内可以自愈。

三、丘疹型

丘疹型结节病是一种常见的结节病特异性皮肤表现。这种类型表现为大量 1~10mm 的无鳞屑丘疹。皮损可为肤色、黄褐色、红褐色、紫罗兰色或色素减退。用玻片压诊,可见黄灰色中心结节,针挑时有坚实感。在一些病例中,丘疹中央轻微凹陷。虽然慢性病患者也可发生丘疹,但此类结节病在急性病变患者中更为常见。丘疹型结节病最常发生于面部,眼睑和鼻唇沟为好发区域。皮损融合可形成环状或非环状斑块。病程进展缓慢,无自觉症状。皮损消退后,受累部位可能留有轻度褪色的斑疹,偶有萎缩。并伴有毛细血管扩张。本型需与寻常狼疮、汗管瘤及睑黄瘤相鉴别。

(一) 寻常狼疮

寻常狼疮是皮肤结核病,为粟粒至绿豆般大的结节,红褐色或棕褐色,半透明状,触之柔软,微隆起于表面。结节表面薄嫩,用探针探查时,稍用力即可刺入,容易贯通及出血。如用玻片压诊,减少局部充血时,结节呈淡黄色或黄褐色,似苹果酱颜色,故亦称苹果酱结节。有时许多结节互相融合构成大片红褐色浸润性损害,表面高低不平,触之柔软,愈合后形成瘢痕。结核菌素试验强阳性,抗结核治疗有效。

(二) 汗管瘤

为半透明粟粒至高粱米大的丘疹,青年女性多见,以下眼睑为多。于月经期、妊娠期以及夏天时皮疹加重,否则小。一般无不适症状,偶尔可有轻微瘙痒。病理检查有其特征,可与丘疹型结节病相鉴别。

(三) 睑黄瘤

皮疹为柔软的橘黄色斑块,直径 2~30mm,好发于上眼睑内眦部,常两侧对称分布,有时皮损向下睑部延伸,而呈马蹄状,部分患者可伴有脂蛋白血症。有其特征性的病理变化。

丘疹型结节病,皮疹可望在两年内消退,约 30% 病例其病程超过 2 年。若无系统性结节病伴发,仅给予非甾体抗炎药如吲哚美辛及阿司匹林即可。

四、冻疮样狼疮型

冻疮样狼疮型结节病的特征是紫罗兰色或红色的硬化性浸润型斑块,主要分布于面中部,通常是鼻翼缘、鼻尖和颊部;其他常见受累部位包括耳部和唇部。少见情况下,皮损可能累及手背、手指或脚趾。本型的治疗效果不如其他结节病皮损。如不经治疗,皮损可逐渐浸润并硬化,最终侵蚀下方软骨和骨骼,造成严重的破坏和外形毁损。皮损愈合的过程伴有瘢痕形成,瘢痕在愈合后常存留。

本型多发于非洲裔美国人和女性。冻疮样狼疮的存在似乎与发生皮肤外病变(尤其是累及呼吸道的结节病)的风险增加相关。一项纳入 35 例冻疮样狼疮患者的病例系列研究中,发现胸内疾病(淋巴结肿大或肺部异常)、上呼吸道疾病、单核吞噬细胞系统受累、眼部损害的发生率分别为 74%、54%、54% 和 37%。严重时,上呼吸道的肉芽肿性炎症可导致气道阻塞。

本型患者皮损下方的骨可出现溶解性或囊性的骨损害,特别是在手足部位。在上述病例系列研究中的 35 例冻疮样狼疮型结节病患者中,50% 进行 X 线片检查的患者中发现有骨囊肿,其中有一半是手足均存在囊肿。本型需与冻疮及红斑狼疮相鉴别。

(一)冻疮

冻疮常见于冬季,是因寒冷引起的局限性皮肤炎症损害;多发于儿童、妇女和末梢血液循环不良的人群。常有末梢部位皮肤发凉、肢端发绀和多汗;病变分布于手足、面部及耳郭等处,且常对称分布。冻疮表现为局限性淤血性暗紫红色隆起的水肿性红斑,表面紧张有光泽、质软,其边界不清,呈鲜红色。瘙痒明显,受热后更甚。如受冻较久,损害表面可发生水疱,水疱破裂后形成糜烂或溃疡,愈后留有色素沉着或萎缩性瘢痕。冻疮皮损常在第二年入春后随着天气转暖不治而愈,待入冬后再发。

(二)红斑狼疮

红斑狼疮以青年女性多见,为略具水肿性的红斑,渗出性炎症严重时,出现水疱、结痂。皮损好发于鼻、颊部,呈对称性蝶形分布;也可累及前额、下颌、耳及四肢等处,有轻微痒感。红斑消退后,遗留棕黑色色素沉着,偶见萎缩。红斑狼疮具有发热、关节痛、浆膜炎及特征性的异常化验,抗 dsDNA 抗体阳性及高滴度 ANA。病情进展较快,病死率较高。红斑狼疮与冻疮样狼疮型结节病的组织病理变化也各具特征。

冻疮样狼疮型结节病的治疗需口服泼尼松 30~40mg/d,缓慢减量至隔日 10~20mg,至少需持续 1 年。也可应用羟氯喹(200~400mg/d)或氯喹(250~500mg/d)口服治疗,不过需定期做眼科检查,以便及早发现上述药物对眼的影响。个别严重的病例在泼尼松治疗的同时,合并应用甲氨蝶呤 10~15mg/周,可提高疗效并减少类固醇皮质激素的用量。也有少数患者用曲安西龙作皮损局部封闭治疗,获得好的疗效。

五、斑块型

斑块型结节病通常表现为卵圆形或环状的不连续的硬化斑块,可为肉色、红色或棕色,偶尔存在鳞屑。常见受累部位包括肩部、手臂、背部和臀部。

斑块型结节病在临床上需与环状肉芽肿、类脂质渐进性坏死及皮肤梅毒相鉴别。

(一)环状肉芽肿

由丘疹或小结节组成的环状损害,主要分布于四肢,无异常感觉。其特征性的组织病理变化为局灶性胶原纤维变性、炎症反应和纤维化。病变主要位于真皮上、中部,也可累及真皮深部和皮下组织。而结节病的病理变化为上皮样细胞肉芽肿,与之截然不同。

(二) 类脂质渐进性坏死

好发于小腿胫前的皮肤,为橘黄色斑块,有萎缩和毛细血管扩张,呈纤维化明显的硬皮病样外观。组织病理特点为胶原纤维广泛变性,且位置深达真皮中下层,黏蛋白较少甚至缺如,并有类脂质沉积等可资鉴别。

(三) 皮肤梅毒

有不洁性关系史,血化验梅毒血清反应阳性,可与之鉴别。

斑块型结节病的治疗,可口服泼尼松 30~40mg/d,缓慢减量至隔日 10~20mg 维持 1~2 年,也可合用羟氯喹 200~400mg/d,若合用甲氨蝶呤 10~15mg/周,可减少甾体激素用量。斑块型损害处尚可用曲安西龙作局部封闭治疗。

六、皮下型

皮下型结节病和 Darier-Roussy 结节病这两个术语描述的是主要累及皮下组织的结节型结节病。皮下型结节病表现为红色、肉色、紫罗兰色或色素沉着过度的结节。前臂的皮损通常呈线状分布,甚至汇合形成带状。

结节病患者中,皮下型皮损的估计发生率存在差异,为 1%~12% 不等。根据一项纳入 54 例皮下型结节病患者的回顾性研究,这种病变可能更常见于女性和中年人,且可能与自身免疫病的易感性相关。尽管一些报道认为皮下型结节病是发生全身性疾病的风险增加的一个标志,但这种关系仍存在争议。

结节性红斑型结节病也可表现为红斑状压痛性结节。对于表现出结节性皮损的结节病患者,特别是结节位于小腿时,应考虑结节性红斑型结节病的可能。与结节性红斑型结节病不同,皮下型结节病的结节主要位于上肢,通常无压痛或仅有轻度压痛。活检有助于区分这些诊断。

临床上可能类似于皮下型结节病的其他病变包括:脂肪瘤、囊肿、皮下环形肉芽肿、异物性肉芽肿或恶性淋巴组织增生性疾病的皮肤表现。

七、色素减退型

色素减退型结节病几乎只发生在深色皮肤的非洲裔人群。皮损表现为边界清楚的色素减退性圆形或卵圆形斑片或斑块,斑块略微隆起。在一些色素减退型结节病皮损的中央可见肤色或红色丘疹,使其外观似煎蛋。

八、萎缩和溃疡型

萎缩型结节病是斑块型结节病的一种形式,表现为凹陷而非隆起的斑块。临床可能伴有溃疡形成。可用溃疡-萎缩型结节病描述既有萎缩又有溃疡的皮损。

少数结节病患者会发生溃疡-萎缩型皮损。在一项回顾性病例系列研究中,147 例皮肤结节病中发现 7 例(5%)溃疡-萎缩型结节病。所有具有溃疡-萎缩型皮损的患者都存在结节病的其他皮肤黏膜表现,且大多数患者还存在内部疾病。溃疡型结节病可能更常见于女性和黑种人患者,而非白种人和男性。

萎缩型结节病的皮损可能与硬斑病具有相同的特点。此外,萎缩型结节病可具有与类脂质渐进性坏死或脂肪皮肤硬化症相同的临床特征;这些类型常形成溃疡。与结节病的其他特异性皮损相似,萎缩型结节病的组织病理学检查会发现非干酪样肉芽肿。

九、瘢痕型

手术后瘢痕、卡介苗或结核菌素注射部位可发生结节病,且瘢痕上发生的结节病可能是结节病的唯一皮肤表现。一组 188 例白种人结节病患者中,有 26 例为瘢痕型结节病。男女发病率相当。瘢痕型结节病表现为原有的萎缩性瘢痕发生肿胀浸润,且范围逐渐扩大,沿瘢痕部位扩散,呈结节状或条状;颜色呈淡紫红色,消退时呈棕色,外形像不规则的瘢痕疙瘩。瘢痕型结节病无不适感觉,皮损表面光滑,慢性经过,部分可自行消退。若取皮损做组织病理检查,显示有典型的结节病组织表现,即可确诊。一项纳入 19 例瘢痕结节病患者的回顾性病例系列研究中,肺门淋巴结肿大、葡萄膜炎、关节炎或肺部疾病的发生率分别为 74%、21%、16% 和 16%。

瘢痕型结节病的治疗,可于皮损处作曲安西龙或倍他米松局部封闭治疗。

十、环状型

皮损多见于前额、面部和颈部,开始时呈斑块或结节状,渐向周围扩大,而中心消退形成环状。其中央常有色素减退或瘢痕形成,高起的边缘呈黄红色。有时环不完整或环的邻近有小的结节。临床上酷似头皮环状渐进性坏死。两者不同的组织病理表现有助于鉴别。

环状型结节病的治疗,可口服羟氯喹或氯喹,也可于皮损处作曲安西龙或倍他米松局部封闭治疗。

十一、大结节型

开始为 1 个或数个直径 1~2cm 大小的皮下结节,质地较坚实,呈红色或黄红色。随后颜色逐渐变成青紫色或紫褐色。主要分布于面部、躯干和四肢的近心端。面部皮损主要位于鼻背、鼻尖、颊部和耳垂等处。结节表面的皮肤可见扩张的血管。病程较长,消退时中央呈凹陷状,最后遗留淡褐色毛细血管扩张性斑或淡黄色萎缩性纤维化斑片。组织病理检查和 Kveim 试验可确诊此病。

大结节型结节病的治疗同环状型结节病。

十二、文身结节病

文身结节病可发生在文身后 1 年内或几十年后。尽管红色墨水(朱砂)文身最常受累,但使用其他颜料制作文身的部位也可以出现结节病性浸润。也有文眉和文唇发生结节病性肉芽肿的报道。表现为受累文身内出现丘疹,或逐渐凸起、变坚实和水肿。患者可出现受累部位疼痛或瘙痒。

组织病理学检查显示结节病性肉芽肿,表现为上皮样细胞聚集,周围绕以一圈淋巴细胞。组织病理学鉴别诊断包括对文身颜料的异物反应,这种情况也表现为真皮中肉芽肿性浸润。

结节病性文身反应可以是结节病的首发征象,因此出现这类皮损的患者应进行全身性疾病的评估。

十三、血管狼疮样型

此型结节病较为少见。典型的皮损为发生于鼻一侧到眼的内下方处。通常只有 1~2 个损害,质地较软,呈半球形状,由于有丰富的毛细血管而使病变呈橘红色或棕红色。皮损多见于女性。很少自行消退。取皮损做组织病理检查,可确诊。

治疗需作皮损内曲安西龙局部封闭治疗。

十四、鱼鳞病型

自 1981 年以来,报道的鱼鳞病型结节病不到 35 例。病变表现为不规则多边形的灰色或棕色黏着性干燥鳞屑,大小为 0.1~1cm 不等。鱼鳞病型结节病最常累及下肢的胫前区域。

约有 75% 的病例中皮损与全身性结节病同步出现或先于全身性结节病出现;其余病例的皮损发生在确诊全身性疾病后。据估计,95% 的患者最终会发展为全身性受累。

结合患者的病史和受累组织活检标本中发现真皮非干酪样肉芽肿,可区分结节病性鱼鳞病与其他类型鱼鳞病。罕见情况下,结节病表现为鱼鳞病型红皮病,突然出现弥漫性红斑和鱼鳞病性鳞屑。

十五、红皮病型

此型少见。红皮病型结节病开始时通常表现为轻度浸润的红色至黄褐色斑块,随后融合,累及大面积的皮肤。常见皮肤脱屑。与典型的剥脱性红皮病不同,通常有部分皮肤区域不受累。红皮病型结节病患者可能合并有全身性受累的症状或体征,如发热、体重减轻、关节痛、葡萄膜炎和呼吸困难。临床上与其他原因引起的红皮病难以区别。但其伴有结节病的其他表现,如双侧肺门及纵隔对称性淋巴结肿大,淋巴结活检证实或符合结节病,Kveim试验阳性反应、结核菌素试验阴性或弱阴性、sACE 升高、高钙血症、高钙尿症等,可获得诊断。

红皮病型结节病没有大而厚的多边形鳞屑,据此可将其与鱼鳞病型红皮病区分。红皮病型结节病的病程多变。需要进行组织病理学评估,以排除更常见的红皮病原因,如银屑病、湿疹、药疹或皮肤 T 细胞淋巴瘤。

治疗可口服泼尼松、羟氯喹或氯喹等,具体用量及疗程可参考以上相关皮肤结节病。

(吕嘉琪 常建民)

参 考 文 献

[1] GARCÍA-PORRÚA C,GONZÁLEZ-GAY M A,VÁZQUEZ-CARUNCHO M,et al. Erythema nodosum: Etiologic and predictive factors in a defined population [J]. Arthritis Rheum,2000,43(3):584-592.

[2] NEVILLE E,WALKER A N,JAMES D G. Prognostic factors predicting the outcome of sarcoidosis:An analysis of 818 patients [J]. Q J Med,1983,52(208):525-533.

[3] LOFGREN S. Erythema nodosum:Study on etiology and pathogenesis in 185 adult cases [J]. Acta Med Scand,1946(suppl):174.

[4] MARIE I,LECOMTE F,LEVESQUE H,et al. Lofgren's syndrome as the first manifestation of acute infection due to chlamydia pneumoniae:A prospective study [J]. Clin Infect Dis,1999,28(3):691-692.

[5] ELGART M L. Cutaneous sarcoidosis:Definitions and types of lesions [J]. Clin Dermatol,1986,4(4):35-45.

[6] MARCOVAL J,MANA J,RUBIO M. Specific cutaneous lesions in patients with systemic sarcoidosis:Relationship to severity and chronicity of disease [J]. Clin Exp Dermatol,2011,36(7):739-744.

[7] KATTA R. Cutaneous sarcoidosis:A dermatologic masquerader [J]. Am Fam Physician,2002,65(8):1581-1584.

[8] MAHAJAN V K,SHARMA N L,SHARMA R C,et al. Cutaneous sarcoidosis:Clinical profile of 23 Indian patients [J]. Indian J Dermatol Venereol Leprol,2007,73(1):16-21.

[9] SANCHEZ M,HAIMOVIC A,PRYSTOWSKY S. Sarcoidosis [J]. Dermatol Clin,2015,33(3):389-416.

[10] VEIEN N K,STAHL D,BRODTHAGEN H. Cutaneous sarcoidosis in Caucasians [J]. J Am Acad Dermatol,1987,16(3 Pt 1):534-540.

[11] JORIZZO J L,KOUFMAN J A,THOMPSON J N,et al. Sarcoidosis of the upper respiratory tract in patients with nasal rim lesions:A pilot study [J]. J Am Acad Dermatol,1990,22(3):439-443.

[12] SPITERI M A,MATTHEY F,GORDON T,et al. Lupus pernio:A clinico-radiological study of thirty-five cases [J]. Br J Dermatol,1985,112(3):315-322.

[13] YOUNG R J,GILSON R T,YANASE D,et al. Cutaneous sarcoidosis [J]. Int J Dermatol,2001,40(4):249-253.

[14] AUBART F C,OUAYOUN M,BRAUNER M,et al. Sinonasal involvement in sarcoidosis:A case-control study of 20 patients [J]. Medicine(Baltimore),2006,85(6):365-371.

[15] LODHA S,SANCHEZ M,PRYSTOWSKY S. Sarcoidosis of the skin:A review for the pulmonologist [J]. Chest,2009,136(2):583-596.

[16] VAINSENCHER D,WINKELMANN R K. Subcutaneous sarcoidosis [J]. Arch Dermatol,1984,120(8):1028-1031.

[17] RODRIGUEZ-GOMEZ M,FERNANDEZ-SUEIRO J L,WILLISCH A,et al. Multifocal dactylitis as the sole clinical expression of sarcoidosis [J]. J Rheumatol,2000,27(1):245-247.

[18] JACYK W K. Cutaneous sarcoidosis in black South Africans [J]. Int J Dermatol,1999,38(11):841-845.

[19] AHMED I,HARSHAD S R. Subcutaneous sarcoidosis:Is it a specific subset of cutaneous sarcoidosis frequently associated with systemic disease? [J]. J Am Acad Dermatol,2006,54(1):55-60.

[20] TERUNUMA A,WATABE A,KATO T,et al. Coexistence of vitiligo and sarcoidosis in a patient with circulating autoantibodies [J]. Int J Dermatol,2000,39(7):551-553.

[21] AlBERTINI J G,TYLER W,MILLER O F. Ulcerative sarcoidosis. Case report and review of the literature [J]. Arch Dermatol,1997,133:215.

[22] YOO S S,MIMOUNI D,NIKOLSKAIA O V,et al. Clinicopathologic features of ulcerative-atrophic sarcoidosis [J]. Int J Dermatol,2004,43(2):108-112.

[23] CATHER J C,COHEN P R. Ichthyosiform sarcoidosis [J]. J Am Acad Dermatol,1999,40(5 Pt 2):862-865.

[24] BANSE-KUPIN L,PELACHYK J M. Ichthyosiform sarcoidosis. Report of two cases and a review of the literature [J]. J Am Acad Dermatol,1987,17(4):616-620.

[25] FEIND-KOOPMANS A G,LUCKER G P,VAN DE KERKHOF P C. Acquired ichthyosiform erythroderma and sarcoidosis [J]. J Am Acad Dermatol,1996,35(5 Pt 2):826-828.

[26] ZHANG II,MA II J,LIU W,el al. Sarcoidosis characterized as acquired ichthyosiform erythroderma [J]. Eur J Dermatol,2009,19(5):516-517.

[27] ANTONOVICH D D,CALLEN J P. Development of sarcoidosis in cosmetic tattoos [J]. Arch Dermatol,2005,141(7):869-872.

[28] GREER K E,HARMAN L E,KAYNE A L. Unusual cutaneous manifestations of sarcoidosis [J]. South Med J,1977,70(6):666-668.

[29] MORRISON J G. Sarcoidosis in a child,presenting as an erythroderma with keratotic spines and palmar pits [J]. Br J Dermatol,1976,95(1):93-97.

[30] YOON C H,LEE C W. Case 6. Erythrodermic form of cutaneous sarcoidosis [J]. Clin Exp Dermatol,2003,28(5):575-576.

第十二章

眼部结节病

第一节　结节病眼部受累情况

全身结节病患者中约 25% 有眼部受累。眼部最常受累的部位是葡萄膜,其次是泪腺和结膜。

一、结节病性葡萄膜炎

（一）临床症状

葡萄膜炎在眼结节病中发生率最高且对视力的损害较重,是全身结节病诊断及观察的重要参考。可以根据病程分为急性和慢性两种类型,也可以根据葡萄膜炎发病的部位分为前葡萄膜炎、中间葡萄膜炎、后葡萄膜炎和全葡萄膜炎。

1. 前葡萄膜炎　结节病所致的前葡萄膜炎多为双眼发病,常见症状有眼红、眼酸痛伴或不伴头痛,伴畏光流泪及视力下降。少部分患者为急性起病,以年轻人为主,如果合并肺门淋巴结肿大、结节性红斑、腮腺肿大、发热则称为 Lofgren 综合征。大部分患者常慢性起病,以中老年人为主。

2. 中间葡萄膜炎及后葡萄膜炎　中间葡萄膜炎和后葡萄膜炎常常引起视力下降,常为慢性进行性视力下降,也可因为出现急剧加重的玻璃体混浊或玻璃体积血而突发视力下降和眼前黑影。

（二）体征

1. 前葡萄膜炎　结节病性葡萄膜炎属于肉芽肿性葡萄膜炎,查体可见羊脂状角膜后沉着物,前房细胞/闪辉,瞳孔区虹膜后粘连和周边虹膜前粘连,小梁网结节及虹膜结节。大量的前房细胞可以堵塞房角引起眼压升高,周边虹膜前粘连也可以机械性阻塞房角导致眼压升高,最终导致继发性青光眼的发生。

2. 中间葡萄膜炎　中间葡萄膜炎累及的部位是玻璃体、睫状体平坦部及周边部视网膜及脉络膜,查体可见玻璃体细胞、玻璃体混浊以及严重时可见玻璃体"雪球样"外观,这种"雪球样"玻璃体混浊是玻璃体炎症细胞堆积所致,它也可以形成视网膜前串珠样的混浊,这常常提示结节病性葡萄膜炎病情严重,需要更加积极的治疗。

3. 后葡萄膜炎　后葡萄膜炎累及的部位是视网膜、脉络膜及黄斑区。临床上最常见的表现是脉络膜视网膜炎以及脉络膜结节病病损。脉络膜结节病病损常为双侧发生,常无症状,眼底检查可见其大小相差悬殊,小的仅为色素上皮下肉芽肿,大的可如同脉络膜肿瘤。严重的病例还可以出现脉络膜新生血管以及渗出性视网膜脱离引起的视力严重下降。

后葡萄膜炎还有多种表现形式,如视网膜血管炎,常为视网膜静脉受累,典型表现是中周部视网膜静脉周围"蜡烛滴"样黄白色渗出。在一些严重病例中,还可以见到出血、视网膜/视盘新生血管,也可以出现视网膜静脉阻塞或视网膜动脉阻塞。同时,结节病引起的后葡萄膜炎也可以导致黄斑囊样水肿从而引起视力下降。

同时出现的面神经麻痹、腮腺肿大、发热和葡萄膜炎称为 Heerfordt 综合征。

二、结节病视神经相关病变

视神经累及可以是结节病的唯一表现,具体表现形式多种多样,可有视神经肉芽肿、视神经炎、球后视神经炎以及视盘新生血管。症状为伴或不伴眼痛的视力下降。

三、结节病泪腺病变

症状为双侧或单侧泪腺无痛性缓慢进展的结节性肿大,触诊时肿大的泪腺有结节感,质地坚韧,可在皮下或眶缘下活动,往往合并唾液腺受累(主要是腮腺,Mikulicz 综合征)。泪腺的病变还会引发泪液分泌减少引起的结膜干燥症,眼部结节病中有 70% 的患者患有干燥性角膜结膜炎。

四、结节病结膜病变

结膜病变在眼结节病中较常见,多为双侧,患者常常无症状,通常在查体中被发现。急性期结膜充血,可见结膜滤泡多在下穹窿,睑结膜或下穹窿部可有小结节(约 31%),半数患者同时合并胸部病变。还有部分病例为非滤泡性结膜炎。

五、其他眼部结节病

角膜病变在急性期多与结膜炎合并存在,表现为浅层、炎性病变,多为双侧,角膜染色阳性;慢性期由于副泪腺受损,泪液分泌减少,引起干燥性角膜结膜炎,角膜染色经常呈阳性。严重患者可有角膜变性、混浊,合并或继发感染时能发生角膜溃疡。部分慢性患者病程 3 年以上,尤其是高钙血症并用维生素 D 治疗者,角膜组织可发生钙质沉着,引起角膜带状变性。

巩膜病变为上巩膜或巩膜表层局限性充血,多数病例有典型的小结节,部分病例为弥漫性前巩膜炎。

眼睑结节病变是国内外最先发现并报道的眼部结节病病例,表现为睑组织肿胀、肥厚、结节、丘疹或皮下结节,表面皮肤可呈鲜红色或棕色改变,可累及面颊部,似冻疮样狼疮状改变。数年皮肤不溃破,多数能自行吸收不留瘢痕。

眼眶的累及较少见,为眶内占位性病变的 0.2%;表现为眼球突出,眼肌麻痹及斜视。肉芽肿病变也可向颅内伸展。

第二节　眼部结节病的诊断和治疗

一、诊断标准

最广泛引用的诊断标准是由国际眼结节病协作组(International Workshop on Ocular Sarcoidosis,IWOS)提出的;WASOG 也制定了一套替代标准。这两套标准都是基于临床体征、实验室和影像学检查结果以及活检结果,但 IWOS 标准提供了一种诊断结节病的途径。

但是,IWOS 标准没有包括其他几种广泛使用的生物标志物,如可溶性白细胞介素-2 受体水平和维生素 D 过度生物转化指数,这些标志物可以提高结节病的诊断怀疑。但是 WASOG 和 IWOS 这两套标准都没有得到验证。

（一）眼内体征

IWOS 发现 7 个眼内体征与眼内结节病的诊断相符:

1. 羊脂状角膜后沉着物(KP)/瞳孔边缘[克普结节(Koeppe nodules)]或间质[布萨卡结节(Busacca nodules)]的小肉芽肿 KP 和/或虹膜结节。

2. 小梁网结节和/或帐篷状周围前粘连。

3. 显示雪球/珍珠串的玻璃体混浊。

4. 多发性脉络膜视网膜周围病变(活动性和/或萎缩性)。

5. 炎症眼的结节性和/或节段性静脉周围炎(伴或不伴蜡滴)和/或视网膜大动脉瘤。

6. 视盘结节/肉芽肿和/或孤立性脉络膜结节。

7. 双侧发病。

（二）辅助检查

五项实验室和影像学检查对有葡萄膜炎眼内体征患者的结节病诊断有价值:

1. 卡介苗接种患者结核菌素皮肤试验阴性,或 γ 干扰素释放试验阴性。

2. sACE 水平升高和/或血清溶菌酶水平升高。

3. 胸部 X 线片显示双侧肺门淋巴结病变。

4. 肝酶异常。

5. 胸部 CT 在胸部 X 线片阴性患者中的应用。

（三）眼部结节病的四个级别

根据这些临床、实验室和影像学检查结果,结节病的诊断有四个级别,如表 12-2-1 所示。IWOS 标准对结节病葡萄膜炎的诊断有帮助,但对其他眼眶病变无帮助。

表 12-2-1　结节病诊断的四个级别

诊断等级	表现
确诊的眼部结节病	活检证实,有相关葡萄膜炎表现
拟诊的眼部结节病	无活检,有相关葡萄膜炎表现,胸部 X 线片显示双侧肺门淋巴结病
疑诊的眼部结节病	无活检,有 3 个眼内体征、2 个阳性的实验室检查,胸部 X 线片显示无双侧肺门淋巴结病
可能的眼部结节病	活检未发现结节病证据,至少 4 个眼内体征和 2 个实验室阳性检查

二、治疗

据估计,40% 的结节病患者由于无明显症状和较短的病程,可以自愈,而无后遗症。但是有显著症状的眼结节病患者,应进行及时而有力的治疗方可减轻对视功能的损害,因为在拟诊和确诊眼结节病的患者中,最终 10%~19% 有严重视力丧失。

眼结节病的治疗原则与用药基本同内科治疗,不同之处是增加局部用药。

（一）结膜、角膜病变

主要为局部用药,激素滴眼液中首选醋酸泼尼松龙滴眼液,抗生素滴眼液或眼膏只有预防继发感染的作用。角膜结膜干燥者需用湿润保护剂,如人工泪液等。

（二）葡萄膜炎

主要用药分以下四部分:

1. 扩大瞳孔　可预防虹膜后粘连及相关并发症,同时可以起到缓解睫状肌痉挛的效果,常用复方托吡卡胺、后马托品、阿托品眼液,每日次数视病情而定。

2. 激素类滴眼液　如 0.1% 地塞米松、1% 醋酸泼尼松龙、0.1% 艾氟龙等。激素滴眼液中首选醋酸泼尼松龙滴眼液,起始治疗方案可为每小时点眼一次,然后根据病情变化逐渐减量。需要注意观察激素滴眼液的副作用,如青光眼和白内障。

3. 球结膜下或筋膜下注射激素　首选地塞米松,2~2.5mg/0.5ml,优点是眼内浓度高而全身副作用极小。球周激素注射可以每 4~6 周重复 1 次。除此之外,玻璃体腔内激素注射也是结节病性葡萄膜炎的治疗方法,玻璃体腔内激素注射可以抑制炎症反应 3~6 个月的时间。近年来,新型的缓释眼内激素药物在结节病性葡萄膜炎中得到了广泛应用,常用的药物有可降解的眼内地塞米松植入物以及需要手术植入的醋酸氟轻松。地塞米松植入物可以在眼内释放激素 3 个月,而醋酸氟轻松则能持续 3 年。激素眼内植入物对于全身症状较少而葡萄膜炎较重的患者是一个很好的治疗选择,但必须注意它们带来的副作用,即青光眼和白内障的发病率会明显升高。因此在使用这些药物前需要向患者充分告知并权衡利弊。

4. **口服药物**　与内科用药相似。①糖皮质激素:一般多用泼尼松,可用到 1~1.5mg/(kg·d),其用药剂量与疗程应根据病情程度、类型确定,而且前葡萄膜炎者多合并胸肺部病变,同时参照内科情况,用药时间 2 个月到 10 年不等,其原则是炎症控制之后逐渐减药,注意并发症。对于急性的引起视力下降的炎症,也可以用甲泼尼龙静脉内给药治疗。②免疫抑制剂:大部分患者应尽早使用免疫抑制剂以最大限度降低眼部和全身的激素的副作用。较常应用的是硫唑嘌呤(azathioprine),100mg/d,3 个月为一个疗程。应用对象是对激素治疗有抵抗性(即炎症不能控制)的患者和有严重并发症不能使用激素或用激素引起严重并发症者。③免疫抑制剂合并小剂量激素治疗:可减少两种药物的副作用。④环孢素:能选择性和可逆性地抑制辅助性 T 细胞产生生长因子,不抑制白细胞生成,不影响吞噬细胞功能。近些年国外多用环孢素治疗眼结节病,开始剂量为 5mg/(kg·d),维持剂量为 2mg/(kg·d)。⑤TNF-α 抑制剂:有效治疗结节病性葡萄膜炎,代表药物为阿达木单抗。对于用口服泼尼松 2 周以上不能控制的葡萄膜炎,阿达木单抗可以有效地降低其复发率。⑥非甾体抗炎药:对于结节病引起的巩膜炎,口服非甾体抗炎药是一线治疗方案。

(三) 并发症的治疗

1. **继发性青光眼**　急性虹膜睫状体炎继发青光眼时,应以治疗炎症、散瞳、口服和局部用降眼压药为主。瞳孔闭锁、虹膜膨隆者可行 YAG 激光虹膜切开术使其缓解。慢性炎症引起的慢性青光眼,是虹膜根部粘连及房角滤帘损伤所致,如果病情稳定,降眼压药物不能控制时,可行手术治疗。

2. **并发性白内障**　一般药物治疗无效,如果影响视力显著时,可行白内障摘除人工晶体植入术,手术经过与术后反应同一般老年性白内障。

3. 视网膜新生血管、静脉阻塞、视网膜脱离等并发症均应对症处理。

三、预后

视力不良的预后因素包括中间葡萄膜炎和后葡萄膜炎、慢性葡萄膜炎、多灶性脉络膜炎、继发性青光眼、较晚向亚专科医师就诊以及年龄>55 岁者。在英国的一项研究中,在完成治疗后,71% 的多发性脉络膜炎患者、46% 的无多发性脉络膜炎的全葡萄膜炎患者和12% 的前葡萄膜炎患者出现较差的视力[定义为最佳矫正视力(best corrected visual acuity,BCVA)为 20/40 或更低]。此外,法国的一项研究显示,BCVA≤20/50 的患者中 89% 出现黄斑囊样水肿,而 BCVA>20/50 患者只有 39% 出现黄斑囊样水肿;在该研究中,年龄和多灶性脉络膜炎与较差视力无关。

（黄剑锋　陈　彤）

第三节 病 例

病例1 肺结节病伴眼部结节病一例

【主诉】

视物模糊1个月,发现肺部结节半个月。

【病史摘要】

患者男性,24岁。患者2018年7月出现视物模糊,于当地医院就诊,诊断为"葡萄膜炎",CT示肺部结节可能(患者自诉,报告未带),患者无咳嗽、咳痰、咯血、呼吸困难、发热、盗汗等症状,为明确诊疗,8月22日于我院就诊,门诊以"肺结节病"收入我科。起病以来,患者神志清楚,精神一般,食欲睡眠可,大小便如常,体重体力较前无明显变化。

既往史:吸烟史7年,10支/d。余病史无特殊。

【诊治过程】

1. 入院查体 生命体征平稳。皮肤巩膜无黄染,双眼充血。口唇无明显发绀。双肺呼吸音粗,未闻及哮鸣音及湿啰音。心腹部查体未见明显异常。全身关节无肿胀、压痛。双下肢无水肿。病理反射未引出。

2. 辅助检查 血常规:白细胞$4.82×10^9$/L,单核细胞百分比14.1%,血红蛋白及血小板正常。尿常规、肝肾功能、电解质(血钙2.23mmol/L)、凝血正常。sACE 52U/L。N端脑钠肽前体(N-terminal pro-brain natriuretic peptide,NT-proBNP)115pg/ml。T-SPOT.TB有反应性(阴性对照孔0;EAST-6孔6;CFP-10孔6;阳性对照孔523)。免疫相关:hsCRP 1.5mg/L,红细胞沉降率4mm/h,免疫球蛋白A、G、M分别为3.58g/L、11.7g/L、0.86g/L,补体C3、C4分别为0.7g/L、0.21g/L,抗核抗体、抗ENA阴性。

胸部CT:双肺散在结节影,伴双侧肺门增大。

颈部淋巴结彩超:右侧锁骨上窝多发淋巴结肿大。心脏超声、腹部超声未见异常。

右锁骨上淋巴结病理检查:慢性肉芽肿性炎(切片中未见明确干酪样坏死)。TB定性RT-PCR(-),抗酸染色(-)。

心电图未见异常。

3. 治疗经过 患者入院后给予抗感染等对症支持治疗,完善相关辅助检查后考虑诊断为"结节病",予糖皮质激素(甲泼尼龙琥珀酸钠60mg/d)治疗,同时护胃补钙治疗。患者使用激素3天后血钾偏低,予补钾治疗。7天后自觉症状好转,视力明显恢复,要求出院。嘱出院后定期复诊,按医嘱口服糖皮质激素逐渐减量,护胃补钙补钾治疗。

2018年9月27日门诊复查锁骨上淋巴结缩小,血常规提示白细胞$12.31×10^9$/L,中性粒细胞百分比84.5%,淋巴细胞百分比9.6%,嗜酸性粒细胞百分比为0,血红蛋白及血小板正常。生化检查:结合胆红素 6.0μmol/L,总胆固醇 6.16mmol/L,氯 98.4mmol/L。胸部 CT 示双肺病灶较前(2018-08-24)略有所吸收。

2018 年 10 月 26 日门诊复查血常规:白细胞 6.69×10⁹/L,单核细胞百分比 16.9%,血红蛋白及血小板正常。血生化:总胆固醇 5.29mmol/L,乳酸脱氢酶 250mmol/L。胸部 CT 与前(2018-09-28)相仿。

2019 年 1 月 29 日门诊复查血常规:白细胞 5.53×10⁹/L,单细胞百分比 15%,血红蛋白及血小板正常。血生化检查、红细胞沉降率未见异常。胸部 CT 与前(2018-10-26)相仿,详见图 12-3-1。

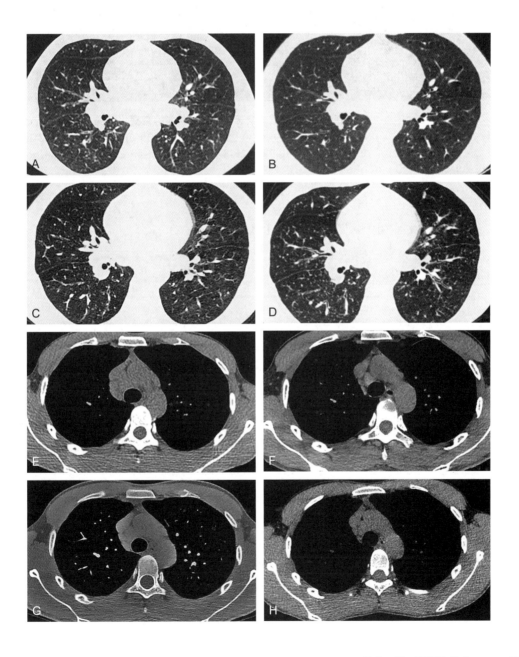

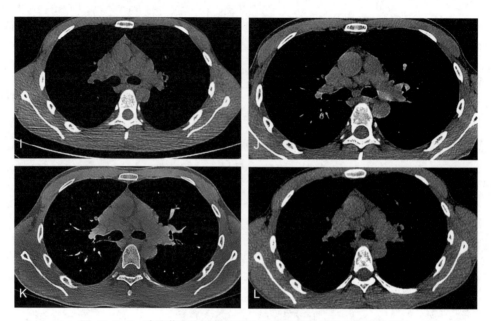

图 12-3-1 肺结节病伴眼部结节病患者胸部影像学检查变化情况

检查时间分别为 A. 2018-08-24；B. 2018-09-28；C. 2018-10-26；D. 2019-01-28；E. 2018-08-24；F. 2018-09-28；G. 2018-10-26；H. 2019-01-28；I. 2018-08-24；J. 2018-09-28；K. 2018-10-26；L. 2019-01-28。

【最后诊断】

1. 结节病（累及葡萄膜和纵隔及全身淋巴结）。

2. 低钾血症。

评述

◆ 本病例以眼部受累（葡萄膜炎）为首发症状，而结节病是葡萄膜炎的常见病因之一，结合胸部CT提示双侧肺门增大，颈部淋巴结彩超示右侧锁骨上窝多发淋巴结肿大，且穿刺活检为慢性肉芽肿性炎、未见干酪样坏死，考虑诊断为结节病。相关文献显示，大约1/3的结节病患者伴眼部受累，其中以葡萄膜炎最为常见，表现为急性虹膜炎或虹膜睫状体炎、肉芽肿或羊脂状角膜后沉着物、虹膜后粘连、玻璃体腔雪球状混浊、脉络膜视网膜炎等，且80%~90%的葡萄膜炎发生在双侧；眼附属器也可能受累，主要表现为眼睑肿大、眼周肿块、流泪、不适、眼球突出、上睑下垂等，其中泪腺是最常见的受损的眼附属器。

◆ 本例患者激素治疗效果较好，视物模糊好转，但治疗过程中出现低钾血症（激素的不良反应），及时予以补钾治疗。出院后按医嘱口服糖皮质激素逐渐减量，门诊复查提示纵隔淋巴结肿大有所好转，未见明显的疾病进展，患者预后良好。

（白文学 谢 敏）

病例2　肺结节病伴眼部结节病一例

【主诉】

发现纵隔多发淋巴结肿大1个月。

【病史摘要】

患者女性,43岁。1个月前因"虹膜睫状体炎"定期复查肺CT示:纵隔及双肺门多发肿大淋巴结,两侧颈胸膜增厚。患者无咳嗽、咳痰,无发热、盗汗,无胸闷、气短、呼吸困难,无咯血、痰中带血,无胸痛、胸闷,无头晕、头痛,无腹痛、腹泻等不适症状,近期体重无变化,为进一步治疗就诊我院。

既往2018年4月因右眼疼痛伴视力下降,外院诊断"右眼虹膜睫状体炎、右眼继发性青光眼、结核病",给予异烟肼、利福平、乙酰丁醇治疗,中间曾停药,总疗程2年余,并间断局部点眼抗感染治疗及虹膜激光打孔治疗4次,治疗后眼部症状仍间断反复出现。否认吸烟、饮酒史,否认家族遗传病史。

【诊治过程】

1. 入院查体　体温:36.5℃;脉搏:80次/min;呼吸频率:18次/min;血压:104/70mmHg。发育正常,营养中等,全身浅表淋巴结未触及。口唇红润,无颈静脉怒张,气管居中,甲状腺无肿大。心肺查体未见明显异常。未见杵状指,双下肢无水肿。

眼科查体及专科检查:裸眼视力,右眼0.01,左眼0.8。眉毛无脱落,眼睑无水肿,巩膜无黄染,结膜无充血,角膜透明,右眼11点钟周边虹膜激光周切孔通畅,瞳孔不规则、缩小,约1.5mm,对光反射减弱,虹膜360°后粘连,晶状体混浊,眼底窥不入,左眼虹膜、晶状体、眼底未见异常。眼压:右眼14mmHg,左眼13mmHg。

2. 辅助检查　血常规:白细胞计数 3.73×10^9/L,淋巴细胞绝对值 1.07×10^9/L,单核细胞绝对值 0.27×10^9/L,中性粒细胞绝对值 2.32×10^9/L,嗜酸性粒细胞绝对值 0.07×10^9/L。红细胞沉降率2mm/h、C反应蛋白(定量)0.3mg/L、血清钙2.04mmol/L,sACE:38U/L;乙肝五项、免疫三项阴性;结核分枝杆菌特异性抗体检测、结核抗体检测、结核抗体检测均阴性;淋巴细胞培养+干扰素(功能水平)399.58pg/ml、淋巴细胞培养+干扰素(刺激水平T)28.64pg/ml、淋巴细胞培养+干扰素(基础水平N)2.80pg/ml、结核分枝杆菌γ干扰素释放试验(T-N)25.8pg/ml;肿瘤标志物结果均阴性;24小时尿钙3.8mmol/24h,尿便常规未见明显异常。PPD试验阴性。

胸部增强CT:双侧肺纹理清晰,双肺胸膜下少许小结节及细索条影,各大支气管及分支开口通畅,纵隔及双肺门区可见多个肿大的淋巴结影,较大长径约25mm,增强扫描可见轻、中度较均匀强化,部分有轻度融合趋势。

头颅磁共振:未见明显异常。

PET/CT(图12-3-2、图12-3-3):双侧眼睑SUV1.5/1.7,脑部葡萄糖代谢显像未见异常。

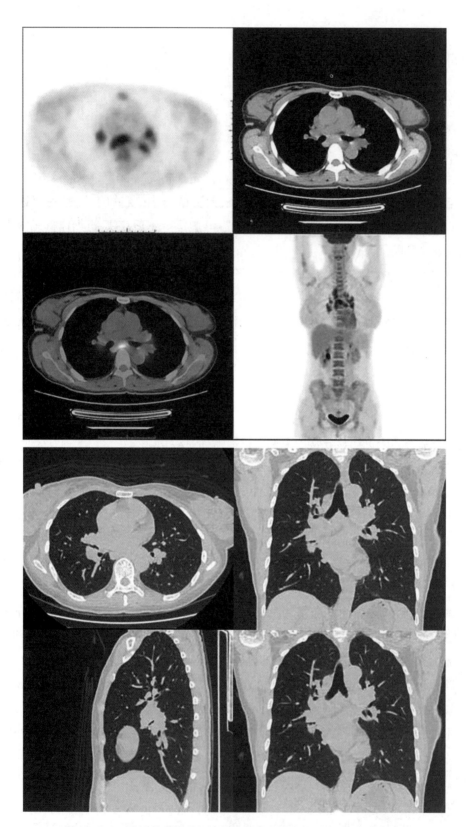

图 12-3-2　肺结节病伴眼部结节病患者胸部 PET/CT（见文末彩图）

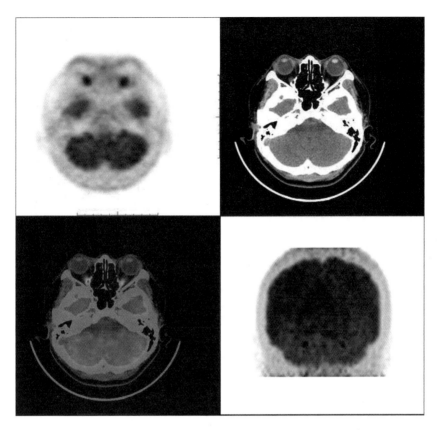

图 12-3-3　肺结节病伴眼部结节病患者头部 PET/CT（见文末彩图）

两肺纹理清晰,肺内未见结节、肿块或斑片、索条影和 FDG 摄取异常增高影。纵隔、双肺门可见多发肿大淋巴结影,FDG 摄取异常增高,较高处 SUV 平均值/最大值约为 8.1/10.8。

超声检查:甲状腺、肝胆胰脾、双肾膀胱、双侧肾上腺区未见明显异常;心脏大小、形态及功能未见明显异常。

肺功能:通气功能正常,肺容量正常,用力肺活量(FVC)117.5% 预计值,$FEV_1$98.5% 预计值,一秒率(FEV_1/FVC)79.23%,小气道功能障碍,用力呼出 50% 肺活量时瞬间流量(FEF50):87.7% 预计值,用力呼出 25% 肺活量时瞬间流量(FEF25):63.4% 预计值,(最大呼气中段流速) MMEF:74.4% 预计值,气道阻力正常,肺弥散功能轻度障碍 D_LCO/VA:72.6% 预计值。

气管镜及 EBUS-TBNA:气管黏膜正常,右肺中叶内侧段灌洗液可见少许淋巴细胞及较多组织细胞(粉尘细胞),未见肿瘤细胞。肺泡灌洗细胞分类:中性粒细胞 1%,淋巴细胞 4%,单核细胞 2%,网状-巨噬细胞 93%;T 淋巴细胞:$CD3^+$/$CD4^+$/$CD8^-$白细胞表面分化抗原 60.9%、$CD3^+$/$CD4^-$/$CD8^+$白细胞表面分化抗原 20.2%、辅助/抑制性 T 细胞比值 3.01。右肺上叶后段刷片:未见癌细胞。4R 组淋巴结呈多个淋巴结融合表现,大小不一,气管隆嵴下 7 组淋巴结肿大明显,予以 EBUS 引导下行 7 组淋巴结 TBNA 穿刺活检。

病理诊断(图12-3-4):(纵隔淋巴结组织活检)送检主要为淋巴细胞、出血及纤维性渗出物,其内可见多个肉芽肿结构,未见坏死。免疫组化标记:肉芽肿CD68(+),SMA(－);淋巴细胞CD3(+++),CD20(+++),BCL-2(+++),BCL-6(+++),Ki-67标记指数5%;树突状细胞CD21(+)。抗酸染色(－)。

3. **治疗经过** 入院后完善相关化验检查,眼科会诊诊断:右眼虹膜睫状体炎、右眼继发性青光眼(虹膜激光打孔术后)、右眼并发性白内障,考虑结节病相关。患者结节病累及肺外器官,给予患者口服甲泼尼龙片24mg每日一次治疗,两个半月后随访眼部症状明显缓解。

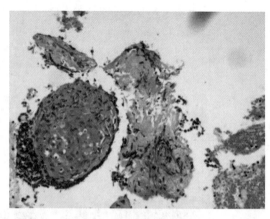

图12-3-4 肺结节病伴眼部结节病患者7组淋巴结穿刺活检病理(见文末彩图)

【最后诊断】

1. 肺结节病Ⅰ期。
2. 右眼虹膜睫状体炎。
3. 右眼继发性青光眼(虹膜激光打孔术后)。
4. 右眼并发性白内障。

评述

◆ 该患者以眼部症状起病,外院曾诊断结核病导致的虹膜睫状体炎、继发性青光眼,而抗结核治疗后效果欠佳。肺部影像学检查发现纵隔及肺门淋巴结肿大,通过纵隔淋巴结活检确诊肺结节病Ⅰ期。结合患者抗结核治疗后眼部症状未缓解,考虑为结节病导致的虹膜睫状体炎,继发出现青光眼。

◆ 眼是结节病易侵犯的肺外器官之一,当累及虹膜和睫状体出现炎症,临床称为虹膜睫状体炎,即前葡萄膜炎;也可出现中间葡萄膜炎,表现为玻璃体炎;后葡萄膜炎多侵犯视网膜,出现脉络膜视网膜炎和视网膜血管炎。前葡萄膜炎同时伴有脉络膜炎时,称为全葡萄膜炎。结节病所致葡萄膜炎可影响视力,约10%患者出现一侧视盲。

临床上可以眼部表现为首发症状。国外文献报道结节病导致的眼部受累的发生率在25%~80%,亚裔人群发生率可能更高,日本统计发生率在57.5%~93.5%,我国尚无准确的发生率统计报道。有报道19例伴眼部受累结节病患者中,除2例经眼眶肿物活检确定病理诊断外,17例经眼部以外部位活检确诊,其中支气管黏膜8

例、皮肤结节4例、外周淋巴结4例、纵隔淋巴结1例。这提示结节病需要更加全面地评估全身情况，而胸部影像学是在考虑有眼部结节病时需要常规进行的检查手段，对于诊断眼部结节病具有提示意义。

本例患者在全身PET/CT检查中，发现双侧眼睑有FDG轻度摄取增加，考虑与眼部结节病累及相关，这有可能为诊断眼部结节病提供线索。

◆ 眼部结节病的治疗：结节病性前葡萄膜炎以激素局部治疗为主，后葡萄膜炎、视神经炎和局部治疗无反应的前葡萄膜炎，需要全身激素治疗。慢性或难治性眼部结节病，可联合免疫抑制剂治疗。

◆ 该患者肺部结节病为Ⅰ期，Ⅰ期肺结节病的自发缓解率在55%~90%，同时该患者无呼吸道症状，肺功能正常，因此对于肺部结节病可不予治疗，以观察随访为主。该患者眼部为结节病导致的虹膜睫状体炎，并已出现继发性青光眼，有视力下降，出现了肺外脏器的受累，考虑需要予以口服激素治疗。

（张春阳　韩志海）

参 考 文 献

［1］LLANOS O, HAMZEH N. Sarcoidosis［J］. Med Clin North Am, 2019, 103（3）:527-534.

［2］吴文婷, 金明. 眼结节病的研究进展［J］. 医学综述, 2014, 20（22）:4117-4119.

［3］TRIVIERI M G, SPAGNOLO P, BIRNIE D, et al. Challenges in cardiac and pulmonary sarcoidosis:JACC state-of-the-art review［J］. J Am Coll Cardiol, 2020, 76（16）:1878-1901.

［4］IANNUZZI M C, RYBICKI B A, TEIRSTEIN A S. Sarcoidosis［J］. N Engl J Med, 2007, 357（21）: 2153-2165.

［5］OHARA K. Clinical manifestations of ocular sarcoidosis in Japanese patients［J］. Nihon Rinsho, 1994, 52（6）:1577-1581.

［6］刘晓芳, 孙永昌, 戴红蕾, 等. 伴眼部受累的结节病临床特征分析［J］. 中华医学杂志, 2014, 94（40）: 3171-3174.

［7］RAO D A, DELLARIPA P F. Extrapulmonary manifestations of sarcoidosis［J］. Rheum Dis Clin North Am, 2013, 39（2）:277-297.

第十三章

口腔结节病

结节病发生于口腔颌面部较为少见,口腔结节病可发生在任何年龄,但较多见于中青年人(20~40岁),据统计,20~40岁患者占总人数的55.4%,19岁以下占12.9%,60岁以上占8.3%。我国平均发病年龄为38.5岁。性别间无明显差异或女性略多于男性。结节病的发病情况在世界各地略有不同,寒冷地区较多,热带地区较少,北欧的松林地带、美国的东南部地区、日本的北海道地区发病率较高。有文献认为,白种人比黑种人更易罹患此病。

该病在口腔颌面部通常发生于唇,其次是腮腺、颊、舌、腭、颌骨等处,症状不典型,病程经过缓慢。轻者常无症状,病变局限,且可自然消退;重者病情逐步进展,侵犯多个器官和组织,预后不良。由于结节病在口腔颌面部的症状不具有特征性,应引起口腔颌面外科医师的重视,以免误诊而影响治疗。

第一节　口腔结节病的诊断

一、临床症状及体征

临床上结节病可分为全身型和局部型:①全身型可波及任何器官,常表现为肺、眼、皮肤、脾、淋巴结、唾液腺、心脏、神经系统、肌肉骨骼及其他器官的损害,最常侵犯肺部,其次是眼、皮肤、淋巴结。其临床表现因侵及部位不同而多种多样。30%~60%的结节病患者无临床症状,通过常规体检时胸部X线检查发现典型病变而诊断,而出现全身症状的患者,常表现为呼吸困难、干咳、胸痛、发热、乏力、关节痛和体重减轻。②局部型多无全身症状,通常表现为局部结节性肿块。

虽然结节病肺部最常受累,但也可见于口腔黏膜和大唾液腺等。发生在口腔颌面部的结节病较为少见,症状不具有特异性,容易发生误诊误治。国内近几十年来口腔颌面部结节病的报道 100 余例,而且大多数肺部并无异常表现。临床上可见仅局限于口面部的口腔结节病,但也可发生除口腔病损外的全身多个器官和组织的病变。

口腔颌面部的结节病多发生于唇、腮腺、颊黏膜下、颌下及颈部等。研究统计口腔结节病发生率分别为唇部最多,腮腺次之。早期症状较轻或没有任何症状,仅在体检时或偶然发现局部肿块和面颈部淋巴结肿大。一部分患者病情呈慢性进行性发展,局部肿块逐渐增大,不适症状加重,以致影响唇舌等器官的正常功能。若伴有全身其他器官或组织的结节病,其急性期常见的症状有:长期发热、体重减轻、乏力、不适、咳嗽等。

发生于口腔颌面部各常见部位的结节病症状及体征如下:

（一）唇部病损

可表现为丘疹、黏膜下结节,病损组织持续增厚肿胀时可形成巨唇,肿胀处颜色暗红,触诊可及结节样肿物,有硬韧感,有轻微的压痛,与周围组织无粘连。

（二）唾液腺病损

早期为位于腮腺、颌下腺组织内的较小结节,不易被检查发现。若继续发展,位于腮腺或颌下腺的病变可单侧或双侧同时出现肿大,可触及硬结,无痛,多伴有口干症状,常常被怀疑唾液腺肿瘤而手术切除。其中腮腺病损最常见,腮腺的病变多为双侧无痛性肿大,进展缓慢。

（三）颊、舌、腭黏膜下病损

口腔黏膜的结节病可发生于颊、舌、腭黏膜下及口底等处,引起组织增厚,可触及大小不等的结节,颜色暗红,质中偏硬,压痛不明显,活动且与周围组织无粘连。颊黏膜下的结节样肿物可使黏膜呈分叶状,舌、腭黏膜可发生无自觉症状的黏膜增生。

（四）颌骨病损

结节病累及颌骨少见,但容易引起牙齿松动。病变侵犯牙槽骨时,表现为多囊性骨质破坏。

（五）牙龈病损

牙龈部位的结节病少见,表现为牙龈肿胀和溃疡,有时类似于牙周炎的表现。

（六）颈部皮下病损

颈部淋巴结的慢性肿大是结节病较常见的症状,在颈部皮下可触及大小不等的结节,压痛不明显,肿大的淋巴结与周围组织无粘连,患者无炎症史。

（七）颌面部皮肤病损

结节病颌面部皮肤病损表现为结节性红斑、暗红色丘疹、紫蓝色硬性结节,结节一般不破溃,自觉症状不明显。病程缓慢,数月或数年后可逐渐消退,遗留色素斑。结节病的皮肤病损除了颌面部外,易出现在颈部、肩部和四肢。

二、辅助检查

(一)实验室检查

1. Kveim-Siltzbach 皮肤试验 又称结节病抗原试验、Kveim 试验,此为确诊结节病的重要检查手段,阳性率为 65%~92%。

方法:在无菌操作下将病变淋巴结或脾组织制成 1:10 生理盐水混悬液作为抗原,取混悬液 0.1~0.2ml 做皮内注射。待 6~8 周后观察注射部位是否形成结节性病变,若产生病变,则切取该病变进行组织病理切片,若得到与结节病相同的病理表现,即无干酪样变的上皮细胞肉芽肿,伴双折光结晶包涵体,则为阳性反应。也有文献认为注射后 2 周局部发生持久性红斑或紫红色丘疹,2 个月后逐渐消退,亦可视为阳性反应。对于有肺门淋巴结肿大的患者,Kveim 试验阳性率高达 80%,无肺门淋巴结肿大患者,则阳性率很低。已应用糖皮质激素治疗者阳性率也很低。

2. 血液检查

(1)血清血管紧张素转化酶(sACE):一般来说,sACE 活性在结节病活动期升高,病情稳定或治疗好转后 sACE 活性下降。

(2)血液其他指标:口腔结节病活动期可见白细胞减少、红细胞沉降率加快、嗜酸性粒细胞增加、血钙及尿钙增高、血清尿酸增高、血清免疫球蛋白增高、血碱性磷酸酶增高等。

3. 免疫学检查 显示细胞免疫功能低下,体液免疫则正常或亢进。结节病活动期的细胞免疫功能降低,有 2/3 的患者结核菌素试验(OT 试验及 PPD 试验)为阴性或弱阳性,而在病情稳定时可显示为阳性反应,此为结节病的特征之一。相反,体液免疫功能正常或增高,免疫球蛋白 IgM、IgA、IgG 正常或增高。在结节病早期肺门淋巴结肿大时 IgM 可有明显增加。类风湿因子试验有 10%~47% 呈阳性。

4. 核素检查 ^{67}Ga 核素显像摄取增高是活动性结节病的标记之一。^{67}Ga 扫描时,颌面部结节部位、纵隔、肺门及腹股沟核素聚集,对诊断口腔结节病有提示作用。

5. 其他 包括抗伯氏疏螺旋体(Borrelia burgdorferi,BB)试验阳性,纤维支气管镜下黏膜活检和支气管肺泡灌洗液检查,对诊断口腔结节病亦有临床指导意义。

(二)影像学检查

1. 胸部 X 线检查 90% 的结节病患者肺部受累,当出现全身型结节病时,肺部 X 线检查可作为口腔结节病的重要诊断参考。肺部结节病的主要表现为:两侧肺门淋巴结、气管旁淋巴结、纵隔淋巴结呈现对称性肿大,两侧肺部广泛对称的结节状及点状阴影,肺部病灶长期不吸收可发展为广泛性间质性肺纤维病变。

2. 颌骨 X 线检查 结节病累及颌骨较少见,当病变侵犯牙槽骨时,表现为多囊性骨质破坏。X 线检查可见囊肿样改变或海绵状空洞,以及弥散的边界不清楚的透射区。

三、诊断标准与鉴别诊断

(一) 诊断标准

1. 局部型　口腔结节病并不多见,占结节病整体数量的 10%~15%。唇颊腭黏膜的结节性肿物、双侧腮腺和颌下腺肿大、口干、牙周炎、牙龈肿胀常为口腔结节病的首发症状。以口腔颌面部为首发部位或仅局限于口腔颌面部的结节病,由于没有全身结节病的症状和诊断,仅凭局部肿块和淋巴结肿大等口腔颌面部临床表现,一般难以确诊。局部型口腔结节病大多缺乏典型的肺部表现,如咳嗽和双侧肺门淋巴结对称性肿大等,初诊时往往不易联想到结节病,所以忽视了一些实验室检查。

国内外有关局部型口腔结节病的文献报道显示,绝大部分是借助于病理检查来确诊,有时只有等到术后病理检查才能证实。因此我们应强调术前活检的重要性,活检的部位可以是黏膜、皮肤或肿大的淋巴结。如果没有可供选择的合适部位,随机的唇部小唾液腺活检也许是有用的。

因此,当临床上发现唇颊黏膜肿胀呈暗紫色,触诊到质硬、活动且无痛性结节性病变,或是双侧腮腺和颌下腺呈现对称性肿大,并扪及结节时,应结合临床资料、胸部 X 线以及血液血清学检查,必要时进行小唇腺活检、Kveim 试验等辅助检查作出诊断。结节病的基本病变是由上皮样细胞、散在多核巨细胞和淋巴细胞共同组成的境界清楚的肉芽肿。当临床及 X 线提示结节病、组织病理学证实为非干酪样上皮样细胞肉芽肿、能排除已知原因的其他肉芽肿病及结节样局部反应时,即可确诊。

早期诊断和治疗结节病可阻断或减缓其在全身各器官的发病进程,因此口腔科医师有可能在结节病的诊断中发挥重要作用。

2. 全身型　对于全身型结节病且病损累及口腔颌面部时,诊断结节病需结合:全身症状及胸部 X 线结果(如肺门淋巴结肿大、全身性肉芽肿)、局部临床表现(如口面部的结节样肿大等)、实验室检查(Kveim 试验阳性、结核菌素反应减弱、红细胞沉降率加快等)及非结核结节的病理表现等。

(二) 鉴别诊断

1. 结核病　口腔结核性溃疡表现为无复发史而又长期不愈的浅表溃疡,溃疡边缘清楚,表现为浅表、微凹而平坦的溃疡,有暗红色桑葚样肉芽肿,疼痛剧烈;有潜掘状边缘,有口腔外部结核病病史或结核病接触史。结核菌素试验阳性,从病变处可培养出结核分枝杆菌,胸部 X 线检查可见肺结核表现,抗结核治疗可取得疗效。

该病与口腔结节病在组织学上有部分类似,结节病的结节内有大量上皮样细胞,淋巴细胞较少,掺杂排列;结核病的结节中央为上皮样细胞,周围有明显的淋巴细胞浸润。结节病的结节内有血管,因此很少发生坏死或仅有轻度坏死;而在结核病的结节中无血管,故可见明显的干酪样坏死。两者可通过结核菌素试验、血清学检查以及病理所见的不同之处等予以区分。

2. 口腔化脓性肉芽肿 化脓性肉芽肿是口腔黏膜对创伤及感染的一种反应性病变,较常见,由长期慢性刺激如大块牙石、充填体悬突导致,或者由妊娠期激素水平变化导致,临床表现为高于黏膜的深红色肿块,纤维增生后呈粉色质韧结节。病理变化为血管增生性肉芽肿。

该病与口腔结节病在临床表现上有部分类似,均可表现为口腔黏膜的肉芽肿,但口腔结节病可伴全身病变。通过是否有局部刺激因素、全身表现以及行病理检查可予以区分。

3. 局限性口面部肉芽肿 口腔表现为唇肿、颊肿、龈肿、舌肿等,口腔黏膜增厚、牙龈增生、黏膜下结节形成,为一种慢性非干酪样坏死的肉芽肿病。与口腔结节病的口面部临床表现相似,但无全身病变。口腔结节病可通过全身症状及胸部 X 线结果(如全身性肉芽肿、肺门淋巴结肿大)、实验室检查(Kveim 试验阳性等)与该病进行鉴别。

4. 克罗恩病 本病是发生在消化道黏膜的慢性复发性肉芽肿炎症,10% 病例出现口腔病损,表现为口腔黏膜线状溃疡或肉芽肿结节增生,病理改变为非干酪样上皮样细胞肉芽肿,其临床表现和病理改变与口腔结节病有相似之处。但克罗恩病的回肠末端局限性肠炎、X 线检查发现的肠管狭窄可作为鉴别诊断的依据。

5. 坏死性肉芽肿性血管炎 本病以进行性坏死性肉芽肿和广泛的小血管炎为特征,早期出现口腔黏膜坏死性肉芽肿及溃疡,破坏骨组织,呼吸道黏膜有广泛肉芽肿性炎症,晚期因肾衰竭而死亡。全身表现为坏死性肉芽肿性炎症,有发热、消瘦等症状。而结节病是口面部及全身多系统的慢性肉芽肿性疾病,无坏死性血管炎性病变,口腔病损主要为肿胀和结节,很少出现溃疡。两者虽然都有全身症状,但可通过临床表现及病理改变来鉴别。

6. 梅-罗综合征 本病以复发性口面部肿胀、复发性面神经麻痹、舌裂三联征为临床特征。肉芽肿性唇炎是其表现之一,组织病理为非干酪样肉芽肿结节。病理检查与口腔结节病有类似,但依靠三联征典型症状可作出临床诊断。

7. 干燥综合征(又称舍格伦综合征) 本病多见于中年妇女,主要症状为眼干、口干、唾液腺及泪腺肿大、类风湿关节炎等。与唾液腺结节病相似之处是都伴有口干症状,但干燥综合征体现为腮腺弥漫性肿大,边界不明显,通过干燥综合征的特征性腮腺造影(末梢导管扩张、排空功能减退)、实验室检查、唇腺活检可予以鉴别。

8. 唾液腺肿瘤 单发生于腮腺或颌下腺的结节病可单侧或双侧同时出现肿大,可触及硬结,无痛,常常被怀疑唾液腺肿瘤而手术切除,与唾液腺肿瘤往往通过术后病理予以鉴别。术前应关注有无全身病变,并积极进行术前活检,活检的部位可以是黏膜、皮肤、肿大淋巴结或者采用随机的唇部小唾液腺活检。

第二节 口腔结节病的治疗与预后

一、治疗

目前口腔结节病尚无针对病因的特殊治疗方法,多根据病变累及的部位、范围和严重程度而采取不同的治疗。

(一)无需治疗的情况

口腔结节病具有相当的自限性,有些患者可以自愈,对于无症状的黏膜下或者皮下结节可不做处理。

(二)激素及免疫抑制剂治疗

对于有症状的、活动性的、口腔多发结节,并同时伴有全身其他器官或组织的结节病的患者,主要的治疗思路是抑制患者的免疫系统。肾上腺糖皮质激素是治疗结节病的有效及首选药物,可单独应用或与免疫抑制剂如羟氯喹、甲氨蝶呤联合使用。

1. 肾上腺糖皮质激素类药物 其作用主要是控制结节病的活动、减轻局部及全身症状、抑制炎症和肉芽肿的发展、防止纤维化的形成、促进自愈、纠正高钙血症和高钙尿症,从而缓解病情,改善其他脏器功能。但要注意激素的用量及副作用。治疗的选择取决于疾病的严重程度,一些轻度病例仅需要局部糖皮质激素治疗,而全身性结节病则通常需要口服糖皮质激素。

对于唇部肿胀,可于病损基底部注射糖皮质激素,如曲安奈德注射液10mg加2%利多卡因1ml,或者地塞米松2mg加1%~2%普鲁卡因1~2ml,每周1次,连续2~4次,有一定疗效。

对于全身器官受到侵害、病情进展快或出现高钙血症、高钙尿症、肝功能损害的患者,可口服糖皮质激素减轻炎症,根据患者病情的严重程度调整剂量。一般情况下使用泼尼松剂量为15mg/d,严重情况下可用大剂量糖皮质激素控制,泼尼松开始剂量为40~60mg/d,病情缓解后可逐渐减量。维持剂量为5~10mg/d。

2. 免疫抑制剂类药物 羟氯喹、甲氨蝶呤、硫唑嘌呤、环磷酰胺等免疫抑制剂也可应用于结节病的治疗。当活动性结节病经糖皮质激素治疗有效,然而因某种原因不能继续使用激素治疗时,免疫抑制剂可作为替代药物。免疫抑制剂也可联合小剂量糖皮质激素使用。

羟氯喹的常用剂量为200~400mg/d,症状减轻后可减量至100~200mg/d。用药时间不宜过长以避免该药的副作用。

甲氨蝶呤的常用剂量为10~25mg/周,疗程3~6个月,对顽固性结节病有一定疗效,但可出现恶心、黏膜炎及血液学改变等副作用。

环磷酰胺的常用剂量为50~100mg/d或500~2 000mg每周2次,对部分结节病有一定疗效,但可出现消化道症状、血液学改变、脱发等副作用。

（三）对症治疗

结节病如损伤大唾液腺可导致口干，从而使患者易发生龋病、牙周病、念珠菌病。此时可采用对症治疗，包括消除感染因素、除去口腔内病灶、刺激唾液腺分泌、牙周治疗和抗真菌治疗等。

（四）手术切除

对于不断增大的结节或者局限性孤立性病变，比如形成巨唇或单发的腮腺淋巴结结节病，影响口腔颌面部功能和美观，患者强烈要求改善时，采取单纯手术切除效果较好。

二、预后

结节病预后大多数较好。本病病程缓慢，持续数年，部分患者病损可逐渐减轻或消失。局部型结节病的预后良好，只有不到 10% 的患者呈慢性进行性发展，侵犯全身多个器官，引起肺、心、中枢神经系统并发症，预后较差，可导致 5%~8% 的患者死亡。

（易　纯）

参 考 文 献

［1］华春清,姚隆浩,郑家伟,等.口腔颌面部结节病的诊断与治疗［J］.口腔颌面外科杂志,2000,10(4):353-354.

［2］CHEN E S,MOLLER D R. Etiologies of sarcoidosis［J］. Clin Rev Allergy Immunol,2015,49(1):6-18.

［3］陈谦明.口腔黏膜病学［M］.4 版.北京:人民卫生出版社,2012.

［4］MOTSWALEDI M H,KHAMMISSA R A,JADWAT Y,et al. Oral sarcoidosis:A case report and review of the literature［J］. Aust Dent J,2014,59(3):389-394.

［5］陈虹,林梅.口腔颌面部肉芽肿性疾病［J］.国际口腔医学杂志,2017,44(3):310-314.

［6］KASAMATSU A,KANAZAWA H,WATANABE T,et al. Oral sarcoidosis:Report of a case and review of literature［J］. J Oral Maxillofac Surg,2007,65(6):1256-1259.

［7］NICO M M,GUIMARAES A L,CORREA P Y,et al. Oral mucosal lesions in sarcoidosis:Comparison with cutaneous lesions［J］. Acta Derm Venereol,2016,96(3):392-393.

［8］GRIMALDI L,SANTIS D R,BRANDI C,et al. Mandibular intrabony lesion as first sign of sarcoidosis:Case report［J］. Int J Oral Maxillofac Surg,2004,33(6):613-614.

［9］ARMSTRONG C,NAPIER S,LINDEN G J. Sarcoidosis with gingival involvement:A case report［J］. J Periodontol,2004,75(4):608-612.

［10］缪竞智.结节病［M］.北京:科学技术文献出版社,2003.

［11］SURESH L,RADFAR L. Oral sarcoidosis:A review of literature［J］. Oral Dis,2005,11(3):138-145.

［12］李艳杰,陈瑞扬,张乐.肉芽肿性唇炎与牙源性感染病灶的关系［J］.实用口腔医学杂志,2017,33(4):559-561.

［13］CRITCHLOW W A,CHANG D. Cheilitis granulomatosa:A review［J］. Head Neck Pathol,2014,8(2):209-213.

［14］BEN SALAH R,FRIKHA F,SNOUSSI M,et al. Limited form of Wegener's granulomatosis in a patient with Crohn's disease. A case report［J］. Turk J Gastroenterol,2014,25(Suppl 1):191-195.

［15］BOHRA S,KARIYA P B,BARGALE S D,et al. Clinicopathological significance of Melkersson-Rosenthal syndrome［J］. BMJ Case Rep,2015,2015:bcr2015210138.

［16］常世民,邢汝东.口腔颌面部结节病的诊治进展［J］.北京口腔医学,2008,16(2):119-120.

第十四章
耳鼻咽喉部结节病

第一节　耳部结节病

在耳部,结节病最常表现是耳郭皮肤浸润和耳郭软骨受累。结节病直接累及中耳和/或乳突的发病率并不清楚,且罕见。症状根据受累部位可表现为耳痛、耳闷、传导性听力损失。累及颅内第Ⅶ、Ⅷ对脑神经可有相应的症状,神经结节病中,面神经是最常见的受累脑神经,发生率为15%~39%,大多数患者为单侧发病,可导致面神经麻痹。累及蜗神经可表现为耳鸣、感觉神经性耳聋;耳聋可为突发的,也可为波动性的,提示病情处于活动期。累及前庭神经可有眩晕、站立不稳等前庭症状。查体根据结节病侵犯部位可有不同表现,累及耳部皮肤和软骨可有结节病典型皮肤病变表现,累及脑神经可有相应的神经阳性体征,累及颞骨内的病变罕见,侵犯外耳道或者中耳乳突可有耳道溢液、流脓、耳闷、传导性或者混合型听力下降。阻塞鼓窦入口或者鼓峡等中耳乳突通气孔道可导致分泌性中耳炎表现。对于累及第Ⅶ、Ⅷ对脑神经的神经结节病,诊断较为困难,主要依靠相关脑神经受累的临床表现以及特征性的影像学表现(主要是增强MRI),出现相应的脑神经受累的临床表现同时合并其他系统结节病的确诊高度提示本病。

颞骨CT和MRI检查目的主要为鉴别诊断、判断病变累及范围。中耳乳突的结节病在CT上表现为软组织密度影,可伴有周围骨质破坏,增强扫描可有轻度强化(图14-1-1),大体标本上可见淡红色肉芽肿性软组织填充乳突气房内。

鉴别诊断:需要与中耳胆脂瘤、中耳癌及结核性中耳炎相鉴别。中耳癌好发于中老年人,大多有患耳流脓史,伴耳痛、耳道出血,病变早期可有面神经麻痹,颞骨CT上示骨质破坏,病理活检可确诊。结核性中耳炎起病隐匿,耳道分泌物稀薄,颞骨CT示骨质破坏严重,肺部可有结核病症状和体征,肉芽病理可明确诊断。中耳胆脂瘤耳道分泌物为脓性或黏液脓性,含豆腐渣样物,奇臭,鼓室内可见白色鳞片状或无定形物质,CT示颞骨骨质破坏。最终

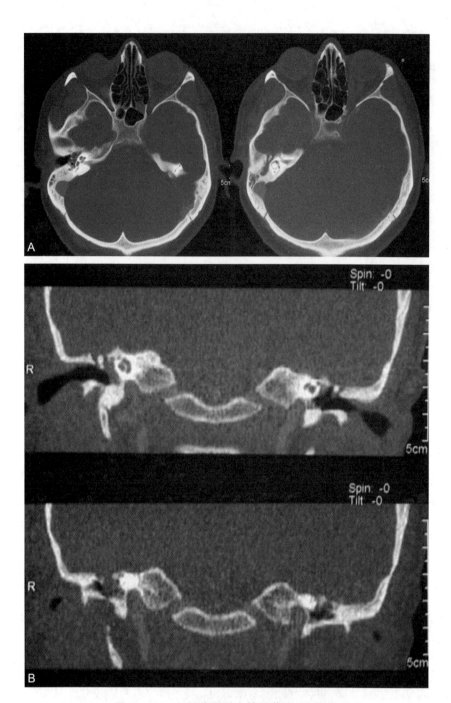

图 14-1-1　累及中耳乳突的结节病 CT 影像

A. 轴位片上可见右侧乳突内软组织密度影，听骨链被包裹其中；B. 冠状位上可见鼓室天盖骨质受侵犯。

确诊需要将病变组织送检以明确诊断（图 14-1-2）。

治疗上，全身皮质激素仍然是治疗结节病的主要药物。由于疾病进展的变异性和自发缓解特性，治疗适应证和治疗方案仍然存在争议。累及耳垂、耳郭，影响美观的结节病，可行手术切除；累及中耳乳突病变性质不明者可行鼓室探查及乳突开放术，彻底清除病变组织送组织病理以明确诊断。糖皮质激素是治疗神经结节病的一线药物，常用剂量为0.5~1.0mg/(kg·d)，针对糖皮质激素禁忌证或在治疗过程中病情加重者，建议采用免疫抑制药作为二线治疗。甲氨蝶呤是最常用的二线治疗，其次是硫唑嘌呤。但大多数二线治疗需要3~6个月才能达到临床预期效果。

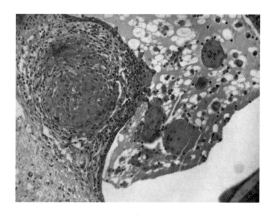

图 14-1-2　乳突内容物组织病理学检查显示非干酪样肉芽肿，上皮样细胞被淋巴细胞包围（HE染色×200）（见文末彩图）

第二节　鼻部结节病

一、临床表现和诊断

鼻部结节病可发生于鼻-鼻窦的任何部位，如外鼻皮肤（图 14-2-1）、鼻前庭（图 14-2-2）、鼻中隔（图 14-2-3）、鼻窦（图 14-2-4）、鼻咽部等。据文献报道，1%~4% 的鼻部受累患者都有鼻塞和鼻炎症状，甚至有鼻出血，由于鼻塞和鼻炎的症状是非特异性的，所以鼻窦结节病很难诊断。鼻咽部结节病多位于正中线，为孤立的境界清楚的红黄色腺样体样分叶状小结节，肿块较大时可引起睡眠呼吸暂停和耳部分泌性中耳炎症状。鼻结节病浸润深度可仅为鼻腔鼻窦黏膜浸润，也可侵犯骨质，甚至侵犯鼻窦外。鼻部皮下结节病罕见，鼻-鼻窦结节病患者鼻黏膜的纤维鼻咽喉镜检查典型表现为苍白、黄色的结节性病变，并伴有黏液结痂。

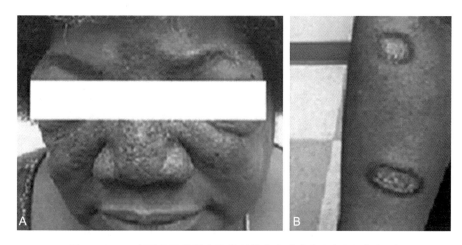

图 14-2-1　头面部及外鼻皮肤典型结节皮肤病表现（见文末彩图）
A. 面部及鼻部冻疮样狼疮；B. 同一患者前臂结节皮肤病表现，暗红色皮损。

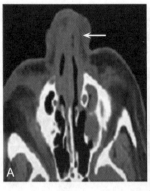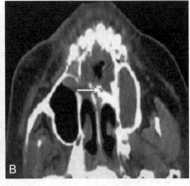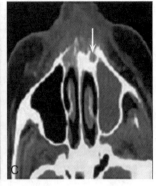

图 14-2-2　鼻结节病患者鼻窦 CT 影像

A. 外鼻皮肤增厚,双侧鼻前庭及鼻中隔黏膜增厚(箭头),前鼻孔狭窄;B、C.左侧上颌骨、鼻底骨质侵蚀(箭头),左侧上颌窦呈阻塞性病变。

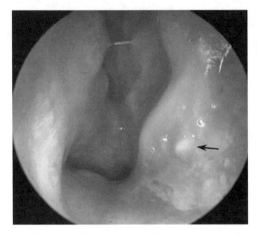

图 14-2-3　右侧鼻中隔结节病(箭头所示)(见文末彩图)

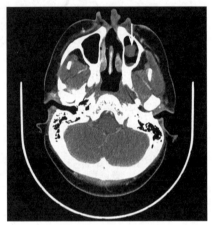

图 14-2-4　鼻窦结节病
可见左侧上颌窦内一孤立结节,无周围骨质侵犯,手术切除后病理证实为结节病。

二、鉴别诊断

累及鼻前庭和鼻中隔的结节病需要与鼻前庭囊肿和鼻中隔囊肿相鉴别,鼻咽部结节病应与鼻咽癌、鼻咽囊肿相鉴别。鼻腔鼻窦结节病同时应与韦格纳肉芽肿(Wegener granulomatosis)、鼻腔鼻窦淋巴瘤相鉴别。韦格纳肉芽肿早期表现为鼻腔及鼻窦黏膜增厚、窦腔积液等鼻窦炎征象,黏膜活检常为慢性炎症;进展期表现为鼻中隔、诸鼻甲、钩突、上颌窦内壁和/或硬腭骨质受累破坏,鼻背塌陷;晚期鼻腔形成一个大的空腔,可累及颅底,病理改变为动脉血管周围肉芽肿炎性改变,明确诊断最终依靠病变组织切除活检。

三、治疗

根据有无局部症状或邻近器官受累,可采取功能性鼻内镜手术辅以鼻局部或者全身糖皮质激素治疗,可有较好疗效。对糖皮质激素不敏感或无效的患者,可口服甲氨蝶呤或羟氯喹。推荐使用海盐水冲洗鼻腔,以冲洗结节表面的黏液结痂。

第三节　咽喉结节病

一、临床表现和诊断

咽喉结节病罕见,发生在少于2%的结节病患者中。多器官受累在这些患者中并不常见。Benjamin 等人报告 5 例喉部受累,只有 1 例为全身性病变。Neel 等发现 13 例喉部结节病患者中只有 7 例有其他器官受累,孤立性喉结节病仅在 0.5% 的患者中发现。在喉部疾病中,主要累及声门上区(以会厌区为主),其次是杓状体、杓状会厌襞和假声带(图 14-3-1),声带受累可导致声带麻痹,但罕见。咽喉结节病的临床表现根据发生的部位可为无症状,也可表现为声嘶、咽部不适、打鼾,症状严重者可表现为呼吸困难、喉喘鸣等,甚至需要紧急环甲膜切开甚至气管切开缓解症状。

二、鉴别诊断

需要与喉结核、喉梅毒等其他肉芽肿性疾病相鉴别,喉结核咳嗽剧烈,常发生于声带后端、杓状软骨间切迹,表面黏膜易溃疡水肿,喉结核原发罕见,多伴有肺部结核症状,胸部 CT 和痰培养抗酸染色有重要诊断价值。喉结核好发于会厌及甲状软骨。根据梅毒病程分期不同,可表现为梅毒红斑、梅毒溃疡或肉芽肿病变,患者常有咽异物感、咳嗽、声嘶、吞咽痛等症状,梅毒血清学反应可资鉴别。

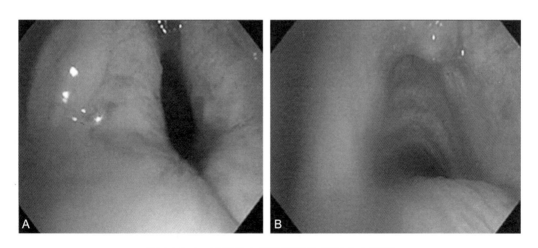

图 14-3-1　喉结节病纤维喉镜下观(见文末彩图)
A.声门上炎症充血水肿,累及杓状体、假声带或前庭皱襞;B.声门下区可见一孤立结节,表面充血水肿。

三、治疗

咽喉结节病有自发缓解倾向,有文献报道自发缓解发生在大约 10% 的喉结节病病例,故对于无症状的喉结节病,通常不需要任何处理。对于引起临床症状的喉结节病,治疗上首选类固醇药物,推荐吸入性皮质类固醇药物,激素治疗 3 个月后无反应,或者激素副作用大无法遵从医嘱者,可服用羟化氯喹和甲氨蝶呤。有文献报道采用 CO_2 激光切除病变组织的声门上成形术可取得较好疗效,同时局部微创注射皮质类固醇可以改善症状,并减少对全身皮质类固醇的副作用。

第四节　头颈部结节病

头颈部结节病最常见的是颈部淋巴结节病,其次是皮肤病变、唾液腺、口腔软组织,罕见的尚有甲状腺结节病侵犯。根据侵犯的器官和部位的不同,临床上可有不同的表现及体征,总体来说临床表现及体征特异性不高。

一、头颈部周围淋巴结肿大

可见锁骨上及颈部淋巴结肿大,淋巴结通常为孤立的、有完整包膜,可活动、光滑无粘连、无痛。可同时伴有肺门淋巴结肿大。镜下病理可见,淋巴结正常结构被肉芽肿性病变替代,主要由上皮样细胞组成,并有散在的少数朗格汉斯细胞和淋巴细胞,中心区无干酪样坏死,抗酸染色阴性。需要与淋巴结结核、梅毒等疾病相鉴别。单纯的淋巴结肿大可手术切除后送病理以明确诊断。

二、头颈部皮肤病变

结节病皮肤病损表现不一,可表现为皮疹、结节红斑和皮下结节(图 14-4-1)。结节病最常见的皮肤病变是结节红斑,常见于面颈部、肩部或四肢,多为结节病的早期表现,典型的结节红斑为无痛、红斑隆起的皮肤损害,临床表现多样,最常见红褐色丘疹、斑块,其他表现包括冻疮样、狼疮型、环状型、结节型、红皮病型、鱼鳞病样等。皮质激素是治疗结节病的有效及首选药物,可以减轻局部及全身症状、抑制皮肤炎症和肉芽肿的发展。

三、口腔颌面部结节病

口腔颌面部结节病少见,可发生于任何年

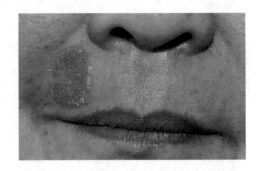

图 14-4-1　面部溃疡型结节病(见文末彩图)
右唇上方红色斑块,表面有少量鳞屑,境界清楚。

龄;好发于唇部、颌骨、口腔软组织和唾液腺。该疾病早期表现为轻度症状或无症状。在常规体格检查中可发现局部肿块和面颈部淋巴结肿大,唾液腺结节病好发于腮腺,发生在2%~5%的结节病患者中,表现为无痛性腮腺结节,通常为单侧;肿块通常质硬,触诊时无压痛,患者可无任何症状,通常体检时偶然发现,偶有口干,可同时伴有颌面部淋巴结结节病,需要与腮腺结核、腮腺结节型干燥综合征、腮腺沃辛瘤等疾病相鉴别;舌下腺结节病可见一侧舌下腺肿胀,表面呈现暗红色,质硬,与周围组织无粘连,可同时伴有同侧唇颊部肿胀(图14-4-2)。发生在唇、颊、舌黏膜下时可触及大小不等的结节,活动,颜色暗红,质中偏硬,有轻微的压痛,与周围组织无粘连,口腔检查可见唇颊组织肿胀增厚。结节病可发生于颌骨内,可表现为多囊性骨质破坏,病变侵犯牙槽骨时,可引起牙齿松动。

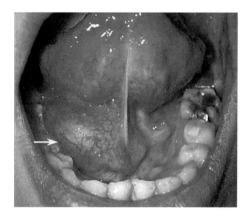

图 14-4-2　右侧舌下腺结节病(见文末彩图)

由于症状缺乏特异性,这些类型的结节病很容易被误诊。活检是诊断口腔结节病的可靠方法。淋巴结、唇腺组织或皮肤病变组织病理学检查可用于诊断口腔结节病。然而,还需排除白塞综合征、干燥综合征以及伴有多血管炎的肉芽肿疾病。治疗上,仅发生于口腔的结节病大部分具有自限性,对于无症状的患者一般不需要特殊治疗处理。对于活动性的、口腔多发结节,并同时伴有全身其他器官或组织结节病的患者,肾上腺皮质激素有较好的治疗效果。如结节不断增大、影响口腔颌面部功能和美观以及为局限性结节,应行手术切除。

扁桃体结节病罕见,文献上报道的均为扁桃体切除术后送检偶然检出,临床表现多为单侧扁桃体肿大,根据肿大程度可为无明显症状到明显咽部异物感,单侧扁桃体肿大应与其他疾病如扁桃体结核淋巴瘤和扁桃体癌转移灶相鉴别,当排除上述疾病后仍未能明确诊断需考虑扁桃体结节病的可能,最终确诊依靠病理诊断(图14-4-3)。

四、甲状腺结节病

甲状腺结节病发病罕见,迄今为止,文献中仅报道65例全身结节病伴甲状腺受累,临床表现大多为无症状,少数主诉为甲状腺区域

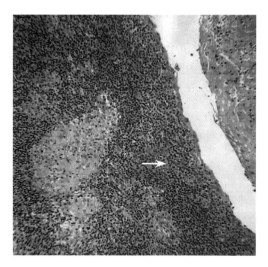

图 14-4-3　扁桃体隐窝标本

淋巴基质内有非干酪样肉芽肿(箭头),由上皮样细胞、多核巨细胞、淋巴细胞组成。

的压痛,可伴有典型的甲亢及甲减症状,如心悸和体重减轻等。甲状腺自身抗体(thyroid peroxidase antibodies,TPO-Ab)阳性被报道在20%~30%的系统性结节病患者中出现。虽然结节样肉芽肿浸润甲状腺可干扰甲状腺功能并可导致显性或亚临床甲亢或甲减,但甲状腺功能检查的改变较少见,甲亢患者对放射性碘或抗甲状腺药物治疗有抵抗时应怀疑此病。甲状腺结节病典型超声表现为多个大小不等的结节阴影(1~3cm)和不规则低回声区,反映肉芽肿的形成。颈部CT显示甲状腺腺叶组织结节密度影,增强扫描结节区域充盈受限(图14-4-4)。由于甲状腺结节病的临床表现及体征无特异性,故鉴别诊断很重要,需要与甲状腺癌和结节性甲状腺肿等疾病相鉴别(图14-4-5)。推荐甲状腺细针穿刺活检。

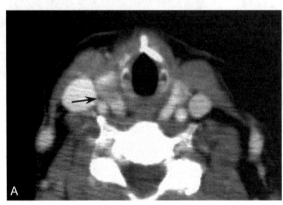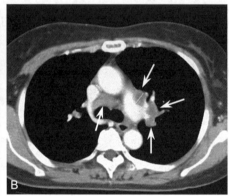

图14-4-4　甲状腺结节病头颈部及肺部CT增强扫描

A.箭头右侧甲状腺腺叶低吸收区;B.箭头示肺门淋巴结肿大,后该患者证实为肺结节病同时累及甲状腺。

治疗上:美国胸科协会指南建议,对于伴有器官功能障碍的全身结节病患者给予口服类固醇治疗,当结节病患者出现高钙血症时,糖皮质激素的使用也可以,因为它抑制1,25-二羟维生素D_3的分泌。据报道,类固醇的使用对减少甲状腺结节病肿块的大小是有效的。对于孤立的甲状腺结节病,可以行手术切除,术后行病理检查以明确诊断。

总之,单纯累及耳鼻喉的结节病发病率较低,并且由于耳鼻喉解剖位置深在,临床症状缺乏特异性,对该疾病相关的报道较少,因此临床

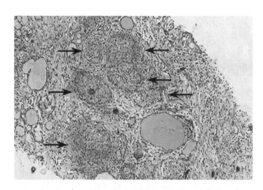

图14-4-5　甲状腺结节病HE染色病理切片(见文末彩图)

正常甲状腺滤泡结构被大小不一的非干酪样肉芽肿组织(箭头)替代。

医师对其认识不够,极易造成漏诊和误诊,诊断需要综合患者的临床表现、影像学及组织病理学结果,再除外结核病、肿瘤、血管炎、梅毒等其他结节肉芽肿性疾病,多学科会诊对该疾病的确诊意义重大。大部分耳鼻喉结节病患者预后比较好,未见有恶变报告,但可复发,并

且需要预防耳鼻喉器官以外其他心脏、肺和神经等器官系统结节病的发生发展,故应注意对本病患者长期随访。

(龚树生)

参 考 文 献

[1] DASH G I,KIMMELMAN C P. Head and neck manifestations of sarcoidosis [J]. Laryngoscope,1988,98(1):50-53.

[2] GULATI S,KROSSNES B,OLOFSSON J,et al. Sinonasal involvement in sarcoidosis:A report of seven cases and review of literature [J]. Eur Arch Otorhinolaryngol,2012,269(3):891-896.

[3] PLASCHKE C C,OWEN H H,RASMUSSEN N. Clinically isolated laryngeal sarcoidosis [J]. Eur Arch Otorhinolaryngol,2011,268(4):575-580.

[4] TSUBOUCHI K,HAMADA N,IJICHI K,et al. Spontaneous improvement of laryngeal sarcoidosis resistant to systemic corticosteroid administration [J]. Respirol Case Rep,2015,3(3):112-114.

[5] 常世民,邢汝东.口腔颌面部结节病的诊治进展[J].北京口腔医学,2008,16(2):119-120.

[6] 黄选兆,汪吉宝,孔维佳.实用耳鼻咽喉头颈外科学[M].2版.北京:人民卫生出版社,2008.

[7] CACAO G,BRANCO A,MEIRELES M,et al. Neurosarcoidosis according to Zajicek and Scolding criteria:15 probable and definite cases,their treatment and outcomes [J]. J Neurol Sci,2017,379:84-88.

[8] OZDOGAN A,ACIOGLU E,KARAMAN E,et al. A difficult case:Sarcoidosis of the middle ear [J]. Am J Otolaryngol,2009,30(4):281-284.

[9] HYBELS R L,RICE D H. Neuro-otologic manifestations of sarcoidosis [J]. Laryngoscope,1976,86(12):1873-1878.

[10] PAWATE S,MOSES H,SRIRAM S. Presentations and outcomes of neurosarcoidosis:A study of 54 cases [J]. QJM,2009,102(7):449-460.

[11] ELLISON D E,CANALIS R F. Sarcoidosis of the head and neck [J]. Clin Dermatol,1986,4(4):136-142.

[12] MANCHANDA A,PATEL S,JIANG J J,et al. Thyroid:An unusual hideout for sarcoidosis [J]. Endocr Pract,2013,19(2):e40-e43.

[13] OKUMA H,HASHIMOTO K,WANG X,et al. Systemic sarcoidosis with thyroid involvement [J]. Intern Med,2017,56(16):2181-2186.

[14] EDRISS H,KELLEY J,DEMKE J. Sinonasal and laryngeal sarcoidosis [J]. Proceedings,2017,30(4):452.

[15] BUTLER C R,NOURAEI S A R,MACE A D,et al. Endoscopic airway management of laryngeal sarcoidosis [J]. Arch Otolaryngol Head Neck Surg,2010,136(3):251-255.

[16] PANSELINAS E,HALSTEAD L,SCHLOSSER R J,et al. Clinical manifestations,radiographic findings,treatment options,and outcome in sarcoidosis patients with upper respiratory tract involvement [J]. South Med J,2010,103(9):870-875.

第十五章

心脏结节病

结节病可以累及心脏,造成心脏传导阻滞、心律失常和心室重塑。对某些患者,心室重塑可引起左室功能下降和/或室壁瘤形成。但是对于临床医师而言,从心脏结节病患者中识别出预后不良的高风险患者不是一件容易的事情。对于结节病患者,心脏受累和心力衰竭占死亡病因的 1/4。目前心脏结节病的真实患病率缺乏统计数据。但尸检发现,25%~40%的结节病患者存在心脏受累。孤立性心脏结节病(没有累及其他器官)可能远比我们想象的常见。因受累部位、程度以及疾病活动程度不一,心脏结节病可有不同临床表现,患者可能主诉呼吸困难、端坐呼吸、心悸、黑矇或晕厥。心源性猝死是心脏结节病的常见临床表现,它常继发于室性心律失常和心脏传导阻滞。因此,临床医师必须掌握心脏结节病的筛查、诊断、评估和治疗方法,才能改善心脏结节病患者预后,减少死亡事件。

第一节　心脏结节病的临床表现

心脏结节病可以不伴其他器官的受累,而诊断心脏结节病的患者没有几个已经诊断结节病,同样在没有肺门淋巴结肿大、皮肤及眼部表现时,确诊心脏结节病也的确很困难。

需要引起警觉的症状包括:心悸、黑矇、晕厥和/或心力衰竭症状(端坐呼吸、夜间阵发性呼吸困难和下肢水肿)。根据临床表现可以将心脏结节病分为 4 种不同的临床情况:①心电图异常,但无临床症状;②心律失常或传导阻滞;③充血性心力衰竭;④心包炎伴或不伴心脏压塞或缩窄性心包炎。约 20% 的结节病患者有不同程度的心包积液,个别为血性心包积液。

传导阻滞是心脏结节病的最常见临床表现,由于结节病可以累及传导系统的各个部位,以希氏束最易受累,传导阻滞的程度及类型不同,以房室传导阻滞最常见,左、右束支也可受累,以右束支阻滞更为多见。病理研究发现,肉芽肿浸润到室间隔的基底部常见,传导系统被肉芽肿或瘢痕组织代替,是引起传导阻滞的原因之一。也有房室结动脉受累引起传导系统缺血,导致传导阻滞的报道。完全性房室传导阻滞时,患者伴有轻微头痛、乏力、晕厥或心悸等非特异性症状。

室性心律失常是心律失常中较为多见的类型,是引起心脏结节病猝死的主要原因之一。室性心律失常的出现通常预示心脏有广泛的肉芽肿浸润和/或心肌瘢痕形成,室壁瘤是引起室性心律失常的原因之一,但对不典型室壁瘤的患者行外科手术充分切除后,仍有部分患者反复出现室性心律失常而发生晕厥,最后应用植入型心律转复除颤器(implantable cardioverter defibrillator,ICD)后病情缓解,提示室壁瘤并非引起室性心律失常的唯一原因,可能还与心肌广泛的肉芽肿浸润有关。有临床病理报告,心脏房室结动脉由于肉芽肿挤压及室壁瘤导致患者反复室性心律失常发作,最后死于室性心律失常。

心脏结节病的其他表现包括乳头肌功能失调、浸润性心肌病及心包炎等,其中心肌肉芽肿浸润的患者可以出现不同程度的充血性心力衰竭,表现为活动后或静息性呼吸困难。部分患者在诊断为心脏结节病后心功能进行性减退,随着病情的发展出现扩张型心肌病样临床表现,并在确诊后 6 个月~2 年时间内出现心力衰竭。此外,患者还可出现主动脉反流或动脉瘤,与肉芽肿病变累及主动脉根部扩张有关。

临床上,有两类患者需要评估有无心脏结节病:①60 岁以下患者新出现不明原因的二度或三度房室传导阻滞;②特发性室性心动过速患者(排除其他原因引起的心肌病)。虽然这些患者过去无结节病病史,但隐匿性结节病有可能是这些患者出现心脏传导阻滞或心律失常的原因,应该进一步筛查有无心脏结节病。

存在心脏外结节病病史和下列临床表现的患者,应列为心脏结节病的筛查对象(表15-1-1)。

表 15-1-1　心脏结节病的筛查指征

筛查对象	筛查方式
患者有心脏外结节病史	询问有无心脏方面的相关症状,进行超声心动图和心电图检查
患者有心脏外结节病史,伴有下列临床表现:心悸、晕厥、新发心力衰竭、超声心动图或心电图异常	^{18}F-FDG PET/CT 和 CMR
患者年龄在 60 岁以下,出现严重的房室传导阻滞	^{18}F-FDG PET/CT 和 CMR
患者出现特发性室性心动过速	^{18}F-FDG PET/CT 和 CMR

心脏结节病患者病情轻重程度不一。病情较轻的患者可能在诊断心脏外结节病的同时,仅在心脏磁共振心肌延迟强化(late gadolinium enhancement,LGE)相上有轻度的增强信号或仅有偶发的室性早搏,而危重症患者的 ^{18}F-FDG PET/CT 则显示心肌持续性炎症不消退,伴有大的心肌瘢痕、充血性心力衰竭,依赖起搏器,甚至需要心脏移植。显然这两类患者的诊断和治疗复杂型心脏结节病的范畴体现着不同的医疗水平和专业技术,其表现见表15-1-2。

表 15-1-2　复杂型心脏结节病

临床特征	影像学检查
持续性室性心动过速	多灶性 FDG 摄取和静息灌注缺损
新发房室传导阻滞	右室出现 FDG 摄取
心脏移植评估	左室功能障碍,CMR LGE 相出现局灶性增强信号或多灶性斑片状增强信号(LGE 相增强信号病灶质量/左室质量≥20%),灌注显像提示灌注缺损
有症状的心脏结节病伴肺脏受累	左室射血分数(LVEF)下降,超声心动图提示左室舒张末期内径增大

第二节　心脏结节病的辅助检查

一、心电图

半数心脏结节病的患者有不同程度的心电图异常,表现为各种程度的传导阻滞(PR 间期>0.24 秒的一度阻滞、二度/三度阻滞、左前分支阻滞、右束支阻滞、左束支阻滞)、室性早搏、室性心动过速,ST-T 改变及异常 Q 波等,这些心电图变化提示可能存在心脏结节病;约 6% 的患者有异常 Q 波存在。

二、超声心动图

对于心脏结节病患者,虽然超声心动图检查特异性不高,但超声心动图可以发现节段性室壁运动异常、室壁瘤、室间隔基底部变薄和心脏收缩功能下降等异常变化。根据目前的认识,心脏结节病以室间隔基底部受累最明显。室间隔基底部变薄及室壁运动障碍是心脏结节病的显著特点,但也有表现为室间隔基底部变厚者,此时提示可能为进行性病变。异常超声心动图(如室壁瘤或左室功能下降)提示患者可能患有心脏结节病,但这些检查结果都不是心脏结节病的灵敏或特异指标。心脏结节病的超声心动图表现可分为以下类型:①心室局部或整体运动障碍;②左室扩大;③心室壁肥厚及部分室壁变薄;④心包积液;⑤舒张功能障碍。

三、心脏磁共振

心脏结节病主要表现为心肌非透壁性病变(水肿、肉芽肿、纤维化、瘢痕)。CMR 对心脏结构及功能的判断较超声心动图能提供更为准确的信息。LGE 既有助于诊断,又能进行危险分层。文献报道,心脏结节病患者的 LGE 主要分布于室间隔区域,且以心内膜下分布最为常见。Yasuda 等对 81 例心脏结节病患者行心脏磁共振检查,结果显示左室纤维化质量增加与室性快速性心律失常患病率增加相关,左室基底前部和基底前间隔区域或右室区域

LGE 与室性快速性心律失常密切相关。Kouranos 等对 321 例经活检证实为心脏结节病的患者同时行 CMR 和超声心动图检查,并随访 80 个月。结果显示,CMR 发现 LGE 较超声心动图具有更好的终点事件预测价值。

四、^{18}F-FDG PET/CT

心脏结节病时,代谢活跃的巨噬细胞依靠葡萄糖作为代谢的底物,因而 FDG 摄取增加代表炎症处于活动期。心脏结节病最常见的 ^{18}F-氟代脱氧葡萄糖正电子发射计算机体层显像(^{18}F-fluorodeoxyglucose positron emission tomography and computed tomography,^{18}F-FDG PET/CT)表现是局灶性分布的代谢摄取增高,可伴有轻度弥漫性摄取增高区。^{18}F-FDG PET/CT 不仅可以明确心肌炎性病变,还可以发现隐匿的心脏外结节病灶,能够观察到心脏结节病的炎性病灶及病变进展。^{18}F-FDG PET/CT 诊断心脏结节病灵敏度为 89%(95%CI 79%~96%),特异度为 78%(95%CI 68%~86%)。另外,心脏结节病患者进行这项检查也存在诸多困难。比如,患者在进行 ^{18}F-FDG PET/CT 检查前需进行极严格高脂肪及低碳水化合物的饮食,以减少心肌细胞正常生理性摄取 ^{18}F-FDG,让心肌细胞分解脂肪酸提供能量,以便凸显炎症病灶。据统计,10%~25% 的患者 ^{18}F-FDG PET/CT 检查前的饮食准备不够充分。在进行心脏 ^{18}F-FDG PET/CT 检查前,应除外严重冠心病、陈旧性心肌梗死、静息心肌缺血和冬眠心肌等。

结合铷-82 或氮-13-氨水心肌灌注显像,可以识别不同阶段的心脏结节病改变,并可分为如下 4 种类型。①正常:心肌灌注和 ^{18}F-FDG 摄取均正常。②早期病变:心肌灌注轻度减低,^{18}F-FDG 摄取正常。③进展期病变:心肌灌注中度减低,^{18}F-FDG 摄取增高。④纤维化病变:心肌灌注重度减低,^{18}F-FDG 无摄取或轻微摄取。

通过心脏磁共振和 ^{18}F-FDG PET/CT 检查结果可以判断心脏结节病的患病概率。①无心脏结节病(<10%):无钆剂延迟增强或存在钆剂延迟增强,但明确诊断为其他疾病(如致心律失常型右室心肌病),无 ^{18}F-FDG 摄取并且没有灌注缺损。②可能有心脏结节病(10%~50%):LGE 相提示局部高信号,但其他疾病可能性更大(如肺动脉高压);无 ^{18}F-FDG 摄取,但存在小范围的灌注缺损;非特异性 ^{18}F-FDG 摄取,并且没有灌注缺损。③很可能有心脏结节病(50%~90%):LGE 相提示多灶性斑片状增强信号,但不能排除其他疾病(如心肌炎),为多灶性、非连续性瘢痕区,无 ^{18}F-FDG 摄取或局灶性 ^{18}F-FDG 摄取,静息相灌注缺损。④极可能有心脏结节病(>90%):LGE 相提示多灶性斑片状增强信号,符合心脏结节病表现,并排除了其他疾病;LGE 相信号增强,或 LGE 相提示右室间隔部受累,甚至透壁性受累,"钩状征";多灶性 ^{18}F-FDG 摄取,并且心肌摄取 ^{18}F-FDG 增加;多灶性 FDG 摄取,伴有多灶性灌注缺损。

心脏结节病在不同影像学检查中的常见表现见表 15-2-1。

表 15-2-1 心脏结节病在不同影像学检查中的常见表现

超声心动图	心脏磁共振	^{18}F-FDG PET/CT
1. 心房壁肥厚 2. 室壁瘤 3. 非冠状动脉供血分布的节段性室壁运动异常 4. 室壁轻度增厚或变薄 5. 室壁斑点状或暴风雪样强回声影 6. 室间隔基底部局部变薄,运动减弱 7. 早期心功能下降 8. 右室舒张末期扩张,右室舒张功能障碍,伴室间隔基底部病变	1. LGE 相可见局灶性或多灶性增强信号(最具特异性) 2. 心室底部、侧壁或室间隔出现中层心肌/心外膜下增强信号 3. 心内膜下/透壁性增强信号 4. T_2 相显示病变部位局部水肿	1. 左/右室局灶性或多灶性 ^{18}F-FDG 摄取增加(高风险) 2. 弥漫型局部 ^{18}F-FDG 摄取增加(特异性较低) 3. 心肌灌注显像提示灌注缺损

五、心内膜心肌活检

心内膜心肌活检(endomyocardial biopsy,EMB)是心脏结节病诊断的金标准。然而,与其他检查相比,EMB 的灵敏度不高。因为心脏结节病病灶常呈零散的斑片状分布,仅有20%~30% 的心脏结节病患者心肌活检呈现为典型的肉芽肿性炎症。分析其原因包括:①心脏结节常分布于左室,而活检操作多为颈静脉或股静脉入路,通过导管取右室心脏组织;②结节病心脏受累病变常为局灶性,活检很难取到典型提示非干酪样坏死性的肉芽肿组织。即使活检样本中未发现炎症证据,也不能排除心脏结节病。EMB 是一项有创操作,灵敏度也不高,很难把 EMB 作为心脏结节病的最初检查手段。一组 25 例心脏结节病 EMB 及 30例尸解心脏组织病理学研究中,仅 8 例(32%)表现为非干酪样肉芽肿,17 例为各种非特异性表现。

第三节　心脏结节病的诊断

一、诊断标准

目前临床正在使用的心脏结节病诊断标准见表 15-3-1。美国心律协会(Heart Rhythm Society,HRS)和日本健康福利部(Japan's Ministry of Health and Welfare,JMHW)的指南将心脏结节病诊断标准分为病理学诊断标准(依靠 EMB)和临床诊断标准。JMHW、HRS 和WASOG 制定的诊断标准具有一些相似性。所有的这些诊断标准都存在较大的缺陷以致限制了它们在临床的应用。首先,所有的诊断标准都不是从临床试验中得来的。它们只来自少数专家的共识意见。其次,JMHW 和 HRS 标准都要求确诊心脏外结节病作为前提条件。但有研究数据显示,少部分患者的结节病病灶仅局限于心脏,不存在其他任何心脏外器官。最近一项研究显示,超过 60%(33/52)的确诊心脏结节病的患者未发现心脏外结节病灶。再次,这些诊断标准在判断预后方面的准确性不如 ^{18}F-FDG PET/CT 和 CMR。但 JMHW 未将 ^{18}F-FDG PET/CT 异常结果作为心脏结节病的诊断标准。最后,HRS 标准和 WASOG 标准都没有提供确诊的临床诊断标准。对 HRS 标准而言,满足诊断条件则目前存在心脏结节病的可能性超过 50%,而如果满足 WASOG 标准,那么提示患者可能患有心脏结节病。对于寻求临床实用诊断方法的临床医师和患者而言,缺乏确诊的临床标准是一个令人困扰的问题。

表 15-3-1　HRS/JMHW/WASOG 心脏结节病诊断标准

日本健康福利部诊断标准(2006)	美国心律协会专家共识意见(2014)	世界结节病及其他肉芽肿疾病协会诊断标准(2014)
病理学诊断标准:EMB 提示心肌非干酪样坏死性肉芽肿,且存在心脏外结节病(病理诊断或临床诊断)	**病理学诊断标准**:EMB 提示心肌非干酪样坏死性肉芽肿	**很可能为心脏结节病**: 1. 治疗有效的心肌病或房室传导阻滞 2. 不明原因的 LVEF 下降 3. 不明原因的自发性或诱发的持续性室性心律失常 4. 二度Ⅱ型或三度房室传导阻滞 5. ^{18}F-FDG PET/CT 显示心肌片状分布的高摄取区域 6. 增强 CMR 提示延迟相心肌内增强信号 7. 心肌核素 Ga 显像阳性 8. 心肌灌注显像或单电子体层扫描(SPECT)提示灌注缺损 9. 增强心肌磁共振提示 T_2 相延长 **可能为心脏结节病**: 1. 存在其他危险因素(如高血压、糖尿病等)情况下的 LVEF 下降 2. 房性心律失常
临床诊断标准: 已诊断心脏外结节病(病理诊断或临床诊断),并且符合至少 2 条主要诊断标准或符合 1 条主要诊断标准和至少 2 条次要诊断标准 主要诊断标准: 1. 严重的房室传导阻滞 2. 室间隔基底部变薄 3. 心肌 [67]Ga 摄取阳性 4. LVEF<50% 次要诊断标准: 1. 心电图异常 2. 超声心动图异常 3. 核素显像异常 4. CMR 显示异常钆延迟显像 5. EMB:中重度心肌间质纤维化及单个核细胞浸润	**临床诊断标准**(心脏结节病可能性大): 病理学诊断为心脏外结节病,并且至少包含以下 1 条表现: 1. 激素/免疫抑制剂治疗有效的心肌病或心脏传导阻滞 2. 原因不明的 LVEF<40% 3. 原因不明的持续性室性心动过速(自发或被诱导后出现) 4. 二度Ⅱ型或三度房室传导阻滞 5. ^{18}F-FDG PET/CT 提示心肌片状分布的高摄取区域,符合典型的心脏结节病影像表现 6. CMR 延迟钆显像异常信号,符合典型的心脏结节病影像表现 7. 心肌 Ga 异常摄取,符合典型的心脏结节病影像表现 并排除其他具有类似心脏表现的疾病	

二、诊断框架体系

影像学检查技术的飞速发展、现有指南的冲突矛盾以及 EMB 的诸多限制,催生出一种新的心脏结节病诊断方法,即将患病概率与心脏影像学检查结果和临床表现相整合,类似于目前某些疾病(如特发性肺纤维化)常用的多学科诊断策略。最近一项研究利用这个方法制定了一个诊断框架体系。①无心脏结节病(<10%):无心脏结节病的证据,或者已经明确为其他疾病;②可能患有心脏结节病(10%~50%):当影像学检查结果与心脏结节病的典

型表现不符,心脏结节病尚不能排除,但是其他疾病的可能性更大;③很可能患有心脏结节病(50%~90%):当影像学检查结果符合心脏结节病的典型表现,但还无法确诊心脏结节病;④极有可能患有心脏结节病(>90%):当影像学检查结果高度特异,提示心脏结节病。虽然这项诊断方法还需要临床试验的验证,但这种患病概率诊断体系有很大希望在临床得到广泛应用。

三、诊治共识

2016年欧洲心律协会修订了心脏结节病诊治共识,其诊断依据包括:

(一)心脏组织病理学诊断标准

心脏组织活检病理提示非干酪样上皮样细胞肉芽肿,并除外其他疾病[条件允许情况下行微生物病原染色检查,结果为(–)],可确诊心脏结节病。

(二)临床诊断标准

1. 有心外其他脏器病理结果诊断为结节病。

2. 需满足以下至少1条标准 ①糖皮质激素或免疫抑制剂治疗心肌病或传导阻滞有效;②不明原因的左室射血分数(LVEF)<40%;③不明原因持续性(自发或诱发)室性心动过速;④二度或三度房室传导阻滞;⑤^{18}F-FDG PET/CT显示心肌不均匀的代谢增高或浓聚;⑥CMR显示LGE;⑦^{67}Ga心肌摄取阳性。

3. 除外其他可能引起心脏异常表现的原因。

第四节　心脏结节病的治疗

心脏结节病的管理存在许多挑战,包括是否使用免疫抑制药物、选择何种药物和治疗持续时间等。目前没有关于心脏结节病的随机对照试验,甚至连大型的观察性研究都没有,因此我们无法为这些问题提供准确的答案。好消息是,比较泼尼松不同治疗方案的多中心随机临床试验CHASM CS-RCT正在进行。临床医师应该在用药前告知患者免疫抑制治疗的风险和副作用,以及治疗的目标。在治疗期间应密切监测有无并发症出现。

一、免疫抑制剂治疗

心脏结节病使用免疫抑制剂治疗的目的在于减少结节病活动性炎症,延缓疾病的进展和预防并发症。治疗目标包括保护左室功能,延缓心室重塑。对于影像学检查或心肌活检发现心肌活动性炎症的患者而言,糖皮质激素历来是治疗结节病的一线药物。根据研究数据和经验,当^{18}F-FDG PET/CT提示心肌活动性炎症时,应该开始免疫抑制治疗。根据HRS专家共识意见,当患者出现二度Ⅱ型房室传导阻滞、三度房室传导阻滞、频发室性早搏、持续性/非持续性室性心律失常,并伴有心肌炎的证据时,推荐使用激素治疗。有文献显示,对于心脏结节病患者,在治疗房室传导阻滞方面,糖皮质激素比单纯抗心律失常治疗更有效。一些研究发现,对于接受激素治疗的心脏结节病患者,如果 ^{18}F-FDG PET/CT 提示炎症消退,则患者的左室功能有望得到保护和改善。对于无症状的或症状非常轻微的 LVEF 保留的心脏结节病患者,是否治疗仍存在争议,需要进行个体化风险和获益评估。

美国胸科协会/欧洲呼吸学会/世界结节病及其他肉芽肿疾病协会关于结节病的共识指出,当结节病累及心脏、神经系统、肾脏、眼部,对眼部的局部治疗效果不佳时,可给予糖皮质激素治疗,推荐第 1~3 个月口服泼尼松 20~40mg/d,后以维持量 10~15mg/d 继续治疗 6~9 个月。推荐以初始剂量治疗 3~4 个月之后复查 ^{18}F-FDG PET/CT 以观察激素疗效。在接下来的几个月缓慢减少泼尼松的剂量,在维持最低治疗剂量时进行第 3 次 ^{18}F-FDG PET/CT,以确保心肌炎症不再复发。尽管临床中应用糖皮质激素治疗结节病已 50 余年,但尚无循证医学证据表明其可改善患者预后。研究表明吸入性糖皮质激素是治疗轻型结节病患者的可行方案,可以减少全身性不良反应。也有研究显示,吸入性糖皮质激素并未显著改善结节病患者咳嗽症状。对于无症状患者,长期使用糖皮质激素对患者的获益和风险暂无明确结论。

由于激素存在较多副作用,甲氨蝶呤(最大剂量每周口服 20mg)、硫唑嘌呤(每天口服 100mg)、英夫利西单抗(初始剂量 3~5mg/kg)或吗替麦考酚酯都是激素的补充或替代药物。这些药物在心脏结节病中应用的数据很少。

二、植入型心律转复除颤器(ICD)

心脏结节病患者发生室性心律失常、心脏传导阻滞和心源性猝死的风险较高。HRS 专家共识意见为心脏结节病患者植入 ICD 制定了一级和二级预防策略(表 15-4-1)。在二级预防中有室性心动过速/心室颤动病史或有心源性猝死风险的患者推荐植入 ICD(Ⅰ类)。在一级预防中心脏结节病患者如果满足其他 ICD 植入指征(如 LVEF≤35%),则推荐植入 ICD。因心脏传导阻滞需要植入起搏器的心脏结节病患者,可以考虑同时植入 ICD(Ⅱa 类)。对于无症状的 LVEF 保留的心脏结节病患者,一级预防 ICD 植入目前尚存争议。动态心电图检测和/或程控电刺激可以用来评估心律失常风险,在不能确定是否植入 ICD 的情况下,需要患者、心内科医师、电生理医师和结节病专科医师共同作出个体化决策。

表 15-4-1 HRS 心脏结节病患者 ICD 植入推荐

分类	推荐植入标准
Ⅰ类	• 自发的持续性室性心律失常,包括既往有心脏停搏病史 • 尽管接受免疫抑制药物治疗,LVEF 仍≤35%
Ⅱa 类	• 不考虑左室收缩功能的水平,有植入永久起搏器的指征 • 有症状的二度Ⅱ型、三度房室传导阻滞患者(即使有短暂的正常心律) • 心源性晕厥 • 电生理检查可诱导发持续性室性心动过速 • 因室性心动过速接受了射频消融治疗
Ⅱb 类	• 尽管接受免疫抑制治疗,LVEF 为 36%~49% 或右室射血分数<40%

三、心脏移植

如果没有心脏移植,结节病晚期心力衰竭患者预后极差。心脏移植能极大地改善患者的长期预后。Zaidi 等对 65 例老年心脏结节病患者进行心脏移植的五年生存率达 80.5%,心脏移植后心脏结节病复发率为 0~14%。Liu 等对 288 例接受心脏移植的心脏结节病患者随访 3 年发现,与其他病因的心脏移植患者(62 854 例)相比,尽管心脏结节病患者在接受心脏移植时年岁较大,但生存率更高。为了评估是否有心脏结节病的复发,应进行 EMB 或 CMR 仔细评估。维持低剂量的激素治疗对预防复发可能有益。

(刘德平)

参 考 文 献

[1] BIRNIE D H,SAUER W H,BOGUN F,et al. HRS expert consensus statement on the diagnosis and management of arrhythmias associated with cardiac sarcoidosis [J]. Heart Rhythm,2014,11(7): 1305-1323.

[2] CHAREONTHAITAWEE P,BEANLANDS R S,CHEN W,et al. Joint SNMMI-ASNC expert consensus document on the role of ^{18}F-FDG PET/CT in cardiac sarcoid detection and therapy monitoring [J]. J Nucl Cardiol,2017,24(5):1741-1758.

[3] SLART R H J A,GLAUDEMANS A W J M,LANCELLOTTI P,et al. A joint procedural position statement on imaging in cardiac sarcoidosis:From the Cardiovascular and Inflammation and Infection Committees of the European Association of Nuclear Medicine,the European Association of Cardiovascular Imaging,and the American Society of Nuclear Cardiology [J]. Eur Heart J Cardiovasc Imaging,2017,18(10):1073-1089.

[4] JUDSON M A,COSTABEL U,DRENT M,et al. The WASOG sarcoidosis organ assessment instrument:An update of a previous clinical tool [J]. Sarcoidosis Vasc Diffuse Lung Dis,2014,31(1):19-27.

[5] VITA T,OKADA D R,VEILLET-CHOWDHURY M,et al. Complementary value of cardiac magnetic resonance imaging and positron emission tomography / computed tomography in the assessment of cardiac sarcoidosis [J]. Circ Cardiovasc Imaging,2018,11(1):e007030.

[6] OSBORNE M T,HULTEN E A,SINGH A,et al. Reduction in ^{18}F-fluorodeoxyglucose uptake on serial cardiac positron emission tomography is associated with improved left ventricular ejection fraction in patients with cardiac sarcoidosis [J]. J Nuclear Cardiol,2014,21(1):166-174.

[7] AHMADIAN A,PAWAR S,GOVENDER P,et al. The response of FDG uptake to immunosuppressive treatment on FDG PET/CT imaging for cardiac sarcoidosis [J]. J Nuclear Cardiol,2017,24(2):413-424.

[8] BIRNIE D H,KANDOLIN R,NERY P B,et al. Cardiac manifestations of sarcoidosis:Diagnosis and management [J]. Eur Heart J,2017,38(35):2663-2670.

[9] 赵玉月,王浩,朱朝晖,等. 隐匿型心脏结节病一例[J]. 协和医学杂志,2019,10(2):185-188.

[10] YODOGAWA K,FUKUSHIMA Y,ANDO T,et al. Prevalence of atrial FDG uptake and association with atrial arrhythmias in patients with cardiac sarcoidosis [J]. Int J Cardiol,2020,313:55-59.

[11] SEDAGHAT-HAMEDANI F,KAYVANPOUR E,HAMED S,et al. The chameleon of cardiology:Cardiac sarcoidosis before and after heart transplantation [J]. ESC Heart Fail,2020,7(2):692-696.

[12] BIRNIE D,BEANLANDS R S B,NERY P,et al. Cardiac Sarcoidosis multi-center randomized controlled trial(CHASM CS-RCT) [J]. Am Heart J,2020,220:246-252.

第十六章

消化系统结节病

第一节 肝 结 节 病

肝结节病可由全身结节病累及,是仅次于肺和淋巴结的第三大受累器官,也可独立发展而来。

一、临床症状

大多数肝结节病患者(最高 80%)无临床症状,常通过异常的肝化学测试结果和/或其他原因进行的影像学检查偶然发现。部分患者有发热、恶心、疲劳、体重减轻等非特异性症状;或瘙痒、黄疸和右上腹疼痛等提示肝脏受累的症状。并发症可包括巴德-基亚里综合征(Budd-Chiari syndrome)、胆汁淤积性肝病、原发性硬化性胆管炎等。少数患者可发生门静脉高压,可能是胆汁性肝纤维化或肝硬化,罕见情况系静脉周围肉芽肿阻碍了门静脉血流所致。而极少数肝结节病患者会发展为需要移植的终末期肝病。

二、实验室指标

肝结节病伴有的生化指标异常程度似乎与肉芽肿炎症程度和纤维化程度有关,常见的是碱性磷酸酶和 γ-谷氨酰转移酶水平升高,反映了结节病的浸润性质,通常超过正常上限的 3 倍及以上。Sedki 的研究显示抗代谢药可引起碱性磷酸酶升高者碱性磷酸酶的显著变化。相比之下,谷丙转氨酶和谷草转氨酶水平升高并不常见,通常幅度较小(小于正常上限的 2~3 倍)。有的研究中 60% 以上的结节病患者存在 sACE 升高,但该指标被认为灵敏度和特异度较差,没有诊断价值。

三、影像学表现

对于影像学检查,磁共振成像可提供最佳分辨率,并且是检测结节的最灵敏方式。CT

和超声检查的灵敏度稍低,但在临床实践中通常更容易使用。另外还有瞬时弹性成像(transient elastography,TE),是一种非侵入性成像方式,可使用超声探头测量肝脏僵硬程度。该工具易于使用,可靠性高,但观察者之间的可变性较高。

常见的影像学表现为肝大,实质均一;在5%~35%的病例中,可见多发性结节性肉芽肿,直径从1mm到几厘米不等。这些结节在CT图像上可显示为大小不一的多个低密度、不规则影(图16-1-1)。在MRI扫描中,T_1加权像显示低信号结节病灶,而在T_2加权图像上描绘的信号强度反映了疾病的活动程度,由于水肿和高血管通透性,结节在发炎时可能表现为高强度(图16-1-2)。DWI具有2个高振幅单极梯度,可用于结节病的诊断,其显示肝结节病表现为高强度病变。结节病在DWI上的对比度优于T_2加权或增强T_1加权图像,且DWI扫描时间快,不需要造影剂,被认为可以作为全身性结节病的检查工具。在超声检查中,结节相对于背景肝脏呈低回声(图16-1-3A),但也有研究观察到高回声结节(图16-1-3B),这种差异可能取决于肝脏的回声或肉芽肿中的纤维化程度。

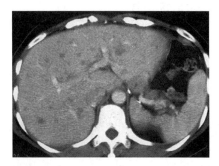

图 16-1-1　腹部增强 CT 扫描显示肝脏有多个大小不规则的结节

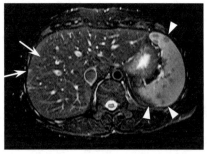

图 16-1-2　肝脾结节病患者影像图
患者男性,29岁,横向脂肪抑制的T_2加权图像显示肝脏中有高强度结节(细箭头),脾结节病在T_2加权图像上显示低强度(粗箭头)。

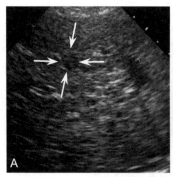

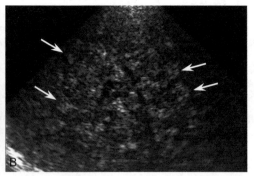

图 16-1-3　肝结节病患者影像图
患者女性,39岁,疲劳,碱性磷酸酶水平升高;肝脏和颈部淋巴结活检显示肉芽肿性炎症与结节病一致。A.肝脏的横向超声检查显示结节病导致离散的低回声结节(箭头);B.肝脏声像图显示弥漫性不均匀回声,回声增强(箭头)大小不一。

四、诊断标准

对肝结节病的明确诊断需要活检证明肝脏存在非干酪样肉芽肿,这些肉芽肿可见于肝脏任何部位,但多见于汇管区。通常对中度或重度肝功能紊乱的患者推荐进行肝活检。除此之外,多器官受累的证据、抗酸杆菌和其他细菌及真菌感染的阴性染色和培养都可为结节病诊断提供支撑。同时由于肝结节病的组织学特征可以模拟其他肝脏疾病(感染、药物、代谢产物、自身免疫病),这些疾病必须排除在外。

由于肝结节病常表现为胆汁淤积性肝酶升高,它可能类似于原发性胆管炎,甚至是原发性硬化性胆管炎,且两者都可以与结节病共存。与结节病和原发性胆管炎相比,原发性硬化性胆管炎的典型表现是胆管受累大,诊断更容易。然而,结节病可以模拟原发性胆管炎,导致抗线粒体抗体(anti-mitochondrial antibody,AMA)阴性患者的诊断困难。因此 Sedki 等在研究中提出如下鉴别诊断流程建议(图 16-1-4)。

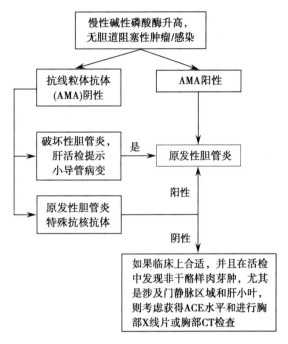

图 16-1-4　AMA 阴性原发性胆管炎与肝结节病鉴别的建议流程

五、治疗

关于肝结节病治疗的资料仅限于观察研究和病例报告。大多数专家不建议对无症状肝脏生化测试异常的患者进行治疗,因为通常可以看到自发的改善。但如果异常检查结果持续存在或有症状,则建议使用糖皮质激素。其可通过减少相关炎症来减少肝脏和脾脏的大小以及肉芽肿的数量,并在一定程度上改善器官功能,初始剂量为每天 20~40mg 泼尼松或同等剂量的其他糖皮质激素通常足够。但对疾病进程和门静脉高压或肝纤维化发展的影响有限,且对常规免疫抑制的反应是可变的和不可预测的。Kennedy 等人报道了 63 例接受类固醇治疗的肝结节病患者,其中 1/3 有完全临床反应,1/3 有部分反应,1/3 没有反应。出现肝静脉血栓或严重门静脉高压者可考虑肝移植,但即便移植,这种疾病也有可能在新器官中复发。

除糖皮质激素,虽然甲氨蝶呤具有潜在的肝毒性作用,但也被证明具有改善肝脏试验异常和降低糖皮质激素剂量需求的能力。此外,对有黄疸、瘙痒症状的肝内胆汁淤积患者以及存在高胆固醇血症的患者,熊去氧胆酸可能有帮助。

六、预后

肝结节病的预后是良好的,无症状的患者大多可自行康复,而肝化学测试结果异常患者通常对糖皮质激素反应较好。尽管如此,在极少数患者(6%~24%)中,肝脏的炎症仍会持续,并且可能发展为肝硬化。结节病的病死率估计在1%~5%,死亡的发生常是由于肺和心功能的严重损害或中枢神经系统病变而非肝病。

第二节 脾 结 节 病

脾结节病通常由系统结节病受累而来,其检出率受诊断方式影响极大,极少数为原发孤立性。

一、临床症状

大多数脾结节病是无症状的,尤其孤立性脾结节病。有症状的患者中,腹部不适、体重减轻、低热是最常见的症状。

二、体征

只有较少的患者能通过体格检查发现脾大。若脾大合并多发性低密度脾脏损害的全身症状,临床上通常先考虑原发性血液系统恶性肿瘤或原发性脾脏肿瘤。

三、实验室检查

实验室检查通常不具有诊断性,但可能出现贫血、全血细胞减少、高钙血症、白蛋白/球蛋白逆转,炎症标志物和sACE升高。

在有的研究中,弥漫性脾结节病患者sACE水平明显高于对照组。可能由于sACE在肉芽肿的上皮样细胞中产生,反映了结节病中肉芽肿的总负荷。孤立的原发性肝脾结节病也被报道为类似恶性肿瘤,有时甚至导致肿瘤标志物如糖类抗原125(CA125)升高。

四、影像学表现

在CT(图16-2-1)和MRI中,脾内结节都呈低信号影。Thomas等人的研究认为在PET/CT下,脾脏扩大,周围多发楔形梗塞的表现有一定辅助诊断的作用。另外Yakar等人研究表明PET/CT对于甲泼尼龙的系统结节病治疗效果也有一定的评价作用。

五、诊断标准

尽管有不同可用的成像技术,但肝脾结节病仍然容易与恶性肿瘤混淆,尤其是其孤立而

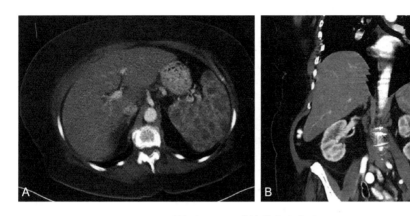

图 16-2-1　脾结节病患者 CT
A.腹部轴位 CT 图像,显示多发性脾脏病变,以及非常微小的肝低密度病变;B.腹部冠状位
CT 图像,显示多发性脾脏病变,以及非常微小的肝低密度病变。

不涉及其他器官时。所以相对明确的诊断仍需要活检证据。

脾结节病常由脾切除术或超声引导下的脾脏活检来诊断。然而,脾切除术有创且昂贵,经皮穿刺活检有时较难操作。有研究者开始尝试使用超声内镜引导细针穿刺抽吸术(endoscopic ultrasound-guided fine needle aspiration,EUS-FNA)来进行诊断(图 16-2-2)。

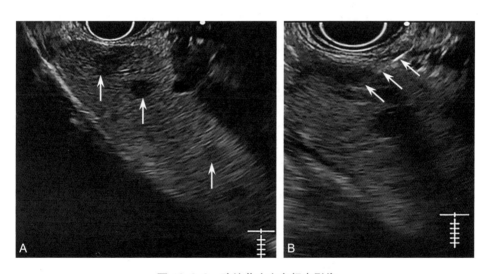

图 16-2-2　脾结节病患者超声影像
A.内镜超声(EUS)图像显示多发性低回声脾脏病变(箭头);B.用 25 号针(箭头)进行 EUS
细针抽吸。

六、治疗

与肝结节病一样,目前认为无症状的患者不需要治疗,可自发缓解。若存在持续异常生化指标或症状,可予治疗。治疗结节病的目标策略是抑制肉芽肿、稳定器官功能、预防或减

少器官纤维化。当全身症状持续时,对于孤立性脾结节病患者可考虑使用免疫抑制药物,如类固醇、甲氨蝶呤和硫唑嘌呤。对于免疫抑制治疗无效的症状性脾大、严重脾功能亢进的患者,应考虑进行脾切除术,以预防脾破裂,并在诊断不确定的情况下进行组织病理学检查。

七、预后

通常无症状患者预后良好,行脾切除的患者出现感染、败血症或脾切除相关死亡的概率也较低。

Sebode 报道了一例肝脾结节病,发现当外周血和肉芽肿中的 T 细胞表现出高水平的 TNF-α 表达时,有助于结节病的完全缓解。

Tetikkurt 的研究结果提示弥漫性脾脏受累是结节病严重预后的重要危险因素。与无脾脏疾病的患者相比,弥漫性脾结节病患者的预后差 1.6 倍,广泛性肺外器官疾病的发生率增加 1.4 倍,弥漫性支气管内膜受累率增加 1.3 倍。

(罗庆锋)

参 考 文 献

[1] TADROS M,FOROUHAR F,WU G Y. Hepatic sarcoidosis [J]. J Clin Transl Hepatol,2013,1(2):87-93.
[2] UNGPRASERT P,CROWSON C S,SIMONETTO D A,et al. Clinical characteristics and outcome of hepatic sarcoidosis:A population-based study 1976—2013 [J]. Am J Gastroenterol,2017,112(10):1556-1563.
[3] DEUTSCH-LINK S,FORTUNA D,WEINBERG E M. A comprehensive review of hepatic sarcoid [J]. Semin Liver Dis,2018,38(3):284-297.
[4] TAN C B,RASHID S,RAJAN D,et al. Hepatic sarcoidosis presenting as portal hypertension and liver cirrhosis:Case report and review of the literature [J]. Case Rep Gastroenterol,2012,6(1):183-189.
[5] MODARESI ESFEH J,CULVER D,PLESEC T,et al. Clinical presentation and protocol for management of hepatic sarcoidosis [J]. Expert Rev Gastroenterol Hepatol,2015,9(3):349-358.
[6] CREMERS J,DRENT M,DRIESSEN A,et al. Liver-test abnormalities in sarcoidosis [J]. Eur J Gastroenterol Hepatol,2012,24(1):17-24.
[7] UNGPRASERT P,RYU J H,MATTESON E L. Clinical manifestations,diagnosis,and treatment of sarcoidosis [J]. Mayo Clin Proc Innov Qual Outcomes,2019,3(3):358-375.
[8] SEDKI M,FONSECA N,SANTIAGO P,et al. Hepatic sarcoidosis:Natural history and management implications [J]. Front Med(Lausanne),2019,6:232.
[9] UNGPRASERT P,CARMONA E M,CROWSON C S,et al. Diagnostic utility of angiotensin-converting enzyme in sarcoidosis:A population-based study [J]. Lung,2016,194(1):91-95.
[10] FETZER D T,REES M A,DASYAM A K,et al. Hepatic sarcoidosis in patients presenting with liver dysfunction:Imaging appearance,pathological correlation and disease evolution [J]. Eur Radiol,2016,26(9):3129-3137.
[11] IANNUZZI M C,RYBICKI B A,TEIRSTEIN A S. Sarcoidosis [J]. N Engl J Med,2007,357(21):2153-2165.
[12] GHONEIM S,WILLIAMS S D. Hepatic sarcoidosis:An uncommon cause of cirrhosis [J]. Cureus,2019,

11 (12):e6316.

[13] KOYAMA T,UEDA H,TOGASHI K,et al. Radiologic manifestations of sarcoidosis in various organs[J]. Radiographics,2004,24(1):87-104.

[14] SEKINE T,AMANO Y,HIDAKA F,et al. Hepatosplenic and muscular sarcoidosis:Characterization with MR imaging [J]. Magn Reson Med Sci,2012,11(2):83-89.

[15] KESSLER A,MITCHELL D G,ISRAEL H L,et al. Hepatic and splenic sarcoidosis:Ultrasound and MR imaging [J]. Abdom Imaging,1993,18(2):159-163.

[16] WARSHAUER D M,LEE J K. Imaging manifestations of abdominal sarcoidosis [J]. AJR Am J Roentgenol,2004,182(1):15-28.

[17] BIHARI C,RASTOGI A,KUMAR N,et al. Hepatic sarcoidosis:Clinico-pathological characterization of symptomatic cases [J]. Acta Gastroenterol Belg,2015,78(3):306-313.

[18] EBERT E C,KIERSON M,HAGSPIEL K D. Gastrointestinal and hepatic manifestations of sarcoidosis [J]. Am J Gastroenterol,2008,103(12):3184-3192.

[19] BLICH M,EDOUTE Y. Clinical manifestations of sarcoid liver disease [J]. J Gastroenterol Hepatol, 2004,19(7):732-737.

[20] BIRNIE D H,SAUER W H,BOGUN F,et al. HRS expert consensus statement on the diagnosis and management of arrhythmias associated with cardiac sarcoidosis [J]. Heart Rhythm,2014,11(7): 1305-1323.

[21] BEEGLE S H,BARBA K,GOBUNSUY R,et al. Current and emerging pharmacological treatments for sarcoidosis:A review [J]. Drug Des Devel Ther,2013,7:325-338.

[22] KENNEDY P T,ZAKARIA N,MODAWI S B,et al. Natural history of hepatic sarcoidosis and its response to treatment [J]. Eur J Gastroenterol Hepatol,2006,18(7):721-726.

[23] CREMERS J P,DRENT M,BAUGHMAN R P,et al. Therapeutic approach of hepatic sarcoidosis [J]. Curr Opin Pulm Med,2012,18(5):472-482.

[24] VANATTA J M,MODANLOU K A,DEAN A G,et al. Outcomes of orthotopic liver transplantation for hepatic sarcoidosis:An analysis of the United Network for Organ Sharing/Organ Procurement and Transplantation Network data files for a comparative study with cholestatic liver diseases [J]. Liver Transpl,2011,17(9):1027-1034.

[25] TE H S,PERLMAN D M,SHENOY C,et al. Clinical characteristics and organ system involvement in sarcoidosis:Comparison of the University of Minnesota Cohort with other cohorts [J]. BMC Pulm Med, 2020,20(1):155.

[26] HAYKAL T,SUNDUS S,BACHUWA G,et al. Primary isolated hepatosplenic sarcoidosis mimicking malignancy and causing symptomatic hypercalcaemia [J]. BMJ Case Rep,2019,12(1):e227703.

[27] LAZAR C A,CULVER D A. Treatment of sarcoidosis [J]. Semin Respir Crit Care Med,2010,31(4): 501-518.

[28] THOMAS J,CHARLES D,KACHARE N. Isolated splenic sarcoidosis with hypersplenism [J]. J Clin Rheumatol,2020,26(5):e103-e104.

[29] JHAVERI K,VAKIL A,SURANI S R. Sarcoidosis and its splenic wonder:A rare case of isolated splenic sarcoidosis [J]. Case Rep Med,2018,2018:4628439.

[30] TETIKKURT C,YANARDAG H,PEHLIVAN M,et al. Clinical features and prognostic significance of splenic involvement in sarcoidosis [J]. Monaldi Arch Chest Dis,2017,87(3):893.

[31] HERATI R S,KOH J M,GOROSPE E C. Localized hepatosplenic sarcoidosis with an elevated serum CA-125 level [J]. Scientific World Journal,2010,10:298-300.

[32] YAKAR A,YAKAR F,SEZER M,et al. Use of PET-CT for the assessment of treatment results in patients with sarcoidosis [J]. Wien Klin Wochenschr,2015,127(7/8):274-282.

[33] TANA C, DIETRICH C F, SCHIAVONE C. Hepatosplenic sarcoidosis: Contrast-enhanced ultrasound findings and implications for clinical practice [J]. Biomed Res Int, 2014, 2014: 926203.

[34] PENNA C, DEROIDE G A. Images in clinical medicine. Splenic sarcoidosis [J]. N Engl J Med, 2003, 349 (17): e16.

[35] MATSUZAWA H, GOTO T, OHSHIMA S, et al. Sarcoidosis with splenic involvement diagnosed with endoscopic ultrasound-guided fine-needle aspiration [J]. Intern Med, 2020, 59 (16): 2077-2081.

[36] BAUGHMAN R P, COSTABEL U, DU BOIS R M. Treatment of sarcoidosis [J]. Clin Chest Med, 2008, 29 (3): 533-548.

[37] SHARMA O P, VUCINIC V, JAMES D G. Splenectomy in sarcoidosis: Indications, complications, and long-term follow-up [J]. Sarcoidosis Vasc Diffuse Lung Dis, 2002, 19 (1): 66-70.

[38] SEBODE M, WEIDEMANN S, WEHMEYER M, et al. Anti-TNF-α for necrotizing sarcoid granulomatosis of the liver [J]. Hepatology, 2017, 65 (4): 1410-1412.

第十七章

肾结节病

文献报道结节病中肾脏受累的发生率差异度极大,从<1%到30%~50%不等。由于相关报道多限于病例报告和小型病例系列研究,研究设计及研究人群差异度较大,因此尚难以得出确定的数据。在一些关于结节病肺外表现的出版物中,甚至未提到肾脏受累。总体来说,肾结节病可能被低估了。

第一节　肾结节病的临床表现

结节病肾脏受累定义为肾脏组织学改变或肾功能下降。结节病主要通过以下几种方式影响肾脏:①钙平衡失调导致高钙血症或高钙尿症、肾钙沉着症和肾结石;②肾间质肉芽肿形成导致肉芽肿性间质性肾炎(granulomatous interstitial nephritis,GIN),有时也可不伴肉芽肿形成;③继发性肾小球肾炎;④其他,如肾肿块和AA淀粉样变性被认为是罕见的表现。大多数伴肾脏受累的患者有弥漫性活动性结节病的明确证据如肺部受累、全身症状,包括乏力、体重减轻和发热等。然而也有文献描述了无肾外表现的孤立性肾结节病,这些病例在肾活检中表现为明显的肾损害和典型的GIN。

一、高钙血症和高钙尿症

高钙血症和高钙尿症是肾结节病患者实验室检查中最常见的两种异常。结节病患者由于肺部、肉芽肿及淋巴结中活化的单个核细胞(尤其是巨噬细胞)可自主表达 1α-羟化酶,使得 1,25-二羟维生素 D_3 产生过量。维生素 D 水平的改变一方面导致钙的高吸收率,出现高钙血症;另一方面可抑制甲状旁腺激素的分泌,进而使得超负荷的血钙被尿液排出,导致高钙尿症。过量的日光照晒或维生素 D 摄入可能会使上述情况恶化。据报道,30%~60% 病例可出现高钙尿症,但由于大多数患者血钙尚可保持正常(10%~30% 的病例出现异常),高钙尿症表现非常隐匿。

高钙血症及高钙尿症的后果包括：①入球小动脉收缩引起肾小球滤过率下降；②抑制钠钾 ATP 酶，引起多尿及尿钠排泄增加；③对抗利尿激素敏感性降低，导致尿液浓缩障碍，尿比重下降；④细胞内钙超载及钙沉淀引起肾小管梗阻，进而可出现急性肾小管坏死；⑤肾结石和肾钙沉着症。上述后果在急性期尚可逆，一旦发生肾纤维化，损害不可逆转。高钙尿症及高钙血症最常导致有临床意义的肾病，少数病例可能发生尿路梗阻和终末期肾病。

二、肾结石和肾钙沉着症

如前所述，结节病引起的钙代谢障碍，将进一步导致富钙肾结石的形成或肾实质弥漫性钙化即肾钙沉着症。

结节病患者肾结石的患病率为 3%~14%，2%~4% 的患者以肾绞痛为首发表现。结石通常由草酸钙构成，有时混合有磷酸钙。并非所有病例在诊断时或结石出现症状时都有高钙尿。在肾结石诊断时，仅一半的患者得到结节病的诊断。其余患者只有在慢性结节病的其他症状更显著时才能确诊。回顾性研究显示，大多数肾结石患者同时有肺部受累（影像学表现）、明显的淋巴结病变或皮肤病变。

肾钙沉着症是一种少见的损害，是慢性高钙尿症的结果。患者可以出现多尿，也可仅表现为肌酐升高和无明显异常的尿液分析结果。患者通常存在高钙尿症伴或不伴高钙血症。肾钙沉着症的早期诊断可以通过肾活检证实肾实质内有磷酸钙或草酸钙沉积，晚期则可通过影像学证实。

三、肾小管间质性肾炎（tubulointerstitial nephritis，TIN）

结节病最常见的肾实质受累是 TIN 伴或不伴肉芽肿形成。TIN 通常在结节病最初发病时即被发现，极少发生在诊断为结节病已久的患者中。GIN 是肾活检中最常见最典型的肾脏病变，病理上表现为：肾小球正常，肾间质浸润（主要为单个核细胞）；间质组织中可见非干酪样肉芽肿、肾小管损害以及间质纤维化。此外，有少数报道 GIN 可伴有血管受累，表现为以小动脉为中心的血管中心性肉芽肿性炎症，并伴有血管壁局限性透壁破坏。GIN 真实发病率尚不清楚。尸检中，肾组织肉芽肿性浸润高达 23%。小型病例研究中 GIN 可见于 48% 肾活检患者，且多数临床症状不明显。值得注意的是，在肉芽肿负荷较低的情况下，受取材的限制，肾脏肉芽肿可能会被遗漏，导致诊断为非肉芽肿性间质性肾炎（nongranulomatous interstitial nephritis，NGIN）。有观察显示，肾活检中出现 GIN 的可能性随着肾功能的恶化而增加。Loffler 等人的文章中，仅慢性肾脏病（chronic kidney disease，CKD）5 期亚组患者被诊断为 GIN，而 CKD 1 期和 2 期患者 NGIN 多于 GIN。

大多数伴 TIN 的患者表现为急性或慢性肾功能减退，常在结节病初始评估或常规筛查时被发现。在一项回顾性研究中，47 例伴结节病相关间质性肾炎的患者中 46 例（97.9%）在诊断时有肌酐升高,29 例(61.7%)在就诊时已处于 CKD 4~5 期。

TIN 的泌尿系统表现与其他肾小管间质疾病相似。尿液分析结果通常正常,也可表现为无菌脓尿、镜下血尿、轻微蛋白尿、糖尿和高钙尿,显性蛋白尿并不常见。

四、肾小球肾炎

结节病患者偶可出现肾小球肾炎,其发生机制未明,与原发性肾小球肾炎难以区分。最常见的类型为 IgA 肾病和膜性肾病。此外,局灶节段性肾小球硬化、膜增生性肾小球肾炎、微小病变型肾病和快速进展的新月体肾小球肾炎也有个案报道。合并肾小球肾炎者表现为显著的蛋白尿和/或红细胞管型,从而能与 TIN 相鉴别。

五、肾小管功能障碍

结节病患者可出现孤立的近端或远端肾小管酸中毒,或范科尼综合征提示肾小管功能障碍。多尿是常见的临床特征,主要是因为高钙血症。

六、罕见表现

有病例报道以肾脏肿块为主要表现,最终确诊为肾结节病。肾脏肿块组织学主要表现为非干酪样肉芽肿。在极少数情况下,这些肿块会导致输尿管梗阻和肾积水。此外,AA 淀粉样变性是另一种罕见的表现,与长期的慢性炎症有关,并非结节病的特异性疾病。

第二节　肾结节病的诊断与鉴别诊断

一、诊断

结节病是一种排除性诊断,同时也是一种多系统性疾病,不伴肺或淋巴结病变的患者仍可能患有结节病。在一些患者中,泌尿系表现特别是尿路结石、肾绞痛、肾功能减退被认为是结节病首发症状,因此泌尿科或肾内科医师在接诊或随访过程中,应该始终考虑到结节病的可能性,并进一步检查是否有其他系统受累。目前尚没有单一的检查能诊断结节病。对可获得的组织进行活检是最主要的诊断方法,通常是皮肤、肺或周围淋巴结。建议在开始任何治疗前进行组织学诊断。肾小管间质性肾炎(TIN)是肾结节病的典型表现,能强烈提示诊断但不能确定诊断。医师必须依赖于排除 TIN 的其他病因,并证实结节病的肾外表现来确定诊断。此外,缺乏特征性肉芽肿形成的肾脏病理不排除诊断,仍需要将临床表现应与其他组织活检相结合。

所有被诊断为结节病的患者都应该评估是否有肾脏受累,但不同文献中报道的肾结节病发生率的明显差异引出了如何进行筛查的问题。如果没有正确的诊断方法,肺外表现往往不明显。有观察显示即使在确诊的肾结节病患者中仅有约 60% 出现病理性尿沉渣；在一项包括 40 例 TIN 患者的研究中，15 例患者的蛋白尿低于 0.5g/24h。少量蛋白尿通常被忽视或被认为可能与某些非炎症性肾脏疾病如高血压、血管炎或早期糖尿病肾病有关。这可能是肾脏受累却容易被漏诊的原因。此外，如果仅根据血清肌酐来评估肾功能，往往会高估肾功能，特别是在老年人群中，很容易遗漏慢性肾脏病（CKD）3 期患者。

对结节病患者的肾脏评估包括：血清肌酐、估算肾小球滤过率（estimated glomerular filtration rate，eGFR）、尿蛋白定量和尿沉渣，血钙、24 小时尿钙、血清 $1,25-(OH)_2D_3$、肾脏超声。非侵入性手段不能确诊结节病累及肾脏。建议对尿液分析、超声或肾功能异常的结节病患者进行肾活检，以明确肾脏病变并与其他疾病鉴别。肾结节病筛查流程见图 17-2-1。

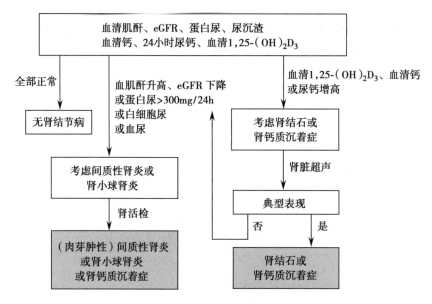

图 17-2-1　肾结节病筛查流程

二、鉴别诊断

（一）肾结石和肾钙沉着症的鉴别诊断

1. 可导致高钙血症和高钙尿症的情况　原发性甲状旁腺功能亢进症、维生素 D 治疗、乳碱综合征、其他肉芽肿病和先天性甲状腺功能减退症。

2. 可导致高钙尿症但不伴高钙血症的情况　远端肾小管酸中毒、髓质海绵肾、新生儿肾钙沉着症及使用祥利尿剂、遗传性肾小管病和慢性低钾血症。

（二）导致 TIN 的其他疾病

1. 药物诱导的 TIN　回顾用药情况，包括启用药物与发生肾损伤之间的时间关系，可以发现可能的致病药物。

2. 感染相关 TIN　首先应鉴别结核感染,肾脏结核病理上常有干酪样坏死,从中心到外围有一定的排列结构;而肾结节病无干酪样坏死,也无层次结构。此外,相应的血清学检查可用于排除一些感染性疾病如组织胞浆菌病、球孢子菌病、弓形虫病以及 EB 病毒感染。尿抗原检测和尿培养分别用于排除军团菌感染和钩端螺旋体病。

3. 全身性疾病相关 TIN　如 SLE、干燥综合征、肉芽肿性多血管炎、IgG4 相关性疾病、肾小管间质性肾炎-葡萄膜炎(tubulointerstitial nephritis with uveitis,TINU)综合征,偶尔还有克罗恩病。筛查这些疾病相对特异性的临床表现,进行 ANCA、抗核抗体、dsDNA、ENA 谱、补体、IgG 亚型、血清蛋白电泳等检查,有助于临床判断。

第三节　肾结节病的治疗

在各种研究中,对肾结节病的治疗效果往往没有单独评估。因此目前还没有关于肾结节病治疗的随机对照数据。有关现有药物疗效的数据只能从回顾性分析、病例系列、病例报告中得出,或者必须从已知的非肾器官表现中推断出来,其中大多数数据是关于肺结节病的。

一、糖皮质激素

与肺结节病一样,糖皮质激素也是治疗肾结节病的基石,是最有效、快速的一线治疗药物。其可下调肺巨噬细胞和肉芽肿中 1α-羟化酶的活性,使得与该病相关的高钙血症和高钙尿症正常化,促进肾功能的好转,明显改善结节病的临床表现。糖皮质激素治疗尚无标准剂量或时间,一般根据不同临床类型采取的方案有所不同。

（一）高钙血症/高钙尿症

大多数学者建议起始用量为泼尼松 $0.3\sim0.5mg/(kg \cdot d)$,维持剂量 $5\sim10mg/d$。血清钙浓度在 2 日内开始下降,彻底降低血钙可能需要 $7\sim10$ 日。

（二）GIN 或肾小球肾炎

肾功能正常者,初始剂量泼尼松 $0.5mg/(kg \cdot d)$。对于 eGFR 下降,并且经活检证实 eGFR 下降与结节病性 TIN 有关的患者,专家建议初始量泼尼松 $1mg/(kg \cdot d)$。初始剂量维持 $1\sim3$ 个月,对患者临床进展、器官功能状态进行随访,随后逐渐减少至维持剂量为 $5\sim10mg/d$,通常治疗期限为 12 个月。在大多数情况下,患者在治疗开始后反应迅速。早期阶段(一般 $6\sim12$ 周)对治疗的反应可以预测总体预后。虽然对糖皮质激素的临床反应良好,但如果减量过快,应答者可能出现复发,并且有些患者需要长期维持使用低剂量激素。所有可获得的数据都表明,需要长期的糖皮质激素治疗才能充分控制疾病。不同临床类型肾结节病的治疗见表 17-3-1。

表 17-3-1　不同临床类型肾结节病的治疗

肾脏表现	初始治疗	替代治疗	其他治疗
高钙血症 高钙尿症	糖皮质激素:初始 0.3~0.5mg/ (kg·d);维持 5~10mg/d	羟氯喹 200~400mg/d	1. 酮康唑 200~800mg/d 2. 水化、限制日晒、低钙、低维生素 D 和低草酸盐摄入、避免噻嗪利尿剂
GIN	糖皮质激素:轻症 0.5mg/ (kg·d);肾损伤显著者 1mg/ (kg·d);维持 5~10mg/d	硫唑嘌呤 2mg/(kg·d) (50~200mg/d)	1. 吗替麦考酚酯 1g/次,每日两次(500~ 3 000mg/d) 2. 英夫利西单抗 3~5mg/kg,第 0、2、6 周,共 4~8 周 3. 如果复发或难以控制,则加用类固 醇辅助剂
肾小球病	糖皮质激素:初始 1mg/ (kg·d);维持 5~10mg/d		1. 甲氨蝶呤 10~20mg/周 2. 补充叶酸
肾小管功能障碍	糖皮质激素:初始 1mg/ (kg·d);维持 5~10mg/d		1. 甲氨蝶呤 10~20mg/周 2. 补充叶酸
肾结石	控制代谢	外科治疗结石	控制高钙血症和高钙尿症
肾钙沉着症	控制代谢		控制高钙血症和高钙尿症

二、非糖皮质激素类免疫抑制剂

若糖皮质激素不能达到稳定的缓解,或者存在糖皮质激素依赖或不耐受,为减少糖皮质激素的累积剂量和相关的不良反应,推荐使用非糖皮质激素类的免疫抑制药物。系统性结节病二线替代药物主要包括甲氨蝶呤、硫唑嘌呤、来氟米特、吗替麦考酚酯、羟氯喹等。然而,目前尚缺乏对照数据显示这几种药物对肾结节病的疗效。

(一) 甲氨蝶呤

甲氨蝶呤(methotrexate,MTX)是抗代谢药物,既有免疫抑制作用也有抗炎性质,是肾外结节病治疗的首选二线药物,可作为糖皮质激素的替代品。通常剂量为 10~20mg/周,口服或肌内注射。由于 MTX 主要通过肾脏排泄,即使是轻度肾功能损害(eGFR<50ml/min)也可能导致药物蓄积而出现严重的药物不良反应,因此使用 MTX 治疗肾结节病需要非常谨慎。

(二) 硫唑嘌呤

硫唑嘌呤(azathioprine,AZA)作为免疫抑制剂,通过影响 RNA 和 DNA 的合成抑制淋巴细胞增生,尚不明确其影响结节病的准确机制。AZA 用作肺结节病治疗的二线药物,作为糖皮质激素的补充,一般不作为单药使用,可以减少糖皮质激素的用量。本身有延迟效应,这些药物的治疗应该在糖皮质激素治疗至少 1 个月后才开始。硫唑嘌呤每日剂量为 2mg/kg(50~200mg/d),可用于有生育要求的男性和女性,并可以在妊娠期使用。

（三）来氟米特

与 MTX 相似,来氟米特(leflunomide)也是抗代谢药物,但胃肠道不良反应较低,即使在 CKD 的较晚阶段也有很好的耐受性。其治疗肺结节病的证据仅限于一些病例系列研究,应用于肺外结节病少量病例有获益的间接证据。一项研究调查了来氟米特在肺外结节病中的作用,但没有包含一例肾结节病患者。典型起始剂量为 20mg/d,不给予负荷剂量。

（四）吗替麦考酚酯

吗替麦考酚酯(mycophenolate mofetil,MMF)为非糖皮质激素类免疫抑制剂,抑制淋巴细胞增生和活性,已用于治疗风湿性疾病相关的多种间质性肺疾病。使用 MMF 治疗结节病的有关数据有限,肾结节病的 MMF 数据仅基于病例报告。通常剂量 1g/次,每日两次(500~3 000mg/d),可以改善临床观察。

（五）其他

羟氯喹和酮康唑可以改善结节病患者的钙代谢,其作用机制与抑制肉芽肿中 1,25-二羟维生素 D_3 的产生有关。羟氯喹 200~400mg/d 和酮康唑 200~800mg/d 可作为治疗伴高钙血症结节病的非糖皮质激素类替代药物。

三、生物制剂

对于上述药物治疗无效或者不能耐受治疗性剂量药物的患者,可考虑使用 TNF-α 拮抗剂。目前认为,TNF-α 通过其在维持肉芽肿形成中的作用促进结节病的炎症过程。因此,使用具有拮抗 TNF-α 作用的药物可能对治疗结节病有益。在难治性肺结节病中,使用 TNF-α 拮抗剂,特别是英夫利西单抗,与Ⅰa 的证据水平相关。Russell 等对 26 例肺和肺外结节病患者使用英夫利西单抗治疗的回顾性研究队列中,有一例是肾结节病但没有单独评估治疗反应。由于这类药物的潜在毒性,其仅用于存在持续性疾病且采用糖皮质激素(如泼尼松≥15mg/d)和至少 1 种二线免疫抑制剂(如 MTX、AZA 和来氟米特)已治疗失败的患者。

四、肾移植

继发于结节病的终末期肾脏疾病并不常见。结节病患者可以安全地进行肾移植,移植物和患者存活率良好。然而,移植后肾复发率相对较高(17%),大多数病例发生在移植后不久,对移植肾功能无影响。复发对移植物存活率的长期影响仍然难以确定。结节病最后一次发作和肾移植之间的短暂延迟是复发的危险因素,在其他疾病中也是必要的。

五、其他治疗

对于高钙血症患者,一般建议:限制阳光暴露,以防止维生素 D 生成的增加;补水充足;避免补充维生素 D、钙及富钙食物;避免使用噻嗪类利尿剂。急性症状性高钙血症通常在医院环境下通过静脉输注生理盐水进行治疗,可以使用袢利尿剂。降钙素对细胞外钙水平有短效作用,很少用于治疗急性高钙血症。有报道使用双膦酸盐治疗结节病相关高钙血症,可在不影响维生素 D 浓度的情况下迅速纠正血浆钙水平,但不会影响疾病的进展。

六、预后

肾结节病患者对免疫抑制治疗,特别是糖皮质激素治疗的反应一般良好。对肾脏预后有影响的主要因素为:①诊断时的血肌酐水平;②肾结节病的组织类型;③肾小管间质纤维化的程度;④治疗 1 个月后的反应。前 3 个预后因素反映了肾脏损害的程度:与 NGIN 相比,GIN(意味着肉芽肿的高肾脏负担)与更高的肌酐水平相关,也意味着更严重的肾脏疾病;肾小管间质纤维化是一种不可逆的肾损伤表现,通常对免疫抑制治疗无效。治疗的早期阶段可能是实现缓解的最关键阶段,有研究表明在最初的 4~6 周后,预计肾功能不会有明显的变化。

总之,肾结节病是慢性结节病的一种表现,其发生率可能被低估,系统的器官筛查和肾脏检查(必要时肾脏活检)应该是每个结节病患者诊断程序的一部分。当前迫切需要进行治疗方面的研究,以提高免疫抑制药物的证据水平。

(王海涛　毛永辉)

第四节　病　　例

病例　以泌尿系结石、高钙血症起病的结节病一例

【主诉】

反复泌尿系结石 4 年,血钙升高 1 年,咳嗽 3 个月。

【病史摘要】

患者男性,59 岁,汉族。患者自 4 年前开始反复出现泌尿系结石,4 年前因双侧输尿管结石、双肾积水行“开放输尿管结石取石术”,2 年前因双侧肾盂结石行“双侧输尿管镜取石术”,1 年前再次因双侧肾盂结石行“双侧输尿管镜取石术”,同时发现血钙升高(3.02mmol/L),未予特殊诊治。后至 3 个月前多次复查血钙最高达 3.79mmol/L。3 个月前患者无明显原因出现干咳,少量白痰,无发热、咯血、胸痛等,对症止咳治疗效果不佳。患者自起病以来,记忆力减退,睡眠差,食欲可,夜尿 3~4 次/晚,大便通畅,近 4 年体重由 65kg 下降至 51kg。

患者既往痛风史 26 年,慢性肾功能不全 4 年,1 年前因良性前列腺增生行前列腺电切术。否认钙剂、维生素 D 类药物或保健品服用史。无烟酒嗜好。家族中无类似疾病表现。

【诊治过程】

1. 入院查体　体温:36.0℃,脉搏:100 次/min,呼吸频率:16 次/min,血压:137/78mmHg。

双侧颌下可触及包块,大小约 1cm×1.5cm,质韧,活动可,轻度触痛,心率 100 次/min,律齐,心脏各瓣膜听诊区未闻及病理性杂音,双肺呼吸音清,未闻及干湿啰音,左侧腹部可见手术瘢痕,未触及包块,无压痛及反跳痛,双下肢不肿。

2. 辅助检查 血常规、凝血、肝功能未见明显异常,血钙 3.19mmol/L,血肌酐 404.6μmol/L,血钾、钠、氯、磷正常,NT-proBNP 174pg/ml,T.SPOT-TB 阴性,PPD 阴性,sACE 101.7U/L(正常值 17~55U/L)。24 小时尿钙 1.2g/24h。

动脉血气(FiO$_2$ 0.21):pH 7.36、PCO$_2$ 38mmHg、PO$_2$ 82mmHg、HCO$_3^-$ 22.1mmol/L、BE −2.6mmol/L。

胸部 HRCT:双肺胸膜下散在微结节(图 17-4-1),纵隔内可见多发淋巴结(图 17-4-2)。

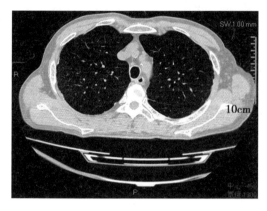

图 17-4-1 患者胸部高分辨率 CT 肺窗
可见双肺胸膜下多发微结节,左侧斜裂微结节。

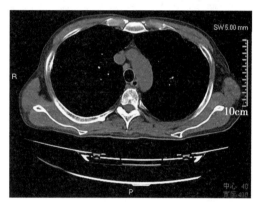

图 17-4-2 患者胸部高分辨率 CT 纵隔窗
可见纵隔 4R 区淋巴结肿大。

PET/CT:双侧腋窝、纵隔、肺门、腹膜后、盆壁及腹股沟区多发淋巴结对称性代谢增高,SUV 4.5~7.5;双侧腮腺、双侧下颌下腺代谢明显增高,SUV 7.2。

支气管镜:双侧支气管黏膜均可见多发结节样隆起(图 17-4-3),于右肺上叶后段行支气管肺泡灌洗,于右肺上叶后段行经支气管镜肺活检(transbronchial lung biopsy,TBLB)取 4 块,于右中间段支气管黏膜结节样隆起处活检取 5 块,于 4R 区淋巴结行 EBUS-TBNA 穿刺 7 针。

支气管镜活检病理:肺组织、支气管黏膜、4R、7 区淋巴结活检组织均见上皮样肉芽肿性炎(图 17-4-4B~D),未见干酪样坏死,特殊染色未见病原菌,组织结核分枝杆菌/非结核分枝杆菌(TB/NTM)核酸检测均为阴性。

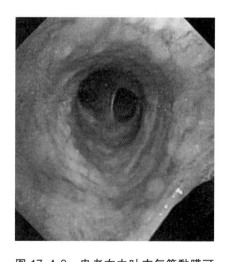

图 17-4-3 患者右中叶支气管黏膜可见多发结节样隆起(见文末彩图)
BALF:CD4$^+$/CD8$^+$ T 细胞比例 5.35,涂片及培养、GeneXpert-TB、CMV 核酸检查均为阴性。

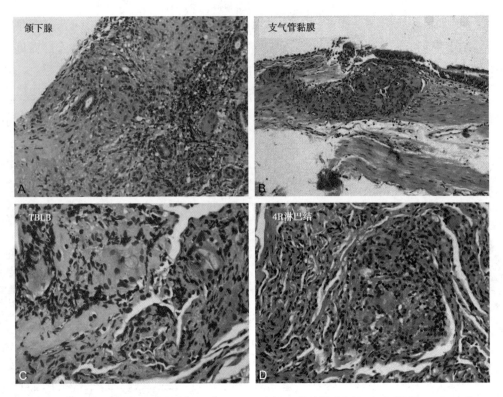

图 17-4-4　患者病理切片(可见上皮样肉芽肿性炎)(见文末彩图)

右侧颌下腺超声引导下穿刺活检病理:见上皮样肉芽肿性炎(图 17-4-4A)。

超声心动图、心电图、甲状腺及甲状旁腺超声未见异常。

核素肾图 ECT:左侧 GFR 22.1ml/min,右侧 GRF 19.6ml/min,总 GFR 41.7ml/min。

3. 治疗经过　患者经过检查后考虑为结节病导致高钙血症,继发泌尿系结石,结节病伴有肺、颌下腺受累,患者拒绝行肾脏穿刺评估是否有结节病肾脏受累。出院后给予患者口服醋酸泼尼松片 40mg,每日一次,逐渐减量,同时行保护胃黏膜、降尿酸、慢性肾脏病药物治疗。患者咳嗽逐渐缓解,2 个月后复查血钙恢复正常,颌下腺肿胀消失,肺内微结节消失。

【最后诊断】

1. 结节病　肺结节病Ⅱ期　结节病颌下腺受累。

2. 高钙血症。

3. 慢性肾脏病。

4. 痛风。

评述

◆ 钙代谢异常在结节病肺外表现中并不少见,其表现包括:肠钙吸收增加、高钙尿症(出现于最高达 50% 的病例)、高钙血症(出现于 10%~20% 的病例)、肾钙沉着症和肾结石。高钙血症在多种肉芽肿性疾病中均可出现,钙代谢异常的主要原因是活化的巨噬细胞产生的骨化三醇(1,25-二羟维生素 D_3)增多,引起肠道钙吸收增加,同时骨化三醇诱导骨吸收增加。该患者以反复泌尿系结石为主要表现,伴血钙升高,是患者可能早期诊断结节病的线索,这提示在高钙血症病因筛查中应警惕结节病的可能。

◆ 外分泌腺的受累在结节病中亦不罕见,约 5% 的结节病患者可出现唾液腺和腮腺的肿大受累,临床可以表现为口干和眼干,类似于干燥综合征和 IgG4 相关疾病的表现。此患者出现双侧颌下腺肿大伴 PET/CT 葡萄糖摄取增高,需考虑容易累及外分泌腺的疾病,包括干燥综合征、IgG4 相关疾病和结节病等,确定诊断需要病理组织学证据。该患者行颌下腺活检病理证实为上皮样肉芽肿性炎,而未见淋巴细胞灶性聚集,符合结节病颌下腺受累。

◆ 结节病的诊断是除外性诊断,需通过仔细的接触史询问、病原学检查、病理学检查等除外其他可表现为肉芽肿性改变的疾病,包括结核病、真菌感染、铍病等,sACE 和 BALF CD4$^+$/CD8$^+$ T 细胞比例对诊断具有一定帮助,但是最终诊断需要结合临床、影像和病理确定。

◆ 该病例的诊治经过提示在进行高钙血症病因检查时应注意结节病所致,尽早诊断以避免高钙血症继发的泌尿系结石或肾功能损害。

(黄　可)

参 考 文 献

[1] STEHLE T,JOLY D,VANHILLE P,et al. Clinicopathological study of glomerular diseases associated with sarcoidosis:A multicenter study [J]. Orphanet J Rare Dis,2013,8:65.

[2] CORREIA F,MARCHINI G S,TORRICELLI F C,et al. Renal manifestations of sarcoidosis:From accurate diagnosis to specific treatment [J]. Int Braz J Urol,2020,46(1):15-25.

[3] BERGNER R,LOFFLER C. Renal sarcoidosis:Approach to diagnosis and management [J]. Curr Opin Pulm Med,2018,24(5):513-520.

[4] LOFFLER C,LOFFLER U,TULEWEIT A,et al. Renal sarcoidosis:Epidemiological and follow-up data in a cohort of 27 patients [J]. Sarcoidosis Vasc Diffuse Lung Dis,2015,31(4):306-315.

[5] KIKUCHI H,MORI T,RAI T,et al. Acute kidney injury caused by sarcoid granulomatous interstitial nephritis without extrarenal manifestations [J]. CEN Case Rep,2015,4(2):212-217.

[6] RAJKUMAR T,LEA-HENRY T,CHACKO B. Acute kidney injury as the presenting manifestation of

sarcoidosis:A case series and review of literature [J]. Nephrology(Carlton),2018,23(6):597-600.

[7] AL-KOFAHI K,KORSTEN P,ASCOLI C,et al. Management of extrapulmonary sarcoidosis:Challenges and solutions [J]. Ther Clin Risk Manag,2016,12:1623-1634.

[8] MAHFOUDHI M,MAMLOUK H,TURKI S,et al. Systemic sarcoidosis complicated of acute renal failure: About 12 cases [J]. Pan Afr Med J,2015,22:75.

[9] ZAIDI A A,DEVITA M V,MICHELIS M F,et al. Mycophenolate mofetil as a steroid-sparing agent in sarcoid-associated renal disease [J]. Clin Nephrol,2015,83(1):41-44.

[10] HILDERSON I,VAN LAECKE S,WAUTERS A,et al. Treatment of renal sarcoidosis:Is there a guideline? Overview of the different treatment options [J]. Nephrol Dial Transplant,2014,29(10): 1841-1847.

[11] BAUGHMAN R P,TEIRSTEIN A S,JUDSON M A,et al. Clinical characteristics of patients in case control study of sarcoidosis [J]. Am J Respir Crit Care Med,2001,164:1885.

[12] BAUGHMAN R P,PAPANIKOLAOU I. Current concepts regarding calcium metabolism and bone health in sarcoidosis [J]. Curr Opin Pulm Med,2017,23(5):476-481.

[13] UNGPRASERT P,CROWSON C S,MATTESON E L. Clinical characteristics of parotid gland sarcoidosis:A population-based study [J]. JAMA Otolaryngol Head Neck Surg,2016,142:503.

[14] CROUSER E D,MAIER L A,WILSON K C,et al. Diagnosis and detection of sarcoidosis. An official American Thoracic Society clinical practice guideline [J]. Am J Respir Crit Care Med,2020,201(8): e26-e51.

第十八章

生殖系统结节病

第一节　生殖系统结节病概述

结节病是累及全身多个器官、涉及不同系统的疾病,但少发于泌尿生殖系统。早在 1936 年就有文献报道该病发生在附睾、睾丸和前列腺,男性生殖系统的发病率为 0.2%~5%,女性生殖系统的发病率则低于 1%,但有文献报道女性结节病的总体发病率是男性的 10 倍。结节病发病具有明显的地域和种族差异,与亚洲的中国和日本相比,欧洲的丹麦和瑞典发病率较高。即使居住于同一地区,不同种族的发病率也有所不同;英国伦敦同一地区的印度裔居民和亚裔居民的发病率为当地白种人的 10 倍,而非洲裔发病率则较其他种族高。在美国,非洲裔发病率是白种人的 3~10 倍,不同种族对疾病的反应及预后也有明显差异。与其他肺外结节病相似,生殖系统结节病常合并有其他部位结节病,如肺部、心血管、神经系统等,其中以肺部受累最常见。

临床表现多与累及的器官相关,但也与结节释放的介质相关。由于表现多样,常以综合征进行描述,如 Lofgren 综合征、Heerfordt 综合征等。典型病损为非坏死性肉芽肿性结节,其产生机制为局部活化 Th 细胞聚集,特异性抗原抗体免疫反应激活,并形成非坏死性上皮样细胞肉芽肿,但该病理性改变不是特异性的,许多疾病也有类似的结节性增生表现,如肿瘤、感染性结节性肉芽肿、慢性铍病以及异物反应。其他表现,如高钙血症及尿钙增加,是巨细胞激活后,导致骨化三醇(活化维生素 D_3)合成失调,胃肠道钙吸收增加、破骨细胞介导的骨重吸收增加,使血清钙浓度升高,继而出现高钙血症(发生于约 10% 的患者)以及尿钙增加(见于约 40% 的患者)。结节病后疲劳综合征(post-sacroidosis fatigue syndrome)可见于有结节病史,病症缓解后仍有疲乏感,排除其他诱因后考虑为此综合征。导致其产生的因素有很多,如细胞因子产物致病(尤其是 Th2 细胞因子)、精神心理因素、促肾上腺皮质激素(adrenocorticotropic hormone,ACTH)及皮质醇分泌减少、睡眠不足以及体能减退等。

诊断依赖于临床表现、组织学上可见非坏死性肉芽肿性结节，并排除其他鉴别诊断后形成。影像学可采用 X 线片、CT、MRI 及超声等进行相应部位的占位检测，近年来 ^{18}F-FDG PET/CT 或 MRI 对该疾病的诊断展示出了一定的价值，尤其在心脏结节病的诊断中，弥补了传统影像学的不足，但昂贵的价格限制了它的应用。

生殖系统结节病多见于个案报道，根据受累器官而出现不同的症状，下面各节将其进行总结。

第二节　女性生殖系统结节病

生殖系统结节病多发生于育龄期，发病高峰年龄为 20~29 岁，幼年及老年病例也有报道，最小的女性生殖道结节病患者为 4 个月大女婴，在尸检时发现位于子宫的病变。有两项基于斯堪的纳维亚和日本的国家疾病注册中心的大型调查表明，第二个发病的高峰年龄为 50 岁以后，此年龄段的发病率甚至高于第一个高峰。绝经后女性高发的原因可能与性激素对 Th1/Th2 的平衡调节有关，性激素水平的下降使得肺部及卵巢对结节病的易感性增加。

一、女性生殖系统结节病受累情况

女性生殖系统结节病最常见的发病部位为子宫，其次为卵巢，输卵管、阴道、外阴部位结节病亦有报道。

（一）子宫结节病

子宫是结节病累及女性生殖系统最多见的部位，但因其常无明显症状，发病率无法完全统计。临床表现为不规则阴道出血或者月经过多，绝经后女性则为异常的子宫出血。有些患者则无明显症状，仅在子宫切除术后病理偶然发现，或者尸检后诊断出来。还有些表现为子宫颈糜烂样外观、内膜息肉样改变、子宫浆膜面的米粒样结节，在进行宫颈涂片检查、内膜的诊刮病理或进行子宫肌瘤切除术时被诊断出来。孤立性的子宫结节病通常是自限性的，大部分患者并不需要治疗，仅观察随访。对于有症状的子宫结节病，或者病变累及全身其他系统的器官，则可考虑应用激素治疗，预后良好。

（二）卵巢结节病

卵巢结节病是第二常见的女性生殖系统结节病，大部分病例报道发病年龄为育龄期，也有少部分报道于绝经后发病。症状多为非特异性的，如发热、不适感及腹痛，或为与卵巢肿瘤类似的症状，如压迫症状、体重减轻、梗阻性输尿管扩张或积水、腹腔内肿物、大网膜增厚以及腹膜多发结节等。部分患者有 CA125 升高，如病变不局限于卵巢，可伴有肝脾肿大，还有可能累及淋巴结，伴有区域淋巴结肿大，极易与卵巢恶性肿瘤相混淆。

（三）输卵管结节病

输卵管结节病常伴发于其他部位生殖道结节病，多在诊治其他妇科疾病时偶然发现，术中常见有输卵管粘连、播散分布于输卵管或累及系膜的肉样结节。患者常无特异症状，有时伴性交痛或不孕，诊断依赖于组织病理学结果。

(四) 阴道结节病

很少见，主要表现为阴道瘙痒和刺激的症状，如无累及子宫及内膜，常常无月经改变，可伴有肺部病灶。阴道病灶病理提示为非坏死性上皮样细胞肉芽肿，排除其他感染性疾病后可诊断。局部症状对全身性类固醇激素有反应，局部类固醇激素软膏亦有效，应为首选。

(五) 外阴结节病

罕见，表现为外阴的丘疹、痛性结节及外阴肿物，皮损位于大阴唇、会阴体、肛周，也有报道生长于会阴侧切瘢痕部位，伴或不伴有肺部病灶。症状有外阴瘙痒、灼烧样或撕裂样疼痛、性交痛。治疗采用 0.05% 丙酸氯倍他索软膏涂抹患处，可使皮损得到改善。

女性生殖系统结节病往往不是孤立的，可同时累及多个生殖器官，如子宫结节病同时合并有双侧卵巢和输卵管，单侧卵巢结节病累及同侧输卵管以及子宫，还有病案报道宫颈、子宫、输卵管系膜及一侧卵巢同时受累的病例。

二、女性生殖系统结节病的诊断

结节病依赖于排除性诊断。生殖道结节病患者多有全身其他系统的结节病病史，诊断可依据累及相应器官的症状，如累及子宫及内膜，可有月经异常或者绝经后阴道出血，累及宫颈可有宫颈糜烂等外观，累及卵巢可有卵巢占位、腹腔内肿物或压迫症状，累及阴道和外阴有局部的刺激、瘙痒或疼痛等表现，但症状均不是特异性的。影像学可见相应部位的多发结节性占位，^{18}F-FDG PET 提示病变部位高摄取，应重视胸片的检查，其多提示双肺野有多发结节病灶。实验室检查可有高钙血症、尿钙增加，以及 ACE、IL-2 水平升高的表现，但ACE 升高也可见于糖尿病、硅沉着病、肝硬化或过敏性肺炎等，不具特异性。典型病理为非坏死性肉芽肿性结节，表现为局部大量浅染色的上皮样细胞聚集，混合有巨细胞、淋巴样细胞，无干酪样坏死，但有结节中心可有纤维样改变。结节病损可稳定存在一段时间，随后发生玻璃样变或纤维样变进而消失。旧结节的自行消退和新结节的出现可同时发生。

须排除相关的鉴别诊断后方可确诊。包括感染性疾病，如结核病、梅毒、真菌、放线菌病和寄生虫等；肿瘤疾病，如子宫肌瘤、子宫肉瘤、卵巢良恶性肿瘤等；还有子宫腺肌瘤、子宫内膜异位症，以及其他类型疾病，如异物反应、克罗恩病、药物反应、淋巴瘤、术后非感染性炎症反应等。

最常见的鉴别诊断为生殖系统结核，鉴别要点为：结核感染患者常常有低热盗汗症状、疼痛、月经紊乱以及不孕，而生殖系统结节病多无症状，也有可能出现上述类似症状。结核病灶多为干酪样液性坏死，病灶中有多核巨细胞和淋巴细胞浸润，结核菌素试验阳性；而结节病病理表现为非干酪样结节，镜下见有大片浅染色的上皮细胞。结节病患者血清学检测可有高钙血症、高球蛋白血症和血管紧张素转化酶水平升高，但这些发现都不是诊断性的指标,仅供鉴别参考。与异物反应的鉴别要点为:患者有子宫感染、宫腔操作、宫内节育器放置史,抑或为手套的滑石粉刺激、手术缝线以及含脂质成分的造影剂诱发肉芽肿的形成,有白带异常的表现;镜下可见存有颗粒物的巨细胞和巨噬细胞聚集。其他感染性疾病,可采用Gomori 六胺银染色(Gomori's methenamine silver staining,GMS)、Kinyoun 抗酸染色以及沃森-斯塔里(Warthin-Starry)银染色来鉴别真菌、抗酸杆菌和螺旋体。

三、女性生殖系统结节病的治疗

无症状的孤立性结节通常不需要药物治疗,仅予观察和随访,大部分患者病症在 2 年内自行缓解。全身性结节病累及生殖道或有症状的患者可给予局部或全身的激素治疗,但给予激素治疗前应当排除感染性疾病。阴道、外阴局部结节病损首选考虑局部药物,疼痛患者可给予非甾体抗炎药缓解。

四、妊娠期结节病

妊娠期结节病最早报道于 1946 年。此后,妊娠期结节病、结节病患者妊娠分娩、胎盘中发现结节病灶的病例时有报道。稳定期或者非活动性结节病患者,妊娠对该病的病程通常无影响。活动性结节病患者妊娠期临床症状及影像学表现均有好转,但产后 3~6 个月病症会加重或出现新发症状,即使是非活动性的结节病患者,产后也可能面临着首次出现症状的风险,这些症状可表现在心脏、神经系统、呼吸系统及泌尿系统。妊娠期疾病进展的病例也有报道,疾病进展及不良预后的风险因素包括影像学分期较晚、肺部浸润、高龄、肺外结节病以及因类固醇激素反应不佳而采用了二线药物治疗的患者。尽管有少数病案报道结节病患者分娩了早产儿和低出生体重儿,但并无证据表明该病与妊娠不良结局有明确的关系。

妊娠期结节病的治疗可采用类固醇激素。妊娠期使用类固醇激素被认为是安全的,但医师在使用时应当充分考虑和告知其对母体和胎儿潜在的风险。泼尼松可以通过胎盘屏障,妊娠妇女服用后可在胎儿脐带血检测到一定的药物浓度。并无证据表明其对子代有致畸风险,但可能会导致足月低出生体重儿。泼尼松剂量大于 40mg/d,妊娠妇女的自然流产率增加 11%,胎儿宫内死亡率增加 27%,围生期胎儿死亡率亦有增加。其他罕见的皮质醇激素或免疫抑制剂的不良反应包括新生儿的肾上腺功能不足、新生儿全血细胞减少症以及血清IgA、IgG2 水平降低。泼尼松可通过乳汁分泌,但剂量小于或等于 20mg/d,乳汁中的药物浓度可以忽略,服药 3~4 小时后再进行哺乳,也可降低胎儿受药物影响的风险。

推荐结节病患者计划妊娠前进行胸片和肺功能检查,作为参考基准。如肺部受累的患者出现了肺动脉高压、限制性肺功能障碍(肺活量小于 1L)以及难以控制的神经结节病、心肌受累的结节病则建议避免妊娠。无症状及局部病症患者孕期尽量避免使用药物。皮质醇激素为妊娠期结节病的首选药物,但潜在不良影响应充分告知。产后 3~6 个月疾病有加重的风险,应严密随访。

五、女性生殖系统结节病的研究进展

由于结节病的病因不明,有风险因素研究对 452 位美国黑种人女性进行了调查,发现绝经后女性结节病的发病风险与激素相关,尤其是无生育史、绝经后无激素替代治疗的女性。而动物实验数据也支持了性激素是结节病的保护因素,补充外源性卵巢甾体激素可抑制肺部结节病的进展。一例 53 岁的肝结节病的女性患者采用激素替代治疗,取得了良好的效果,但仅限于个案报道,仍需更多的试验数据支持。

第三节　男性生殖系统结节病

一、男性生殖系统结节病的临床表现

男性泌尿生殖系统结节病临床诊断率为 0.2%,尸检诊断率为 5%。黑种人发病率是其他种族的 10 倍。在一项对 60 例生殖道受累的结节病患者的研究中发现,该病累及附睾者占 73%、睾丸 47%、精索 8%、前列腺 3%。这种疾病在极少数情况下可引起阴囊和阴茎皮肤病病损或肾脏肿块,并通过影响代谢产生症状,如影响血清钙水平,导致 10% 患者并发肾结石;通过肾上腺结节组织占位,导致肾上腺功能不全。

男性中,附睾结节病最为常见,常表现为单侧无痛性肿物,有时可为双侧,引起无精子症和继发不育,激素治疗常可缓解。超声表现为附睾增大,不均的低回声团;MRI 表现为 T_2 加权像上正常附睾组织背景中有的散在高信号。

睾丸结节病好发于 20~40 岁的非洲裔男性,常与附睾结节病同时发生,也可单独存在。该年龄段同时也是睾丸恶性肿瘤的好发年龄,因此需要警惕恶性肿瘤的可能。但睾丸恶性肿瘤在黑种人种群里发生较少,仅占所有睾丸肿瘤的 1.2%~3.5%。多数情况下,睾丸结节病与睾丸恶性肿瘤有一定的病因学联系,结节病有时是伴发于睾丸恶性肿瘤的一种反应性表现,如肉瘤或淋巴瘤。

前列腺结节病罕见,可伴发于前列腺肿瘤,常无明显症状,多为术后病理检查中发现而诊断,少数患者可出现阴茎阴囊的疼痛、射精量减少,以及逆行射精等表现。伴发于肿瘤者可有前列腺特异性抗原(prostate-specific antigen,PSA)升高,然而有一例单纯前列腺结节病患者亦出现了 PSA 升高。

二、男性生殖系统结节病的治疗

大部分男性生殖系统结节病在 2 年内自行缓解,可根据累及器官系统以及严重程度的不同,决定是否需要启动药物治疗。糖皮质激素对改善影像学表现、临床症状以及代谢问题都有疗效。在严重少精子症或无精子症患者中,类固醇脉冲治疗可通过引起梗阻性附睾肉

芽肿消退来改善精子数量。

原发性的附睾肿瘤绝大部分为良性,因此附睾出现结节多不需要激进的治疗,需关注不育的问题。鉴于睾丸癌和睾丸结节病之间可能存在病因学联系,当怀疑睾丸结节病时,处理则相对激进,应全面探查腹股沟区,以排除恶性肿瘤。甚至有学者提出对该睾丸结节病患者进行单侧睾丸切除;当病变为弥漫性、病理结果难以明确以及保留生育功能治疗失败时,应当考虑根治性侧睾丸切除。治疗根据患者恶性的可能性以及生育需求进行个体化诊治,并推荐在术中进行快速病理检查以排除恶性病变。单纯的前列腺结节病往往不需要治疗,因其可能伴发于前列腺肿瘤,需除外恶性的可能,前列腺活检可助鉴别。

第四节　生殖系统结节病的随访及预后

随访不应短于治疗结束后3年,包括体格检查、每3~6个月复查胸片、心电图、血清肌酐、血钙。

该病的转归也各有不同,有些表现为自限性,半数患者在2年内可自行缓解,余下部分在5年内缓解;超过5年病程者,多转变为慢性,缓解可能性小,症状持续终身者约占20%。此外,长期炎症导致器官发生纤维化,影响正常功能;或累及肺、关节等,影响患者的活动、体能,降低生活质量。结节病患者的总生存时间较正常人群短,他们可因该病导致的重要器官功能障碍而死亡,如肺部、心脏、中枢神经系统以及肝脏,病死率达7.6%。与受累器官相关,生殖系统结节病预后较其他系统结节病要好,主要对性生活、生育能力产生影响。

(韦晓宁　王少为)

参 考 文 献

[1] BAUGHMAN R P. Sarcoidosis lung biology in health and disease [M]. New York:CRC Press,2005:856.

[2] PORTER N,BEYNON H L,RANDEVA H S. Endocrine and reproductive manifestations of sarcoidosis[J]. QJM,2003,96(8):553-561.

[3] MARAK C P. Uterine sarcoidosis:A rare extrapulmonary site of sarcoidosis [J]. Case Rep Rheumatol, 2013,2013:706738.

[4] RAO P K,SABANEGH E S. Genitourinary sarcoidosis [J]. Rev Urol,2009,11(2):108-113.

[5] Grunewald J,Grutters J C,Arkema E V,et al. Sarcoidosis [J]. Nat Rev Dis Primers,2019,5(1):45.

[6] ZURKOVA M,TURKOVA M,TICHY T,et al. Sarcoidosis of female reproductive organs in a postmenopausal woman:A case report and review of the literature:Is there a potential for hormone therapy? [J]. Menopause,2015,22(5):549-553.

[7] ROSENFELD S I,STECK W,BREEN J L. Sarcoidosis of the female genital tract:A case presentation and survey of the world literature [J]. Int J Gynaecol Obstet,1989,28(4):373-380.

[8] GUAN H,ALI S Z. Uterine cervical sarcoidosis identified on pap test:Cytomorphologic findings and differential diagnosis [J]. Acta Cytol,2011,55(4):368-371.

[9] WUNTAKAL R,BHARATHAN R,ROCKALL A,et al. Interesting case of ovarian sarcoidosis:The value of multi disciplinary team working [J]. World J Surg Oncol,2007,5:38.

[10] WINSLOW R C,FUNKHOUSER J W. Sarcoidosis of the female reproductive organs. Report of a case[J]. Obstet Gynecol,1968,32(2):285-289.

[11] BROWN J V,EPSTEIN H D,CHANG M,et al. Sarcoidosis presenting as an intraperitoneal mass [J]. Case Rep Oncol,2010,3(1):9-13.

[12] FUCHS F,LE TOHIC A,RAYNAL P,et al. Ovarian and peritoneal sarcoidosis mimicking an ovarian cancer [J]. Gynecol Obstet Fertil,2007,35(1):41-44.

[13] TRIMBLE E L,SAIGO P E,FREEBERG G W,et al. Peritoneal sarcoidosis and elevated CA 125 [J]. Obstet Gynecol,1991,78(5 Pt 2):976-977.

[14] KALLURI M,JUDSON M A. Sarcoidosis associated with an elevated serum CA 125 level:Description of a case and a review of the literature [J]. Am J Med Sci,2007,334(6):441-443.

[15] PARVEEN A S,ELLIOTT H,HOWELLS R. Sarcoidosis of the ovary[J]. J Obstet Gynaecol,2004,24(4): 465.

[16] CHALVARDJIAN A. Sarcoidosis of the female genital tract [J]. Am J Obstet Gynecol,1978,132(1): 78-80.

[17] HONORE L H. A symptomatic genital sarcoidosis [J]. Aust N Z J Obstet Gynaecol,1981,21(3): 188-190.

[18] KARMANIOLAS K,LIATIS S,DALAMAGA M,et al. A case of ovarian sarcoidosis mimicking malignancy [J]. Eur J Gynaecol Oncol,2005,26(2):231-232.

[19] KAY S. Sarcoidosis of the fallopian tubes:Report of a case [J]. J Obstet Gynaecol Br Emp,1956,63(6): 871-874.

[20] ALLEN S L,JUDSON M A. Vaginal involvement in a patient with sarcoidosis [J]. Chest,2010,137(2): 455-456.

[21] BAKALI E,BROWN L,WOLTMANN G,et al. Solitary vaginal sarcoidosis without other manifestations of systemic disease [J]. J Obstet Gynaecol,2012,32(8):814-816.

[22] DE OLIVEIRA NETO M P. Sarcoidosis with vulvar lesions [J]. Rev Bras Med,1972,29(3):134-139.

[23] TATNALL F M,BARNES H M,SARKANY I. Sarcoidosis of the vulva [J]. Clin Exp Dermatol,1985,10 (4):384-385.

[24] KLEIN P A,APPEL J,CALLEN J P. Sarcoidosis of the vulva:A rare cutaneous manifestation [J]. J Am Acad Dermatol,1998,39(2 Pt 1):281-283.

[25] EZUGHAH F I,GHALY A F,EVANS A,et al. Vulval sarcoid:A systemic presentation of sarcoidosis [J]. J Obstet Gynaecol,2005,25(7):730-732.

[26] DECAVALAS G,ADONAKIS G,ANDROUTSOPOULOS G,et al. Sarcoidosis of the vulva:A case report [J]. Arch Gynecol Obstet,2007,275(3):203-205.

[27] WATKINS S,ISMAIL A,MCKAY K,et al. Systemic sarcoidosis with unique vulvar involvement [J]. JAMA Dermatol,2014,150(6):666-667.

[28] NORDLAND M,YLVISAKER R S,ET A. Pregnancy complicated by idiopathic thrombocytopenic purpura and sarcoid disease of the spleen;splenectomy and subsequent normal delivery [J]. Minn Med, 1946,29:166-170.

[29] BOBBAK V,NEIL M,SANDRA W. Sarcoidosis in pregnancy and postpartum period [J]. Current Respiratory Medicine Reviews,2007,3(1):79-83.

[30] COZIER Y C,BERMAN J S,PALMER J R,et al. Reproductive and hormonal factors in relation to incidence of sarcoidosis in US black women:The black women's health study [J]. Am J Epidemiol, 2012,176(7):635-641.

[31] SHIRAI M,SATO A,CHIDA K. The influence of ovarian hormones on the granulomatous inflammatory process in the rat lung [J]. Eur Respir J,1995,8(2):272-277.

[32] CHIDA K,SHIRAI M,SATO M,et al. Successful treatment of hepatic sarcoidosis with hormone replacement in a postmenopausal woman [J]. Respirology,1999,4(3):259-261.

[33] FURUSATO B,KOFF S,MCLEOD D G,et al. Sarcoidosis of the prostate [J]. J Clin Pathol,2007,60(3):325-326.

[34] MULPURU S K,GUJJA K,PAI V M,et al. A rare and unusual cause of PSA(prostate-specific antigen) elevation:Sarcoidosis of the prostate [J]. Am J Med Sci,2008,335(3):246-248.

[35] VALEYRE D,PRASSE A,NUNES H,et al. Sarcoidosis [J]. Lancet,2014,383(9923):1155-1167.

第十九章

结节病的钙代谢与骨健康

结节病可引起内分泌代谢系统的改变,如钙代谢异常,5%~25% 的结节病患者可发生高钙血症,高达 30% 的结节病患者可发展为高钙尿症。长时间的高钙血症和高钙尿症可能导致肾脏和其他器官钙沉着,甚至出现泌尿系统结石和肾衰竭。目前认为 1α-羟化酶的过度产生是结节病患者出现高钙血症的主要原因,结节病的肉芽肿可表达高水平的 1α-羟化酶,这种酶催化 25-羟维生素 D_3 羟化为其活性形式 1,25-二羟维生素 D_3[1,25-$(OH)_2D_3$]。结节病患者发生骨质疏松和骨折的风险高,糖皮质激素是治疗结节病的常用药物,往往会加重骨损伤。本章将着重于结节病高钙血症和骨健康问题的发病机制,探讨维生素 D 和钙稳态之间的复杂相互作用,并讨论以临床研究为基础的治疗策略,以维持结节病患者的骨骼健康。

第一节　结节病钙代谢异常

结节病钙代谢异常的发病机制

(一) 1,25-$(OH)_2D_3$ 生成增多

结节病的肉芽肿巨噬细胞表达高水平的 1α-羟化酶,在肾外催化 25-羟维生素 D_3 羟化为其活性形式 1,25-$(OH)_2D_3$,被认为是结节病钙平衡紊乱的主要原因。早在 40 多年前即在少数结节病患者的高钙血症病例中观察到 1,25-$(OH)_2D_3$ 浓度增加,发现结节病患者的高钙血症与升高的 1,25-$(OH)_2D_3$ 水平相关,并伴有肾衰竭,是 1,25-$(OH)_2D_3$ 在肾外产生的证据。在结节病中,活化的 T 细胞和巨噬细胞释放大量 IL-2 和 γ 干扰素,一些研究者认为 γ 干扰素在肾外合成 1,25-$(OH)_2D_3$ 的致病机制中起着主要作用。在巨噬细胞、树突状细胞和 T 细胞中存在 1α-羟化酶的高亲和力受体和维生素 D 受体。在体外,1,25-$(OH)_2D_3$ 可能通过抑制干扰素和 IL-2 以及使树突状细胞对淋巴细胞的抗原呈递减少而发挥有益作用。

（二）1,25-(OH)$_2$D$_3$生成的反馈机制受损

正常情况下，肾脏的1α-羟化酶活性受PTH和降钙素调节。在维生素D代谢产物和血钙降低的情况下，甲状旁腺激素（parathyroid hormone，PTH）会反馈性升高。高钙血症和较高水平的1,25-(OH)$_2$D$_3$会抑制PTH的释放。然而巨噬细胞表达的1α-羟化酶在高水平1,25-(OH)$_2$D$_3$作用下未下调，可能是干扰素增强了这种激素抵抗作用。此外，24α-羟化酶的刺激需要更高水平的1,25-(OH)$_2$D$_3$才能将1,25-(OH)$_2$D$_3$转化为无活性的24,25-(OH)$_2$D$_3$。由此产生的高水平1,25-(OH)$_2$D$_3$增加肠道钙的吸收，这可能是导致高钙血症的部分原因。

（三）结节病患者较健康人对维生素D补充剂更敏感

有研究表明，结节病患者补充钙或维生素D后血清1,25-(OH)$_2$D$_3$的升高幅度大于健康对照组。此外，在正常人群中通过调节机制1,25-(OH)$_2$D$_3$对高剂量钙的反应降低，但在结节病患者中并未发现反应降低。高钙血症与1,25-(OH)$_2$D$_3$的高水平相关，而升高的1,25-(OH)$_2$D$_3$通常与更活跃的疾病相关。

（四）结节病肉芽肿组织产生甲状旁腺激素相关蛋白

大多数结节病患者的巨噬细胞中可以观察到甲状旁腺激素相关蛋白（parathyroid hormone-related protein，PTHrP）表达。PTHrP与PTH有同源性，具有PTH的一些功能，可通过刺激1α-羟化酶活性增加活性维生素D的水平，其程度较PTH弱，但不受血钙水平的反馈调节。PTHrP的表达受到脂多糖、丙种球蛋白E、IL-1、转化生长因子β（transforming growth factor β，TGF-β）等因素的刺激，它很可能是一种抗炎剂，这也是它存在于肉芽肿细胞中的原因。

第二节　结节病引起的高钙血症

一、高钙血症的诊断与鉴别诊断

结节病引起的高钙血症与其他血钙升高疾病相似，包括疲劳、尿频、脱水、吞咽困难、便秘及影响胃肠道或泌尿生殖道的钙石症等症状。然而这些主诉中有些是相对非特异性的，因此往往不能及时诊断，直到生化检查才发现血钙升高。最初的调查包括血钙、血磷或离子钙的测定，24小时尿液检测尿钙和尿磷。

一旦证实高钙血症，应排除引起高钙血症的一般原因，包括原发性甲状旁腺功能亢进或恶性肿瘤。由于其他肉芽肿性过程如结核病或真菌感染也可以导致高钙血症，因此需要排除这些感染。此外，需要明确患者是否服用钙剂，需仔细评价饮食和非处方药物的摄入情况。由于原发性甲状旁腺功能亢进是钙水平升高的重要原因，全段甲状旁腺激素（PTH）测定可能有助于鉴别。

二、高钙血症的治疗

钙轻度升高 2.5~<3mmol/L（10~<12mg/dl）的患者通常无症状，不需要治疗，但是必须密切监测，因为血钙水平可能波动，尤其是在脱水或其他导致肾清除率受损的异常情况下血钙波动加剧。中度 3~3.5mmol/L（12~14mg/dl）或重度高钙血症（>14mg/dl）的患者可能发生虚弱、疲乏、多尿、多饮、吞咽困难、恶心、呕吐和腹痛；有心电图的改变，包括 ST 段抬高和心律失常；并可导致肾衰竭，如果不治疗，可能发生昏迷和死亡。当血清钙浓度超过 3.5mmol/L（14mg/dl）时，即重度高钙血症，通常需要进行强化治疗，静脉补液和利尿剂是首选的治疗方法。在其他治疗方案无效的情况下，应静脉注射双膦酸盐。

（一）皮质类固醇

皮质类固醇是肉芽肿相关高钙血症的一线治疗药物。体外研究证实，地塞米松可抑制结节病患者肺泡巨噬细胞中 $1,25\text{-}(OH)_2D_3$ 的产生。关于控制钙升高所需的皮质类固醇推荐剂量的数据很少。泼尼松的常用起始剂量为每日 20~60mg，需要在密切监测血钙的情况下逐渐减量。血钙水平的下降通常发生在治疗开始后一周，尿液中钙的排泄量在大约 10 天后减少。如果在 2 周内对治疗没有反应，可能说明有其他原因导致高钙血症。由于皮质激素可能加重高钙尿症，控制尿钙很重要。

（二）酮康唑

酮康唑可用于一些难治性高钙血症或无法应用皮质类固醇的患者。这种减少 $1,25\text{-}(OH)_2D_3$ 合成的抗真菌剂最常用于原发性甲状旁腺功能亢进的治疗。有研究显示，酮康唑与较低剂量的皮质类固醇合用有一定的益处。

（三）氯喹和羟氯喹

氯喹和羟氯喹能抑制 1α-羟化酶活性，还能刺激 24α-羟化酶使 $1,25\text{-}(OH)_2D_3$ 失活。但临床应用较少。

（四）双膦酸盐类

双膦酸盐类通常用于治疗非甲状旁腺性高钙血症。Gibbs 等人首次报道了双膦酸盐帕米膦酸对治疗结节病相关性高钙血症有益。随后的小样本研究证实了唑来膦酸在结节病患者中作为降钙药物的有效性。

（五）其他药物

在使用皮质类固醇和其他免疫抑制剂有毒性作用或发生耐药的情况下，英夫利西单抗被证明是治疗肉芽肿相关高钙血症的有效选择，值得一提的是，过去曾使用过磷酸纤维素钠和氟比洛芬治疗高钙血症。

（六）透析

适用于危重患者，如高钙血症危象、昏迷，尤其血钙大于 4.5mmol/L（18mg/dl）和/或伴肾衰竭患者。血液透析时可应用无钙或低钙透析液，以达到迅速降低血钙目的。

第三节　结节病与骨健康问题

结节病患者在使用皮质类固醇之前存在骨矿物质含量降低。结节病患者有更高的骨折风险和脆性骨折发生率。结节病患者中骨健康受损的原因多种，主要包括以下几个原因。

一、皮质类固醇药物的应用

结节病患者的骨折风险较高，通常与皮质类固醇的使用直接相关。其患病率与接受皮质类固醇治疗的其他慢性疾病患者报告的患病率相似。由于糖皮质激素能够刺激破骨细胞活性增加，抑制成骨细胞的活性。另外，糖皮质激素的应用可抑制钙的吸收，导致体内蛋白质、电解质等营养物质代谢紊乱，加重骨质疏松。在结节病患者中，即使泼尼松剂量小于或等于 5mg/d，骨折的风险也增加；剂量越大或累积剂量越大，风险并没有显著增加。值得注意的是，有些研究并未发现皮质类固醇的应用会引起骨密度（bone mineral density，BMD）降低的风险增加，提示骨密度测定可能低估脆性骨折风险。

二、炎症反应

与自身免疫病一样，慢性炎症已被公认为是骨质疏松和脆性骨折的独立危险因素。已发现炎性细胞因子在促进骨吸收中起着重要作用，破骨细胞与巨噬细胞有共同的祖先——单核细胞，因此免疫系统异常激活所产生的各种炎症反应及因子可通过改变成骨细胞和破骨细胞之间的耦联平衡影响骨重建，进而引起骨质损害。

三、维生素 D 缺乏与钙代谢紊乱

导致高钙血症/高钙尿症的维生素 D 和钙代谢紊乱或在未补充维生素 D 的患者中发生的慢性维生素 D 缺乏可能对骨脆性产生影响。如前所述，结节病 1α-羟化酶过度产生，25-羟维生素 D_3 相对不足。同时对高钙血症的担忧可能会限制维生素 D 和钙的补充，研究发现血清 25-羟维生素 D_3 水平<10ng/ml 是更高骨折发生率的风险因素。然而，较高的 25-羟维生素 D_3 水平（>20ng/ml）也会导致骨密度降低和/或骨折的风险增加。这意味着 25-羟维生素 D_3 水平有一个理想的范围。与 25-羟维生素 D_3 水平相关的骨折双相风险在普通人群中已被充分证实。

四、肉芽肿的直接骨浸润

通过 MRI 或 PET 扫描可以发现骨浸润性改变。全身 PET 扫描在肉芽肿病中的应用越来越多，使得无症状患者的检出率增加。

第四节 骨质损害的预防与治疗

一、维生素 D 与钙补充剂

应考虑针对结节病患者采取主要预防措施的个体化策略,以维持或改善骨骼健康。结节病患者无须常规补充维生素 D 和钙。在长期皮质类固醇治疗或既往有骨折史或已经存在骨量低下的情况下,医师需要与患者讨论预防策略。维生素 D 与钙补充剂可以是减少骨质疏松性骨折的主要预防策略。有骨质疏松危险因素受试者的研究显示补充维生素 D 是有益的。对 8 项随机临床试验的荟萃分析显示,每天服用大于 700~800IU 的维生素 D 加钙可减少 65 岁以上患者的髋部骨折和非椎骨骨折风险。同时补充维生素 D 对癌症风险、死亡率和类风湿关节炎活动也有积极的作用。

需要糖皮质激素治疗的活动性结节病患者可能有更高的发生骨质疏松症和随后骨折的风险。但是,这一组患高钙血症及其并发症的风险也可能更高。因此在对结节病患者进行维生素 D 补充之前,应确定患者是否接受皮质类固醇治疗,如果是,应确定患者是否有骨质脆弱的证据,包括既往骨折史,测量骨密度,但应注意骨密度可能低估患者的骨脆性。同时应特别询问高钙血症和肾结石的情况,因为有高钙血症或肾结石病史的患者可能对钙和维生素 D 补充剂更敏感。

在结节病患者中,低水平的 25-羟维生素 D_3 并不意味着低水平的 1,25-$(OH)_2D_3$,所以结节病患者需要同时测定血清 25-羟维生素 D_3 和 1,25-$(OH)_2D_3$ 水平。而 1,25-$(OH)_2D_3$ 水平较高,可暂不补充钙和维生素 D。治疗过程中要注意用药安全,文献报道的临床病例表明,未经类固醇激素治疗和肾衰竭通常是高钙血症发展的危险因素。

二、双膦酸盐

与其他皮质类固醇诱导的骨脆性增加一样,双膦酸盐治疗可能对预防和治疗类固醇激素诱导的骨丢失有效。仅有一项有关双膦酸盐治疗对接受长期类固醇治疗的结节病患者的益处研究。在这项研究中,将 30 例接受皮质类固醇的结节病患者随机分为口服剂量为每天 5mg 的阿仑膦酸盐或安慰剂,一年后阿仑膦酸盐治疗组患者的骨量下降小于安慰剂组。在大多数骨质疏松症临床试验中,双膦酸盐与维生素 D 和钙补充剂一起进行评估。单独使用双膦酸盐可引起继发性甲状旁腺功能亢进,在结节病患者中导致高钙血症。

三、地舒单抗

地舒单抗也是治疗类固醇激素相关骨丢失的一种治疗选择,可以用于肾损伤患者。与双膦酸盐类不同,这种生物制剂不经肾脏清除。通过与 NF-κB 受体激活蛋白配体（receptor activator of NF-κB ligand，RANKL）结合，这种全人源化单克隆抗体可抑制 RANKL 与破骨细胞 NF-κB 受体激活蛋白（receptor activator of NF-κB，RANK）受体结合的能力。RANKL 和 RANK 均在骨骼中和免疫系统细胞（包括活化的 T 淋巴细胞、B 细胞和树突状细胞）中表达，表明 RANKL 抑制作用可能改变免疫功能。在对骨质疏松症妇女应用地舒单抗治疗的关键研究中，与安慰剂组相比，治疗组观察到的蜂窝织炎更多。目前没有关于在接受免疫抑制治疗的结节病患者中使用地舒单抗的数据。在其他疾病研究中，包括类风湿关节炎患者和接受免疫抑制剂的癌症患者，与唑来膦酸相比，地舒单抗组出现严重感染的比例没有增加。

四、特立帕肽

特立帕肽是类固醇皮质激素相关骨质疏松症的另一种治疗方法。特立帕肽用于结节病患者的治疗尚存争议，理论上由于 PTH 刺激 1α-羟化酶会增加高钙血症风险，结节病应慎用。但最近的一篇报道记录了特立帕肽对 4 例结节病骨质疏松症患者的治疗结果。所有患者的骨密度均有改善，并且没有出现高钙血症。不过由于样本量较少，尚不能形成共识。

钙代谢异常和骨质损害是结节病治疗中的主要问题。高钙血症是已知的结节病的并发症，结节病治疗中常用皮质类固醇，由此可能导致发生骨质疏松和骨折的风险增高，需要预防和治疗骨健康问题。除双膦酸盐治疗外，维生素 D 和钙补充剂可增加高钙血症的风险。这些患者的骨折风险很难评估，因为骨密度测定可能低估了皮质激素诱导的骨脆性风险升高。由于高 $1,25-(OH)_2D_3$ 水平与高钙血症有关，因此结节病患者应个体化考虑补充维生素 D。在开始治疗前和治疗过程中需要持续监测血钙、尿钙、25-羟维生素 D_3 和 $1,25-(OH)_2D_3$ 的水平。

（周庆涛）

参 考 文 献

［1］SAIDENBERG-KERMANAC N，VALEYRE D，BOISSIER M C，et al. Vitamin D supplementation in patients treated for sarcoidosis：Controversy or consensus？［J］. Joint Bone Spine，2017，84（5）：521-523.

［2］SODHI A，ALDRICH T. Vitamin D supplementation：Not so simple in sarcoidosis［J］. Am J Med Sci，2016，352（3）：252-257.

［3］KAMPHUIS L S，BONTE-MINEUR F，VAN LAAR J A，et al. Calcium and vitamin D in sarcoidosis：Is supplementation safe？［J］. J Bone Miner Res，2014，29（11）：2498-2503.

［4］TORIU N，SUMIDA K，OGURO M，et al. Increase of 1,25 dihydroxy vitamin D in sarcoidosis patients with renal dysfunction［J］. Clin Exper Nephrol，2019，23（6）：1202-1210.

［5］GWADERA L，BIAłAS A J，IWAŃSKI M A，et al. Sarcoidosis and calcium homeostasis disturbances：Do we know where we stand？ ［J］. Chron Respir Dis，2019，16：1479973119878713.

［6］BAUGHMAN R P，PAPANIKOLAOU I. Current concepts regarding calcium metabolism and bone health in sarcoidosis［J］. Curr Opin Pulm Med，2017，23（5）：476-481.

［7］UNGPRASERT P，CROWSON C S，MATTESON E L. Risk of fragility fracture among patients with sarcoidosis：A population-based study 1976—2013［J］. Osteoporos Int，2017，28（6）：1875-1879.

［8］AKIROV A，GORSHTEIN A，SHRAGA-SLUTZKY I，et al. Calcium levels on admission and before discharge are associated with mortality risk in hospitalized patients［J］. Endocrine，2017，57（2）：344-351.

［9］KUCHAY M S，MISHRA S K，BANSAL B，et al. Glucocorticoid sparing effect of zoledronic acid in sarcoid hypercalcemia［J］. Arch Osteoporos，2017，12（1）：68.

［10］TEBBEN P J，SINGH R J，KUMAR R. Vitamin D-mediated hypercalcemia：Mechanisms，diagnosis，and treatment［J］. Endocr Rev，2016，37（5）：521-547.

［11］ISHIGURO S，ITO K，NAKAGAWA S，et al. The clinical benefits of denosumab for prophylaxis of steroid-induced osteoporosis in patients with pulmonary disease［J］. Arch Osteoporos，2017，12（1）：44.

［12］OSHAGBEMI O A，DRIESSEN J，PIEFFERS A，et al. Use of systemic glucocorticoids and the risk of major osteoporotic fractures in patients with sarcoidosis［J］. Osteoporos Int，2017，28（10）：2859-2866.

［13］CHALLAL S，SEMERANO L，NUNES H，et al. Teriparatide for osteoporosis in patients with sarcoidosis：Report on risk-benefit ratio in four cases［J］. Joint Bone Spine，2016，83（3）：344-345.

第二十章

内分泌系统结节病

第一节　甲状腺结节病的内分泌改变

一、概述

在结节病中,甲状腺很少受累。1938 年,Spencer 和 Warren 等人首次描述了甲状腺受累的结节病例报告,称为甲状腺结节病,该病例为一 51 岁男性,患甲状腺功能亢进,在尸检中发现肉芽肿病变。然而,这两种疾病的关联在之后的 25 年间一直是不能确定的,直到 Mayock 等研究了 145 例结节病患者,并发现两例(1.4%)有甲状腺炎的临床证据。Karlish 和 Mac Gregor 发现在 300 例结节病患者中有 4 例(1.3%)出现了甲状腺炎。在结节病患者中,临床上报道的甲状腺受累发生率为4%~4.5%。而尸检报告表明,5% 的患者甲状腺可能受累。迄今为止,共有 65 例系统性结节病有甲状腺受累的报告。

二、临床表现

中年女性受累的比例高于其他群体;在多数病例中,外周或纵隔淋巴结肿大较为常见。日本关于结节病甲状腺受累的病例报告均为女性患者(平均年龄 51.3 岁),首诊主诉包括甲状腺触痛(*n*=4)、典型甲状腺炎症状如心悸和体重减轻(*n*=3)。在结节病甲状腺受累的病例中,报告了甲状腺功能减退和甲状腺毒症。据报道,由于上皮样肉芽肿广泛侵犯而导致甲状腺功能减退。

在系统性结节病患者中,甲状腺自身抗体阳性率为 20%~30%,故桥本甲状腺炎的发病率较高。虽然有些结节病甲状腺受累的病例合并有 Graves 病,但没有证据表明结节病容易导致甲状腺毒症。

一例 48 岁的女性结节病患者,做了 ^{99}Tc 标记的甲状腺核素扫描,显示甲状腺多发结节。胸部 X 线片显示双侧肺门增大。结节病以 Lofgren 综合征和甲状腺肿大为首发症状。实验室检查发现甲状腺素(thyroxine,T$_4$)和促甲状腺激素(thyroid-stimulating hormone,TSH)均高于正常值。该患者在接受了60mg/d的泼尼松龙治疗后,泼尼松龙逐渐减量,在治疗开始的3个月后,T$_4$和TSH水平恢复正常。

三、诊断

在结节病多发性系统性疾病中,甲状腺可以被累及,但临床上通常不作出诊断。临床诊断采用以下标准:结节病合并有甲状腺功能减退、由于自身免疫功能紊乱使得T细胞功能失调导致的甲状腺功能亢进或者甲状腺结节。

结节病甲状腺受累的诊断依据,为甲状腺腺体中存在非干酪样肉芽肿,并有其他部位结节病的证据。镓-67成像在诊断方面也有重要意义,是鉴别结节病和其他原因的肉芽肿性甲状腺炎(如肺结核和真菌感染)的重要依据之一。

第二节　下丘脑结节病的内分泌改变

一、概述

在全身的内分泌腺体中,垂体和下丘脑是结节病最常受累部位,该病可单独累及垂体或同时累及二者,而下丘脑比垂体受累更常见。结节病可以累及下丘脑的任何部位,表现为肉芽肿性结节,或者弥漫性炎症浸润。其最常见表现是脑基底部肉芽肿性脑膜炎,可累及垂体柄导致中枢性尿崩症,病变也可累及蝶鞍旁和基底部脑膜,表现为蝶鞍附近的浸润性病变和颅底部淋巴细胞脑膜炎。

下丘脑结节病的结节样肉芽肿无论是自然缓解还是治疗后缓解,最终均会在结构上转变为纤维组织,在放射学上呈现为肿块,从而干扰内分泌正常功能。因此,临床发现的病变部位可以表现为活动性结节病病变,也可以为纤维病变。结节型肉芽肿直径约3mm,圆形或卵圆形,某些区域呈多个肉芽肿融合,形成占位性病变;而炎症型肉芽肿可以表现为脑基底部淋巴细胞脑膜炎,向深部浸润至下丘脑和垂体,后期可以表现为纤维灶或坏死性肉芽肿。

结节病累及下丘脑是导致垂体功能低下的主要原因,可以表现为各种程度的腺垂体激素缺乏症,其中最常见的是卵泡刺激素(follicle-stimulating hormone,FSH)和黄体生成素(luteinizing hormone,LH)缺乏。

二、临床表现

(一) 多尿和多饮
1. 根据排尿和饮水的先后分类
(1) 完全性或部分性尿崩症。

（2）无抗利尿激素（antidiuretic hormone, ADH）缺乏，但因渗透压感受器阈值下调，而表现为烦渴症状。

（3）渗透压感受器阈值上调，渴感减退。

（4）由于下丘脑渗透压受体破坏，引起 ADH 功能缺失，主要表现为多尿在先、多饮在后。

2. 多尿和多饮的诊断

（1）诊断依据：病史中出现明显口渴、多尿，而尿中葡萄糖阴性，无尿钙水平升高，提示尿崩症。需检测血渗透压、尿比重及尿渗透压，必要时进行禁水加压试验。

（2）临床鉴别思维：①中枢性尿崩症，血渗透压常常是正常高限或轻度升高，没有体液丢失的证据。表现为多尿及失水在先，多饮在多尿之后发生，为代偿性改变。②下丘脑渴感调节中枢受累，烦渴、多饮在先，多尿在后，血清渗透压降低，伴有血清尿素氮和肌酐水平降低，为稀释性。③结节病病变常累及下丘脑的视上区和穹窿下区，视上核渗透压敏感性神经元调节升压素的分泌，穹窿下区神经元调节饮水行为，该两区所含神经元对局部渗透压的变化敏感。病变浸润致渴感调节中枢功能障碍引起多饮，同时存在抗利尿激素部分缺乏，出现尿崩症。

（3）影像学表现：大约仅 50% 具有垂体功能异常的病例垂体增强 MRI 有异常征象，最常见于软脑膜和增强的脑实质，表现为斑片状增厚的脑膜和软脑膜受累，也可有脊髓和神经根受累。此外，MRI 也可用于确诊亚临床下丘脑和垂体病变。

（二）病理性摄食

1. 概述　下丘脑结节病的病理性摄食可以导致体重在 6 个月内增加 30kg，典型行为表现为患者无休止地寻找食物，可导致生活管理问题。例如，限制饮食激怒患者以致伤人。常伴肝功能异常，如氨基转移酶升高，为肝脂肪变性所致。

2. 摄食增加的机制

（1）严重多食可能来源于下丘脑局灶性中部基底部病变，仅数天出现脂肪肝，伴随氨基转移酶升高。

（2）动物研究发现，损害室旁核（结节病占位病变累及该区）可以导致严重多食综合征。室旁核的神经支配中有大量能够分泌生物胺和神经肽的神经元，常常刺激摄食。室旁核的最强刺激物是神经肽 Y，将其注入第三脑室则诱发大鼠肥胖，其他刺激摄食物质为去甲肾上腺素、促生长激素神经肽、类鸦片肽。

（3）下丘脑侧方，尤其是穹窿周围区容易受到单胺类的多巴胺、血清素、去甲肾上腺素和肾上腺素，胃肠激素（如胆囊收缩素、神经紧张素、降钙素、胰高血糖素）等神经递质的抑制性影响，其浓度随动物喂食状态而变化，反映中脑各不同区域的活动性，而中脑通过联结神经可以反射到下丘脑。

（4）摄取特殊营养物的嗜好被特定的神经递质控制，传向穹窿周围神经元的正常抑制性脉冲的缺失可引起多食。

（5）大鼠下丘脑的室旁核或腹内侧核存在病变时,摄食强度可随着肾上腺切除而降低,随着给予糖皮质激素而升高,高胰岛素血症也因下丘脑室旁核或腹正中核的损害而加重。

（三）病理性嗜睡

1. 嗜睡是下丘脑病变的特征性表现。但如果病变累及前部下丘脑,则出现病态性警觉和失眠。正常警觉的维持在于下丘脑后部的"醒觉中枢"。网状激活系统的中脑上升神经纤维可以激活醒觉中枢,该神经大多数冲动传入途径是儿茶酚胺能神经,但促甲状腺激素释放激素(thyrotropin-releasing hormone,TRH)等神经肽类物质也能参与该功能。

2. 慢性脑膜炎症可表现为脑脊液中细胞增多和蛋白增多,主要由于炎症局部释放炎性因子(如 IL-1),直接作用于神经元和神经胶质导致。

（四）行为怪异、人格明显改变

出现该症状时,影像学多提示额叶病变,也可以是下丘脑受累。下丘脑疾病常常出现严重反社会行为和不可控制的狂热,典型表现为狂犬病性脑炎。可以存在颅脑上运动神经元病损,病变可能向深部伸展到内囊。

（五）催乳素水平升高

催乳素(prolactin,PRL)是腺垂体激素中唯一不依赖下丘脑释放激素就能增加分泌的激素。多巴胺在释放入血后,经过垂体门脉血管到达腺垂体发挥作用。催乳素在失去多巴胺的抑制作用后,表现为分泌增多。患下丘脑或垂体柄疾病者,血催乳素水平稍升高,常为40~80ng/ml,罕见大于 100ng/ml。在弥漫性结节病导致垂体功能低下的病例中,血 PRL 水平常常不升高。因此不建议用血 PRL 筛选垂体和下丘脑病变。

三、鉴别诊断

下丘脑结节病、蝶鞍附近结节病表现尤其复杂。临床思考包括:①功能损害的范围,包括下丘脑和垂体的内分泌表现和非内分泌表现;②解剖学受累的范围;③特定的原因。

（一）蝶鞍旁结节病肿块

可能压迫视交叉,可引起患侧眼视盘萎缩、视神经受压或被浸润。临床所见包括单侧视力明显下降,视野缺损,直接光照患侧瞳孔反射迟缓,但光照对侧眼时瞳孔收缩正常。如果出现单侧明显眼突出,提示眼眶可能存在结节病浸润病变,宜行眼球 CT 检查(两侧眼球突度相差仅仅 2mm 者,可能为正常变异)。患者可能出现色觉障碍,需排除视交叉病变导致的获得性色盲。影像学尤其应该注意筛查鞍上池、大脑脚间池和相关的视神经通道区域及颅底脑膜部位病变。

（二）累及下丘脑中部和基底部的结节病典型表现

1. 功能异常分类

（1）多饮和多尿而无尿糖和高钙血症。

（2）性欲降低伴睾丸萎缩，血睾酮及 FSH/LH 水平均降低。

（3）皮质醇水平降低，给予药物美替拉酮（metyrapone）刺激 ACTH 分泌，测定肾上腺皮质激素发现反应低于正常，提示 ACTH 分泌不足。

（4）血催乳素轻度升高。

2. 判定上述异常的具体病变部位的方法　垂体功能异常大多并非源于垂体的直接破坏。破坏部位可能包括三种：下丘脑中部和基底部、垂体柄或以上两个部位均被破坏。解剖上的病变为下丘脑各种垂体促激素分泌细胞破坏，或垂体柄断裂。完全性内分泌改变更常见于局限性垂体柄的病变。

（三）下丘脑嗜酸性肉芽肿

下丘脑嗜酸性肉芽肿的主要特点为：

1. 常见到不同形式的垂体功能低下和下丘脑浸润表现，脑脊液中蛋白质升高和细胞增多。

2. 特征性肺嗜酸性肉芽肿病变为弥漫性肺纤维化伴肺泡壁破坏。

3. 出现下丘脑受累时约 90% 病例可发现骨骼病变。

（四）下丘脑浸润合并纵隔肿块的疾病

1. 淋巴瘤。

2. 各种感染性肉芽肿疾病，如结核病和真菌病等，可联合累及胸部和下丘脑。

3. 白血病、其他胚胎细胞肿瘤（畸胎瘤，绒毛膜上皮癌）。

4. 下丘脑恶性肿瘤转移，如肺癌、前列腺癌、肾癌和乳腺癌。转移癌浸润脑膜可引起脑脊液葡萄糖水平降低。

（五）肉芽肿性炎症的鉴别诊断

1. 梅毒、结核病、隐球菌病、弓形虫病等。

2. 组织胞浆菌病，可出现嗜酸细胞异常。

第三节　结节病与垂体疾病

结节病患者可出现腺垂体激素分泌不足，表现为甲状腺功能减退、性腺功能减退、肾上腺功能减退及生长障碍，常可同时出现两种或多种激素不足。给予下丘脑释放激素后垂体激素反应良好，提示下丘脑功能减退为垂体功能减退的主要原因。也有结节病直接累及垂体引起垂体功能低下。结节病、垂体功能异常和 1 型糖尿病三者可以同时存在，下丘脑和垂体疾病也可以是结节病的唯一表现。

结节病所致垂体功能低下的其他表现有：致命的低血糖、侏儒症、幼稚型体态、肥胖性生殖无能综合征又称 Fröhlich 综合征。生长激素不足和促性腺激素不足均比 TSH 和 ACTH 不足更常见。

一、糖皮质激素缺乏

下丘脑结节病的并发症之一是糖皮质激素缺乏。垂体升压素合成和分泌受血皮质醇水平调节,肾上腺皮质疾病和ACTH缺乏症时,升压素分泌量不适当地升高,因此常见到血钠水平稀释性降低。皮质醇缺乏症和中枢病变共同作用可引起下丘脑结节病的水代谢障碍。

垂体功能试验方面,下丘脑结节病可能表现为空腹基线血皮质醇降低,但注射ACTH后皮质醇水平无反应,有时候也在注射ACTH后出现模糊反应,可能与缺乏ACTH刺激后导致肾上腺皮质ACTH受体基因表达量下调有关。下述ACTH试验广泛应用于肾上腺和垂体疾病的过筛试验:①肌内注射醋酸替可克肽(cortrosyn Z)共4天,测定24小时尿17-羟皮质类固醇水平的增加幅度正常,则证明肾上腺反应正常;②联合静脉注射促肾上腺皮质激素释放激素(corticotropin releasing hormone,CRH)75mg和赖氨酸血管升压素(lysine vasopressin,LVP)25mg后,测定血ACTH水平的升高幅度达不到正常刺激程度者,显示垂体ACTH分泌细胞严重受损;③空腹皮质醇水平降低者,给予美替拉酮以期刺激ACTH分泌增多,直接测定血肾上腺皮质激素(皮质醇)的升高幅度。反应量低于正常者,提示ACTH分泌不足。

二、尿崩症

结节病可以累及神经垂体及垂体柄,导致中枢性尿崩症。多尿、垂体功能低下、纵隔肿块可以同时出现于同一结节病患者。尿崩症通常与本病的其他特征(如腮腺肿大、葡萄膜炎、面神经麻痹、肺部受累)相关,但很少累及颅底其他部位而导致视神经萎缩、双颞部偏盲、耳聋、眩晕和嗅觉缺失。

三、中枢性甲状腺功能减退

下丘脑或垂体疾病所致甲状腺功能减退患者,甲状腺功能可以表现为TSH偏低,T_4降低,但三碘甲腺原氨酸(T_3)水平正常。但常常出现下述反常情况:①血TSH正常或者甚至稍升高,而不是所有病例血TSH降低;②T_4先降低伴T_3代偿性正常,严重者T_3才降低。主要是由于下丘脑病变时分泌的TRH缺乏,垂体分泌相对无生物活性的TSH,所以不能观察到TSH降低。目前免疫测定法所测得的TSH,只是TSH的蛋白序列的免疫活性而不是生物活性。

第四节　内分泌系统结节病的治疗原则

一、皮质激素治疗和放射治疗

皮质激素治疗适应证是结节病累及中枢神经、下丘脑、垂体、眼等。诊断明确后,口服泼尼松 40~60mg/d,视力减退、面肌无力等脑神经的结节病浸润症状可在 2 周后明显改善或消失。但此时可以存在下丘脑功能异常,如多食、多饮、睡眠异常等。如果大剂量激素治疗后,下丘脑功能异常症状不好转,则可行下丘脑放疗,下丘脑功能异常也可以明显改善。

二、等待自发缓解

大多数结节病患者呈自发性缓解趋势。肝结节病和肺门淋巴结的结节病无伴随症状者,几乎不需要治疗。急性发作的结节病伴典型症状者,出现自发缓解的概率更高。其他病例随访时需关注以下问题:①是否出现新的症状? ②已存在的病变是否进展?

三、抗炎治疗

对于同时累及肺的结节病,治疗的根本目标是防止进行性肺纤维病变,防止不可逆的纤维化过程。

四、内分泌激素缺乏的替代治疗

内分泌激素缺乏的替代治疗包括皮质激素替代、抗利尿激素替代、甲状腺激素替代、胰岛素替代等。

五、其他治疗指征

治疗指征包括高钙血症和神经系统、心脏、眼的并发症的治疗。

第五节　病　　例

病例1　下丘脑结节病一例

【主诉】

多饮、多食、多尿 6 个月余,伴头痛、视力模糊、性功能障碍。

【病史摘要】

患者男性,30 岁。检查无糖尿病,有食欲增加,6 个月内体重由 90kg 增至 120kg,疲乏,易怒,记忆力受损,性欲减退,射精有障碍,睡眠增加。入院 3 个月前出现头痛加重,伴视力模糊。住院前 6 天就诊于眼科,医师检查中患者睡着。

【诊治过程】

1. 入院查体 双眼色觉障碍。右眼上视野缺损。右眼突出 2mm,右瞳孔反射缓慢。右眼底视盘萎缩。左眼正常。心率 110 次/min,血压 120/80mmHg,身高 178cm,体重 127kg,BMI 40.08kg/m²。淋巴结未扪及。颈软无抵抗。甲状腺未触及肿大。无乳房增生及泌乳。

心肺腹正常。神经学检查:注意力和记忆力正常,双侧瞳孔等大。右瞳孔对光反射稍减慢,但光照左眼时右眼收缩正常。右眼稍突出,右视神经乳头苍白。粗测视野正常。眼球运动范围充分。左侧呈外周性面神经麻痹。双侧肌力 5/5,肌张力正常。深腱反射双膝与双踝未引出。

2. 辅助检查　实验室检查:血糖 8.6mmol/L,尿酸和钙磷正常。

影像学检查:胸部 X 线片心肺和胸膜腔正常,有前纵隔块影和右肺门增大。颅脑 CT 扫描见鞍上区块影,增强后不明显,沿右视神经道伸展,无中线结构移位。

3. 治疗经过　住院后口服泼尼松 10mg/d,患者述及间歇头痛和瞌睡,反复要求多进食。无发热。经常忘记配合护士记录出入量。尿比重范围 1.008~1.016。脑脊液检查:①清亮无色,红细胞 15×10^{12}/L 和白细胞 68×10^9/L,中性粒细胞 1%,淋巴细胞 89%,单核细胞 7%;②糖 146mg/dl,蛋白 101mg/dl;③病理找恶性肿瘤细胞因标本不理想未能诊断;④未发现抗酸杆菌、真菌和其他微生物,隐球菌抗原试验阴性;⑤培养无微生物。结核菌素皮肤试验和念珠菌抗原对照皮肤试验 24 小时和 48 小时均阴性。腹部超声肝胆胰脾肾正常。血清血管紧张素转化酶 64U/L(正常 10~50U/L)。胸部 CT 平扫:未见肺门和气管旁淋巴结病,在肺动脉流出道和主动脉的前方和侧方可见软组织影。肝内见脂肪病变,肾上腺正常。

纵隔淋巴结活检病理报告:淋巴结广泛被非干酪样肉芽肿所取代。肉芽肿直径约 3mm,圆形或卵圆形。某些区域呈多个肉芽肿融合。肉芽肿可见:上皮样组织细胞,胞浆嗜酸,核呈卵圆形。少数肉芽肿内存在多核巨细胞。未鉴定出纤维性或坏死性肉芽肿,抗酸杆菌和真菌染色呈阴性。

【最后诊断】

下丘脑结节病。

病例 2　垂体结节病一例

【主诉】

视物模糊和全身无力。

【病史摘要】

患者男性,71 岁。以视物模糊和全身无力就诊。诊断为眼和肺的结节病。2 个月后又来就诊,主诉乏力和呕吐。

【辅助检查】

实验室检查为低钠血症。CT 显示蝶鞍上方肿块。无神经学缺损,无尿崩症。

MRI 显示:鞍内不均匀增强,鞍上哑铃状肿块,垂体柄增厚。

【最后诊断】

1. 垂体结节病。

2. 眼结节病。

3. 肺结节病。

参 考 文 献

[1] SPENCER J,WAREN S. Boeck's sarcoid：Report of a case with clinical diagnosis confirmed at autopsy [J]. Arch Intern Med,1938,62:285-288.

[2] MAYOCK R L,BERTRAND P,MORRISON C E,et al. Manifestations of sarcoidosis：Analysis of 145 patients with a review of nine series from literature [J]. Am J Med,1963,35:67-89.

[3] KARLISH A J,MACGREGOR G A. Sarcoidosis,thyroiditis,and Addison's disease [J]. Lancet,1970,2 (7668):330-333.

[4] HARACH H R,WILLIAMS E D. The pathology of granulomatous diseases of the thyroid gland [J]. Sarcoidosis,1990,7(1):19-27.

[5] IWAI K,TAKEMURA T,KITAICHI M,et al. Pathological studies on sarcoidosis autopsy. Ⅱ. Early change, mode of progression and death pattern [J]. Acta Pathol Jpn,1993,43(7):377-385.

[6] VOGT H. Morbus Besnier-Boeck Schaumann：Klinishe pathologishe anatomische studie [J]. Helio Med Acta,1949,25(Suppl):1-105.

[7] VAILATI A,MARENA C,ARISTIA L,et al. Sarcoidosis of the thyroid：Report of a case and a review of the literature [J]. Sarcoidosis,1993,10(1):66-68.

[8] KUBO T,NAKASE S,TANIUCHI S,et al. Sarcoidosis of the thyroid and hyperthyroidism：Report of a case [J]. Naika Int Med,1973,32:361-365.

[9] YOSHIDA H,TOMICHI N,SUZUKI S,et al. A case of Basedow's disease with histologically sarcoidosis involving the thyroid and the parathyroid gland [J]. Nihon Geka Gakkai Zasshi,1982,83:702-706.

[10] KATAYAMA S,MATSUZUKA F,MATSUBAYASHI S,et al. Sarcoid reaction in the Grave's disease [J]. Naibunpitsu Geka,1984,1:253-256.

[11] HIRAYAMA M,UETAKE T,KUDOH S,et al. A case of sarcoidosis involving the thyroid gland [J]. Naika Int Med,1986,57:191-195.

[12] SASAKI H,HARADA T,EIMOTO T,et al. Concomitant association of thyroid sarcoidosis and Hashimoto's thyroiditis [J]. Am J Med Sci,1987,294(6):441-443.

[13] DATE T,KINOSHITA T,ISHIKI M,et al. A case of thyroid sarcoidosis [J]. Nihon Naika Gakkai Zasshi, 1995,84(10):1742-1743.

[14] OGATA M,ARAKI K,HAMADA S,et al. A case of adenomatous goiter with sarcoidosis of the thyroid gland [J]. Rinsho Geka,1996,51:369-372.

[15] UTO T,INUI N,MIYAZAKI H,et al. A case of thyroid sarcoidosis [J]. Nihon Kokyuuki Gakkai Zasshi, 2008,46(8):667-672.

[16] WINNACKER J L,BECKER K L,KATZ S. Endocrine aspects of sarcoidosis [J]. N Engl J Med,1968, 278(9):483-492.

[17] BRUN J,MOURIQUAND C,COMBEY P,et al. Sclerous thyroiditis of sarcoidosic origin with myxedema and diffuse pulmonary fibrosis [J]. Lyon Med,1959,91(5):179-188.

［18］NAKAMURA H,GENMA R,MIKAMI T,et al. High incidence of positive autoantibodies against thyroid peroxidase and thyroglobulin in patients with sarcoidosis［J］. Clin Endocrinol (Oxf),1997,46(4): 467-472.

［19］PAPADOPOULOS K I,HÖRNBLAD Y,LILJEBLADH H,et al. High frequency of endocrine autoimmunity in patients with sarcoidosis［J］. Eur J Endocrinol,1996,134(3):331-336.

［20］PORTER N,BEYNON H L,RANDEVA H S. Endocrine and reproductive manifestations of sarcoidosis ［J］. QJM,2003,96(8):553-561.

［21］HANCOCK B W,MILLARD L G. Sarcoidosis and thyrotoxicosis:A study of five patients［J］. Br J Dis Chest,1976,70(2):129-133.

［22］COPLU L,CAGLAR M,KISACIK G,et al. Sarcoidosis with thyroid involvement［J］. Sarcoidosis Vasc Diffuse Lung Dis,1997,14(1):86-87.

［23］SHARMA O P,VUCINIC V. Sarcoidosis of the thyroid and kidneys and calcium metabolism［J］. Semin Respir Med,2002,23(6):579-588.

［24］SEINFELD E D,SHARMA O P. The TASS syndrome:An unusual association of thyroiditis,Addison's disease,Sjögren's syndrome,and sarcoidosis［J］. J R Soc Med,1983,76(10):883-885.

第二十一章

结节病肺动脉高压

肺结节病的自然病程在不同患者之间存在很大差异,一部分患者可以自愈,而有一些患者的疾病可以进展为肺纤维化。大部分病例倾向于良性的疾病进程,超过一半的病例可在两年内缓解;然而,有 5% 的病例发展为严重的肺功能损害。呼吸衰竭是结节病患者死亡的主要原因。进展期结节病表现为肺间质改变,疾病晚期同时也可能伴有肺动脉高压(pulmonary hypertension,PH)。当然,结节病相关的肺动脉高压也可能出现在病程初期。与其他间质性肺疾病合并肺动脉高压所表现为轻、中度的肺动脉压升高所不同,结节病伴发的肺动脉高压往往更为严重。

静息状态下,右心导管检测到的平均肺动脉压大于等于 25mmHg 时就诊断为肺动脉高压。据报道,结节病患者安静状态下肺动脉高压发生率为 1%~28%,运动时肺动脉压升高比例高达 43%。肺动脉高压多发生在进展期IV期结节病患者中,但也可以发生于肺功能相对正常及肺间质改变不太严重的患者中。出现顽固性呼吸困难伴有左室功能正常的患者检测出肺动脉高压的比例高达 53%。进入肺移植名单中的结节病患者伴有肺动脉高压的比例达74%。在 Boucly 等人开展的目前最大规模的重度结节病肺动脉高压队列研究中,结节病的诊断与肺动脉高压的诊断之间的中位时间为 17 年,性别比为 1∶1,平均年龄为 57.5 岁。美国国家卫生统计中心报道,非洲裔美国人后裔的肺动脉高压患病率比白种人高出两倍。一项大型前瞻性队列研究发现结节病患者中病程长、进展性肺实质改变、一氧化碳弥散率小于50% 等因素与肺动脉高压相关。

近些年,对于结节病相关肺动脉高压的研究逐渐增多,人们对疾病的病理生理机制有了更深入的认识。然而目前究竟是结节病进展导致了肺动脉高压,还是肺动脉高压本身就是疾病进展的驱动因素并不清楚。但可以肯定的是,肺动脉高压在结节病的临床表现和预后中扮演了重要角色。

第一节　结节病肺动脉高压的定义

肺动脉高压被定义为在静息状态下,右心导管检查(right heart catheterization,RHC)测定的肺动脉平均压(mean pulmonary artery pressure,mPAP)≥25mmHg。根据 mPAP 及肺动脉楔压(pulmonary arterial wedge pressure,PAWP)、心指数(cardiac index,CI)、舒张压梯度、肺血管阻力(pulmonary vascular resistance,PVR)等各种组合,肺动脉高压表现为不同的血流动力学特征。在 Baughman 等人的回顾性研究中,对 130 例进行了全身治疗后仍有持续呼吸困难的结节病患者进行了右心导管检查,发现 70 例患者(约 53.9%)有肺动脉高压的证据,包括 50 例(38.5%)的毛细血管前肺动脉高压和 20 例(15.4%)的毛细血管肺动脉高压。在毛细血管前肺动脉高压的病例中,有 46% 的患者 mPAP 超过 35mmHg 和 28% 的患者超过 40mmHg。

根据肺动脉高压患者的临床表现、病理特征、血流动力学特征和治疗策略,将其分为五类:①动脉型肺动脉高压;②左心疾病所致肺动脉高压;③肺部疾病和/或低氧所致肺动脉高压;④慢性血栓栓塞性肺动脉高压;⑤未明和/或多因素所致肺动脉高压。第三类"肺部疾病和/或低氧所致肺动脉高压"中包括间质性肺疾病(interstitial lung disease,ILD)。在 ILD 患者中,肺动脉高压被认为是由纤维化区域的血管消失和低氧性血管收缩引起的,mPAP 很少超过 35mmHg。实际上,这些患者中有一部分有时表现出的肺动脉压水平似乎不能完全用肺部机械损伤来解释,以往这种现象称作"不成比例"的肺动脉高压,定义为 mPAP>35mmHg 或 mPAP≥25mmHg 伴有低心指数[CI<2.5L/(min·m²)]。在这种情况下,可能难以确定肺动脉高压是由肺部疾病引起,还是潜在的血管病变甚至是同时存在肺动脉高压和间质性肺疾病两种独立的疾病。第五类是包括结节病在内的具有不清楚和/或多因素机制的肺动脉高压,与第三类的区别是结节病肺动脉高压复杂的发病机制所决定的,结节病存在肺血管与肺实质,纵隔和心血管之间复杂的相互作用。现阶段,结节病被归类为第五类肺动脉高压,但单纯就结节病肺动脉高压的发病机制来说,它可适用于全部五个类别。

第二节　结节病肺动脉高压的发病机制

远端毛细血管床的破坏并导致缺氧见于大多数晚期结节病患者。然而,在胸部 X 线检查未见明显肺纤维化的情况下,28%~50% 会出现肺动脉高压,一小部分病例甚至没有明显的肺部疾病改变(影像学第 0 和 I 期)。此外,血流动力学参数与肺功能参数和 PaO_2 水平并不相关。在结节病等待肺移植的患者中,mPAP 水平比具有相同程度呼吸功能损伤的特发性肺纤维化患者高约 9mmHg(34.4mmHg vs. 25.6mmHg,P<0.000 1)。另外,肺动脉压升高

水平有时与临床表现的功能障碍并不匹配,肺动脉高压甚至可能在没有纤维化疾病的患者中更为严重。例如,在法国肺动脉高压注册登记研究中收集的 156 例结节病患者中,轻度肺动脉高压为 30 例(19.2%),重度肺动脉高压[定义为 mPAP>35mmHg 或 mPAP≥25mmHg 且 CI<2.5L/(min·m²)]为 126 例(80.8%);超过一半的重度肺动脉高压病例需接受长期氧疗,但只有 24% 的患者具有明显的限制性通气功能障碍(FVC<50%)。综上所述,这些发现支持了其他机制可能在结节病肺动脉高压的发展中发挥作用的观点。这些机制包括特定的肺血管病变、局部血管反应性增加、外源性肺血管压迫、门脉性肺动脉高压和左心功能不全。与结节病相关的合并症也可引起肺动脉高压。

一、结节病中的肺血管病变与肺动脉高压

在结节病患者的肺循环中出现肉芽肿性血管受累似乎很常见,这在 53% 的经支气管肺活检标本、69% 的开胸肺活检标本和 100% 的尸检病例中得到了证明,其范围大致与影像学上表现的肺实质肉芽肿一致。尽管从肺动脉的大分支到小静脉的各个层面都可以看到血管受累,但它显然主要累及静脉侧和小血管,反映了结节病肉芽肿沿淋巴管扩散的特点。有证据表明,65%~67% 的病例存在静脉受累,24%~31% 的患者有静脉和动脉受累,仅动脉受累的患者为 8%~11%。在 30% 的病例中肉芽肿侵犯到肺动脉的弹力层,在 55% 的病例中侵犯肺动脉肌层,以及 60% 的小动脉、65% 的小静脉和 58% 的小叶静脉。

在肺动脉和肺静脉中,肉芽肿的分布都是节段性的,并且倾向于分布在血管分叉处。肉芽肿在动脉和静脉上具有向外壁生长的特性,主要分布在动脉外膜和血管外侧,导致弹性纤维的局部解离和血管外部弹性板层的破坏。在肌性动脉中,肉芽肿通常沿支气管血管束分布。在小动脉和小静脉中显示出弹性板层的局灶性破坏,并伴有偶发性阻塞。通常,不同阶段肉芽肿性血管受累及其愈合的病变可并存于同一肺中。可以同时观察到血管结构的破坏,管腔和外膜的纤维化,导致管腔变窄。静脉壁的纤维化趋向于延伸至小叶间隙,而动脉的肉芽肿则可以演变为沿支气管血管鞘的纤维化。

尽管结节病中血管的肉芽肿性病变很常见,但临床上显著的肺动脉高压极少见。在 Takemura 等人研究的 40 例病例中,全部结节病患者都有血管受累,但只有 4 例患者存在右心功能不全。部分结节病患者最终发展为肺动脉高压的原因仍然不清楚,在极少数提供结节病病理描述的文献报道中我们可以看到继发于慢性肺部疾病的非特异性血管重塑,包括内膜纤维化和肺动脉内壁增厚,伴有丛状病变的增生性动脉罕见。以上这些复杂的病理变化可能会导致闭塞性血管病,进展足够广泛时最终会诱发肺动脉高压。当肉芽肿性病变累及静脉时,会产生肺静脉闭塞症(pulmonary veno-occlusive disease,PVOD)样病变,这也是导致结节病肺动脉高压的原因之一。已经证实在活动性结节病肺动脉高压患者中,存在广泛的肉芽肿引起小静脉和小叶间隔静脉闭塞狭窄从而出现类似 PVOD 样病变。Nunes 等报道了在进行性纤维化和重度肺动脉高压的结节病患者中,在肺移植术后病理中观察到静脉

病变。这些静脉病变包括显著的闭塞性内膜纤维化和再通,同时伴有慢性含铁血黄素沉着和弹力膜内的铁沉积。相反,动脉病变并不显著,没有明显的丛状或血栓性病变的证据。有趣的是,在结节病肺动脉高压患者的正常肺间质中也观察到了弥漫性肺泡毛细血管扩张和肌层增生,以及非特异性血管重构的纤维化病变。

这些观察结果表明,结节病中所观察到的血管病变可能是肉芽肿病理过程的间接结果,在肉芽肿产生的过程中,各种血管活性介质、细胞因子或生长因子的产生导致了局部血管反应性增强以及血管重构。目前缺乏结节病肺动脉高压发病机制的相关研究。Singla 等人进行了一项小型研究,通过外周血全基因组表达分析,鉴定出 18 种能够区分结节病患者中是否合并肺动脉高压的特异基因,具有很高的判别准确性。这些基因中有 9 个与细胞增殖有关,其中之一是血管重塑的关键因子。然而,这项研究的结果因缺乏反转录聚合酶链反应的确认实验以及在独立队列中的验证而具有较明显的局限性。目前,在家族性或散发性动脉型肺动脉高压患者中已鉴定出几种基因突变,主要是 *BMPR2*,其编码参与控制血管细胞增殖的骨形态生成蛋白的 2 型受体。基因多态性研究是否有助于确定其他类别的肺动脉高压严重程度尚不清楚。一个西班牙小组报告了 3 例结节病肺动脉高压和遗传异常的关系,包括 2 例具有 *BMPR2* 基因突变和 1 例具有 *KCNA5* 基因突变。

结节病肺动脉高压也可能是淋巴结肿大或纤维性纵隔炎对近端肺动脉的外压导致的。大的肺静脉的受压罕见,但可引起局部水肿。长期淋巴结肿大的患者,发生淋巴结纤维化或钙化而产生对周围血管的压迫更为常见。在 Nunes 等人的研究中,存在肺动脉外源性压迫的情况占结节病肺动脉高压患者及Ⅳ期结节病总数的 21.4%。结节病是纤维性纵隔炎的主要原因之一,在近期文献报道中其比例可高达 48.1%。重要的是,结节病相关的纤维性纵隔炎导致的肺动脉高压可以产生类似慢性血栓栓塞性肺动脉高压的表现。另外,结节病肺动脉高压也可能是继发于肝结节病的门脉性肺动脉高压,但事实上肝结节病导致肝硬化和门静脉高压的比例很低。

二、毛细血管后肺动脉高压

约 5% 的结节病患者可在临床观察到有心肌受累,可产生左室收缩或舒张功能障碍,在病理学上可发现更多的隐匿受累。多项研究表明,结节病患者早期心肌损害以及亚临床左室功能不全的患病率很高,这些情况可经超声心动图以及较新的斑点追踪技术、心脏磁共振成像和右心导管检查得以证实。然而,在结节病中,传统的经胸心脏超声用于检测具有左室射血分数保留的心力衰竭的可靠性较低。在 Baughman 等人的研究中,通过右心导管检查评估的 130 例具有持续性呼吸困难的结节病患者中,毛细血管后肺动脉高压 20 例(15.4%),占所有肺动脉高压病例的 28.6%,而这些患者中只有 7 例(35%)在心脏超声上表现出左室射血分数降低。

三、结节病相关并发症与肺动脉高压

结节病和静脉血栓栓塞(venous thromboembolism,VTE)之间存在关联的情况最近得到了证实。Crawshaw 等人通过对已建立的流行病学数据集(包括 1963—1998 年)进行回顾性队列分析,与相匹配的对照人群相比,发现结节病与肺栓塞(pulmonary embolism,PE)之间存在显著关联(HR 1.92,95%CI 1.05~3.23,$P=0.01$),但与深静脉血栓形成不相关。通过回顾 1988—2007 年的死亡患者,Swigris 等人发现,结节病死亡患者中有 2.54% 被诊断患有肺栓塞,而对照组人群中只有 1.13% 患有肺栓塞(HR 2.3,95%CI 2.1~2.5,$P<0.000\ 1$)。Ungprasert 等使用大型数据库分析了在 1976—2013 年明尼苏达州奥姆斯特德(Olmsted)县人口中几乎所有结节病的病例,根据年龄、性别和时间校正调整的静脉血栓栓塞发生风险在结节病患者中(HR 3.04,95%CI 1.47~6.29)明显更高,包括深静脉血栓形成(HR 3.14,95%CI 1.32~7.48)和肺栓塞(HR 4.29,95%CI 1.21~15.23)。结节病患者发生静脉血栓栓塞的风险远远高于慢性阻塞性肺疾病。在病理显示血栓内充满丰富的肉芽肿时,慢性血栓栓塞性肺动脉高压(pulmonary hypertension due to chronic thrombotic and/or embolic disease,CTEPH)已被描述为一种独特的结节病。

结节病中静脉血栓栓塞增加的风险因素尚待阐明,其中可能包括慢性炎症、抗磷脂抗体的存在以及使用皮质类固醇。抗磷脂血清 IgG 或 IgM 抗体的比例在结节病患者中达到 38%,显著高于健康对照者。有几项观察研究描述了结节病患者在伴或不伴系统性狼疮时均可合并有抗磷脂综合征。结节病可与多种已知可促进静脉血栓栓塞和/或肺动脉高压的自身免疫病共存。另外,结节病中阻塞性睡眠呼吸暂停患病率高于预期,其中一项研究中达到 17%。这些均可成为静脉血栓栓塞及肺动脉高压形成的危险因素。

第三节　结节病肺动脉高压的诊断

一、临床表现

结节病肺动脉高压最常见的症状是进行性加重的劳力性呼吸困难。由于这种表现也可以发生在间质性肺疾病中,这使得伴发于结节病的肺动脉高压常被漏诊。既往研究显示,结节病患者伴或不伴呼吸困难在临床表现上没有显著差异。右心衰竭的临床表现出现在约 21% 的结节病肺动脉高压患者中,灵敏度较低。因此,对于任何有症状的结节病患者,无论疾病分期如何,都应进行肺动脉高压的评估。应怀疑存在肺动脉高压的临床症状包括出现下肢水肿、恶心、胸痛、晕厥、心悸。出现肺动脉高压时的临床体征包括第二心音(second heart sound,S2)P2 亢进,固定的、分裂的 S2,三尖瓣关闭不全的收缩期杂音和肺动脉反流的舒张期杂音。结节病患者中有超过 2/3 的患者心功能表现为 NYHA Ⅱ级或Ⅲ级,约 1/4 的患者出现右室衰竭。

二、经胸超声心动图

当存在实质性肺疾病时,经胸超声心动图是最可靠的用于筛查肺动脉高压的无创检查手段。超声心动图可通过三尖瓣反流速度与右房压力计算右室收缩压,但三尖瓣反流速度(tricuspid regurgitation velocity,TRV)峰值仅在一半患者中可以测量,即使可以测量,心脏超声对肺动脉收缩压(systolic pulmonary artery pressure,sPAP)的估计也常常不准确。当考虑到将 sPAP≥45mmHg 作为肺动脉高压的诊断标准时,经胸心脏超声的阳性、阴性预测值分别为 60% 和 44%。在 Baughman 等人的研究中,有 80 例患者同时进行了超声心动图和血流动力学评估,在这些患者中,只有 70% 的 TRV 峰值能够被测量。另外,与右心导管检查相比,经胸超声心动图往往低估右室收缩压,因此单纯心脏超声检查对于诊断或排除肺动脉高压的有效性较低。但是超声心动图对评估心脏异常有很大作用,能够发现左室收缩/舒张功能障碍,血管异常,分流和心包积液。即使没有三尖瓣反流,如果超声心动图发现右室功能障碍时仍需要考虑是否存在肺动脉高压,例如右室扩张、肥厚、收缩功能减低、室间隔平坦或呈弓形。存在任一征象时需进一步行右心导管检查以评估肺血流动力学状况。

三、右心导管检查

任何类型的肺动脉高压,右心导管检查都是诊断结节病肺动脉高压的金标准。右心导管检查可直接测量肺动脉压力、右房压力和心指数,这些指标都是评估预后的重要信息。肺动脉楔压(pulmonary arterial wedge pressure,PAWP)的测量用于鉴别动脉型肺动脉高压和静脉型肺动脉高压,以决定不同的治疗策略。一旦诊断了肺动脉高压,即使有明确病因,仍建议除外其他可能的诱发因素,如睡眠呼吸暂停(sleep-related apnea,OSA)、慢性血栓栓塞性肺动脉高压(CTEPH)、HIV 和结缔组织病。

尽管明确的诊断依赖于有创操作,但并非所有结节病患者都应进行右心导管检查(RHC)。欧洲心脏病学会/欧洲呼吸病学会指南并未对第五类肺动脉高压患者给出建议,但在第三类肺动脉高压中有以下适应证者主张行右心导管检查:①肺移植候选者肺动脉高压的正确诊断或排除诊断;②疑似严重肺动脉高压,提示与动脉型肺动脉高压(pulmonary arterial hypertention,PAH)或慢性血栓栓塞性肺动脉高压相关;③发作性右心衰竭;④经胸心脏超声无法确诊的、临床高度怀疑且可能具有治疗价值的病例(包括参加临床试验)。结节病患者左室功能障碍并不罕见,经胸心脏超声可能会低估这一情况。

此外,RHC 还提供了有关预后的重要信息:一方面,它可以评估血流动力学损害的严重程度;另一方面,肺动脉高压的毛细血管前或毛细血管后性质具有治疗及预后评估价值。结节病肺动脉高压的血流动力学严重程度是可变的。在 Baughman 等人的研究中,mPAP 的中位数为 33mmHg(25~75mmHg),肺血管阻力(pulmonary vascular resistance,PVR)中位数为 4.3Wood 单位(0.9~21.2Wood 单位)。毛细血管前肺动脉高压患者 PVR 显著高于毛细血管后肺动脉高压的患者。由于在第五类肺动脉高压中不推荐使用高剂量钙通道阻滞剂(calcium channel blockers,CCBs)治疗,因此大多数结节病患者不建议行急性血管反应试验。

四、肺功能和 6 分钟步行试验

大多数研究表明,在合并肺动脉高压的结节病患者中,FVC、FEV$_1$、TLC 和肺一氧化碳弥散量(diffusion capacity of carbon monoxide of lung,D$_L$CO)比不合并肺动脉高压的结节病患者显著减低。同时,合并肺动脉高压的这些患者有更明显的低氧血症。然而,肺功能检查(pulmonary function tests,PFTs)对鉴别患者是否存在肺动脉高压的效能并不高。Handa 等人的研究表明,结节病患者中只有肺总量占预计值百分比(TLC%)的降低与超声心动图诊断肺动脉高压具有独立相关性(OR 0.69,95%CI 0.48~0.99,P<0.05),但其预测力较差。由于D$_L$CO 的降低可同时评价肺间质和血管受累,较高的用力肺活量占预计值百分比与肺一氧化碳弥散量占预计值百分比比值(FVC%/D$_L$CO%)(临界值为 1.4~1.5)反映出 D$_L$CO 与肺限制性通气程度的降低不成比例,这可能是衡量肺动脉高压的更好工具。既往两项基于心脏超声的研究中,肺动脉高压患者中 FVC%/D$_L$CO% 显著更高,而在另一项基于右心导管检查的研究中则没有发现相同的结论。

合并肺动脉高压的结节病患者在 6 分钟步行试验(6 minute walking test,6MWT)时表现出比单纯结节病患者更短的步行距离。运动过程中患者血氧饱和度低于 90%,合并肺动脉高压的可能性增加 12 倍。如果运动过程中血氧饱和度没有降到 90% 以下,那么发生肺动脉高压的可能性也很小。多因素分析显示,在心脏超声诊断的肺动脉高压患者研究中发现,6MWT 中的动脉血氧饱和度(oxygen saturation in arterial blood,SaO$_2$)<90%(HR 12.1,95%CI 3.66~19.73)和 D$_L$CO<60% 预测值(HR 7.3,95%CI 1.98~24.82)是重要的预测指标。当通过 RHC 诊断肺动脉高压时,D$_L$CO 不再表现出其预测价值的重要性。肺功能及 6MWT 中的其他变量均无法预测肺动脉高压的存在。一项结节病患者肺移植人群的队列研究发现,在校正了年龄、性别、种族、FVC、FEV$_1$ 和 6MWT 距离等多因素后,肺动脉高压的存在及其严重程度与额外的氧气需要量相关。

肺动脉高压与低血氧饱和度之间的关系让我们进一步思考,到底是肺动脉高压导致了低氧还是低氧诱发了肺动脉高压,很可能是这两者都存在,并形成了一个恶性循环。因此,任何原因导致的低氧都应给予氧疗,特别是当合并肺动脉高压时。结节病的多系统受累使得 6MWT 的距离缩短可能受到多种因素的影响。因此,6MWT 距离对于评估治疗反应的作用大于单独的肺动脉高压筛查工具。

五、影像学表现

虽然肺动脉高压在终末期肺纤维化患者中更常见,但是没有特异的影像学表现能够预测肺动脉高压的发生。患者胸部 X 线片可能表现为肺门饱满(图 21-3-1),这既可能是肺门淋巴结肿大,也可能是肺动脉增宽的表现。胸部 CT 对于识别肺动脉高压的帮助更大。当胸部 CT 显示肺动脉段增宽(直径>29mm 或肺动脉直径/升主动脉直径>1)或右心腔增大时应怀疑合并肺动脉高压。另外,胸部 CT 上出现肿大淋巴结或肺纤维化外压肺动脉时(图 21-3-2)也应怀疑肺动脉高压。一项研究显示,结节病伴随肺动脉高压在 CT 上出现磨玻璃影及小叶间隔增厚的频率高于不合并肺动脉高压的结节病患者。即使这样,肺动脉(pulmonary artery,PA)直径和 PA 直径/主动脉直径的比率也不能可靠地预测各种间质性肺疾病中肺动脉高压的存在,这可能是因为在限制性肺疾病中可能对纵隔血管结构产生牵拉作用,从而出现独立于肺动脉高压的肺动脉扩张。

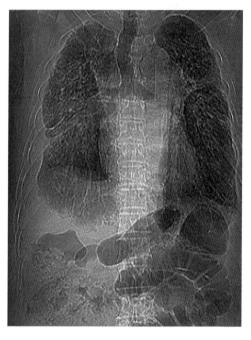

图 21-3-1　胸部 X 线:肺门饱满,肺动脉段突出

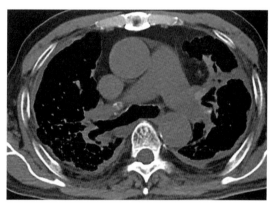

图 21-3-2　胸部 CT:增大钙化的淋巴结挤压肺动脉

肺动脉增强 CT 也有助于诊断肺动脉高压。首先,它可以判断是否存在血管的外压;其次,能够发现可能的肺静脉闭塞症(PVOD),例如存在广泛的磨玻璃影和/或小叶间隔增厚。血管外压迫和 CTEPH 之间难以鉴别,在这两种情况中都可以观察到通气/灌注肺扫描的节段性灌注缺陷不匹配,有时需要进一步通过肺血管造影协助判断。

存在左心疾病相关肺动脉高压时,心脏 MRI 和 ^{18}F-FDG PET 对于心脏结节病的诊断至关重要。心脏 MRI 上的右室晚期增强与心脏超声诊断肺动脉高压有关,但其诊断附加价值尚不清楚。必须进行肝超声检查以排除门脉性肺动脉高压。

六、实验室检查

血清学检验中脑钠肽(brain natriuretic peptide,BNP)和 NT-proBNP 水平与肺动脉高压

的发生及严重程度相关,但在结节病中相关的研究数据较少。BNP升高是慢性肺部疾病不良预后的标志。在一项关于间质性肺疾病患者的研究中,BNP升高是全因死亡的独立预测因子,但是BNP也是心脏衰竭的生物标志物,比在肺动脉高压中特异度更高。一项对150例日本结节病患者基于超声心动图的前瞻性研究显示,NT-proBNP是心脏结节病的生物标志物,而非肺动脉高压。Handa等人进行了一项前瞻性研究,以评估血浆NT-proBNP在肺动脉高压和心脏受累中的应用;在130例结节病患者中,有21例被诊断为肺动脉高压(定义为sPAP>35mmHg),其中肺动脉高压患者的NT-proBNP水平显著高于非肺动脉高压患者,但升高程度弱于心脏受累患者。

一项纳入212例间质性肺疾病患者的研究中,10%为结节病患者,该研究检测了患者的NT-proBNP、纤维蛋白、D-二聚体、肌钙蛋白T、尿酸和呼出气一氧化氮水平,研究这些实验室检查结果与肺动脉高压发生、患者死亡之间的相关性。研究发现NT-proBNP<95ng/L可用于排除间质性肺疾病合并肺动脉高压,高尿酸水平也具有预测肺动脉高压的可能。NT-proBNP、肌钙蛋白T、尿酸和纤维蛋白、D-二聚体水平都可以预测肺动脉高压的发生,而呼出气一氧化氮与肺动脉高压无相关性。

第四节　结节病肺动脉高压的治疗

目前结节病肺动脉高压缺乏有效的治疗手段。应当积极寻找并治疗可能的危险因素和并发症。支持治疗是治疗的基石,包括在休息或运动过程中对存在低氧血症的患者给予氧疗,并根据需要使用利尿剂。结节病患者常见的铁缺乏症和贫血应予以监测和纠正。低氧血症与严重的肺动脉高压相关,建议对夜间及劳力性低氧血症的患者给予休息并氧疗。任何诱发肺动脉高压的其他并发症,包括OSA、心功能异常或血栓栓塞性疾病,都应给予积极的治疗。如果肺动脉高压形成的主要因素是结节病活动,可给予抗炎和其他免疫调节药物治疗。但是这些治疗手段的有效性并未得到大规模研究的证实。针对结节病的治疗方法对肺动脉高压的影响仍然是一个争论的问题。经糖皮质激素治疗,肺动脉高压仍可能恶化或得到显著改善。Gluskowski等评估了12个月的糖皮质激素治疗对24例肺结节病患者血流动力学的影响,其中3例患者存在静息状态下肺动脉高压,18例有运动中肺动脉高压。尽管大多数患者的胸部X线片和肺功能较好,但只有一半患者的血流动力学得到了改善。在Nunes等人的研究中,有10例合并肺动脉高压的结节病患者接受了大剂量口服泼尼松治疗,5例Ⅳ期患者无效,但5例无肺纤维化的患者中有3例获得了缓解。Boucly等的队列研究中有11例严重结节病的患者在起始或升级治疗中接受免疫抑制治疗,其中5例患者存在肺动脉外压,治疗后2例患者的淋巴结压迫有所改善,但3例纤维性纵隔炎均无改善;其余6例中的2例在接受了免疫抑制治疗后血流动力学有改善,而NYHA心功能级别或6MWT距离没有改善。另外,并没有Ⅳ期结节病患者的血流动力学异常对糖皮质激素治疗反应的相关临床研究,而Ⅳ期结节病患者是最容易发生肺动脉高压的。因此,目前只推荐糖皮质激素在活动期结节病患者和纵隔淋巴结肿大压迫中央血管的患者中使用。

由于缺乏随机、安慰剂对照的研究来证实肺血管活性药物的作用,因此这类药物在结节病肺动脉高压中的使用仍存在争议。根据欧洲心脏病学会/欧洲呼吸病学会指南,第五类肺动脉高压患者的原则应为"治疗肺而不是压力"。根据 ERS Task Force 指南,肺动脉高压靶向药物治疗推荐用于第三类和第五类肺动脉高压中肺动脉平均压低于 40mmHg 的患者。严重的肺实质病变导致通气灌注不匹配引起进行性恶化的低氧血症,以及肺水肿征象可能发生在有潜在的 PVOD 样病变的患者。

世界卫生组织(World Health Organization,WHO)批准的用于治疗第一类肺动脉高压的药物作用于下列通路:内皮素通路、一氧化氮通路和前列环素通路;而钙通道阻滞剂仅用于小部分急性血管反应试验阳性的患者。这些通路是否在结节病肺动脉高压中发挥重要作用目前尚不清楚。一方面,血管病变的存在可能使得这些降肺动脉压药物治疗有效;另一方面,结节病肺动脉高压患者使用全身肺血管扩张剂还存在一些问题,即药物可抑制低氧性肺血管收缩以及增加通气/灌注不匹配和分流,这可能导致患者的低氧血症加重。现阶段关于结节病肺动脉高压患者中靶向药物的长期疗效和安全性的研究数据很少,而且结果不一致。

结节病肺动脉高压患者体内内皮素-1 表达升高,这为使用内皮素受体拮抗剂治疗结节病肺动脉高压提供了依据。Baughman 等报道了 5 例患者在经过 4 个月的治疗后,肺动脉平均压从 50mmHg 下降至 35mmHg。另一项纳入 7 例患者的研究中,一部分患者使用波生坦,另一部分患者使用波生坦联合前列环素,约 50% 的患者在接受治疗的 6~18 个月后对治疗产生反应。后续纳入 39 例患者被随机分成两组(药物组与安慰剂组的比例为 2:1),25 例患者中的 23 例完成了 16 周的波生坦治疗。两组患者中 mPAP 均得到了显著改善,降低了 (4 ± 6.6) mmHg($P=0.010\ 5$),波生坦组的 PVR 下降 (1.7 ± 2.75) Wood 单位($P=0.010\ 4$),而安慰剂组的血流动力学没有变化。两组的 6MWT 和生活质量也无明显变化。根据患者 FVC,分为 >50% 和 ≤50% 两组后,波生坦治疗对患者血流动力学和 6MWT 距离的变化无差异。一项纳入 22 例结节病肺动脉高压患者的研究中,采用多种降肺动脉压药物,其中包括波生坦和西地那非,所有患者经治疗后在肺动脉平均压、肺血管阻力和 6MWT 距离上得到改善,其中包括合并有轻度肺纤维化的患者。

一氧化氮(nitric oxide,NO)是血管扩张剂,其半衰期较短,可通过吸入途径给药。5 型磷酸二酯酶抑制剂(phosphodie-sterase type 5 inhibitor,PDE5i)增强 NO/环磷酸鸟苷通路,促进血管扩张并具有可能抑制血管平滑肌增殖的远期作用。一些小样本的研究发现,应用西地那非可以改善结节病肺动脉高压患者的血流动力学,减少肺动脉压力和肺血管阻力,同时增加心指数。前列环素通过静脉内、皮下或吸入给药可以扩张血管,并抑制血小板聚集。关于结节病肺动脉高压患者静脉应用依前列醇的证据很少,一些小样本纳入晚期肺纤维化患者的研究发现,患者的生活质量和肺脏血流动力学得到改善。

已发表的研究包括大多数回顾性病例研究,只有三项前瞻性无对照开放标签临床试验和一项双盲随机安慰剂对照试验。在单药疗法中,已经测试了88种不同的药物,包括内皮素-1受体拮抗剂(波生坦和安立生坦)、5型磷酸二酯酶抑制剂(西地那非与他达拉非)和前列环素类似物(吸入用伊洛前列素,依普前列醇与曲前列环素),或联合用药。从血流动力学的角度来看,肺动脉压靶向治疗对结节病肺动脉高压有益,但通常不会改善运动耐量、生活质量或生存期。这些药物的疗效没有显著差别,没有哪一种药物表现出绝对的优势。在结节病肺动脉高压患者中,采用肺动脉高压靶向药物治疗通常具有良好的耐受性。对肺动脉高压治疗的反应可能受到疾病潜在发病机制、心肺功能的严重性、肺动脉高压的严重程度以及结节病相关的免疫抑制治疗的影响。Boucly等人的最新回顾性研究,在常规结节病治疗的基础上,仅对重度结节病患者采用降肺动脉压治疗。其中97例患者接受多种药物治疗(包括22例联合免疫抑制治疗),83例患者接受单一药物治疗,14例患者接受双重治疗,对患者进行随访和右心导管检查,所有患者的血流动力学变量均明显改善。首次随访的基线mPAP从(48 ± 9)mmHg降至(42 ± 11)mmHg($P<0.00001$),PVR从(9.7 ± 4.4)Wood单位降至(6.9 ± 3.0)Wood单位($P<0.00001$)。NYHA心功能分级也有所改善,但6MWT距离无明显变化[(324 ± 138)m vs. (311 ± 127)m,$P=0.33$]。这与先前研究报道的在保留FVC的患者中靶向治疗效果更好的结论相反。根据影像学Ⅳ期患者存在限制性通气功能障碍严重程度的不同(FVC>50%或≤50%)进行分组,经过肺动脉高压靶向治疗的患者其6MWT和血流动力学方面均未发现差异。

　　在有肺动脉高压的患者中,提出了采用血管成形术和支架置入术的血管介入手术治疗方案。Liu等人报告了8例对皮质类固醇无效并接受介入治疗的结节病肺动脉高压和近端肺动脉狭窄的病例,所有病例均行气囊血管成形术(其中5例还进行了支架置入术),介入治疗后三个月,所有患者均表现出血流动力学的改善,mPAP从(42.5 ± 4.6)mmHg降至(20.5 ± 3.2)mmHg($P=0.035$),PVR从(12.3 ± 1.2)Wood单位降至(3.8 ± 0.3)Wood单位($P=0.004$),6MWT距离从(236.8 ± 36.7)m增至(456.4 ± 48.2)m($P=0.028$)。虽然在介入手术的过程中大部分患者经历了多种并发症,但这些并发症并不棘手:一例患者出现了心动过速,一例出现血栓栓塞,一例出现咯血和一例出现肺动脉剥离,有两例完全无并发症。即使研究中发现药物或介入治疗能够改善一些临床数据,但是该病的预后仍然较差,3年存活率仅74%。鉴于结节病患者的高病死率,当缺乏有效的治疗手段时,应考虑转诊行肺或心肺联合移植。

第五节　结节病肺动脉高压的预后

　　与没有肺动脉高压的结节病患者相比,有肺动脉高压的结节病患者面临更多的临床问题,包括难治性呼吸困难、显著降低的运动能力和功能状态等。对合并有肺动脉高压的患者进行肺移植评估时更需要排除引起肺动脉高压的其他原因。众所周知,肺动脉高压会带来不良预后,在结节病患者的大型英国队列中,CT 上的肺动脉/主动脉直径比值>1 可以强烈预测死亡,但在美国类似的队列中,死亡的独立预测因子是年龄、纤维化程度和是否存在由右心导管确诊的肺动脉高压(HR 8.96,95%CI 3.85~20.87,P=0.048 4)。在 Nardi 等人的队列中,在来自非移植中心的 142 例Ⅳ期结节病患者中,肺动脉高压是最强的死亡相关因素(HR 8.1,95%CI 2.1~31.6,P=0.002),并且顽固性右心衰竭是引起死亡的首要原因(31.2%)。

结节病肺动脉高压患者的生存期估计值中位数为 4.2~6.8 年,其 2 年和 5 年病死率分别为 26.5%~35% 和 41%~63%。Baughman 等人的研究表明,毛细血管前肺动脉高压死亡的风险比具有左室功能障碍的肺动脉高压高三倍。PVR≥3Wood 单位与预后较差有关。但是在 Boucly 的针对重度结节病肺动脉高压患者的队列中,疾病的死亡与 NYHA 功能分级、6MWT 距离和 FVC 或 D_LCO 降低程度有关,但与血流动力学无关。在多变量分析中,只有6MWT 距离仍然是存活率低的独立预测因子。

(姜丁源　代华平)

第六节　病　例

病例　肺结节病继发肺动脉高压一例

【主诉】

干咳伴呼吸困难半年余。

【病史摘要】

患者男性,75 岁,汉族。2015 年 11 月,患者无明显诱因出现干咳,间断发作,无固定发作时间与频次,伴呼吸困难,活动后加重。无发热咽痛,无流涕,无胸痛,无咯血,无心悸,无反酸胃灼热,无恶心呕吐。2015 年 12 月查胸部 CT 提示肺门影增大、多发肿大淋巴结伴钙化,心脏超声提示中度肺动脉高压(三尖瓣反流压差法测量肺动脉收缩压约 80mmHg)、双心房增大,未予特殊治疗。2016 年 4 月于外院查 CT 肺静脉造影提示可见双肺门增大,双肺门见肿大、钙化淋巴结,局部双肺动脉干受压、变窄;左下肺动脉主干及分支未见显影。胸部 CT 见右侧包裹性胸腔积液,左下肺阴影。心脏超声提示中度肺动脉高压(三尖瓣反流压差法测量肺动脉收缩压约 86mHg)。给予氧疗、头孢丙烯抗感染、止咳化痰、舒张支气管、利尿等治疗后,呼吸困难有所改善。为进一步诊治,2016 年 5 月门诊以“胸腔积液,肺动脉高压”收入呼吸科,患者自发病以来,精神好,饮食差,睡眠可,二便正常,体重减少 3kg。

既往史:患者 1981 年行胸部 X 线片检查提示“双侧肺门肿大”,考虑肺结节病,当时无明显症状,未予治疗。1987 年、1989 年两次因咳嗽、发热在痰中找到结核菌诊断为肺结核,均经正规抗结核(利福平、异烟肼、吡嗪酰胺)治疗各半年症状缓解,未复查胸部 X 线片或胸部 CT。1996 年在新疆当地医院诊断“慢支伴肺气肿”,2003 年复查肺功能检查提示中度混合性通气功能障碍，现口服孟鲁司特钠、吸入噻托溴铵等治疗，近一年无急性加重。2002 年 4 月患者因左侧胸腔积液住院，考虑结核性胸膜炎不除外，给予异烟肼 0.3g/次、1 次/d，利福平 0.45g/次、1 次/d，吡嗪酰胺 0.75g/次、2 次/d 抗结核，并穿刺引流胸腔积液，未查见抗酸杆菌及肿瘤细胞，且治疗效果不佳，胸腔积液增长明显。2003 年 2 月于我院住院诊治，初始也考虑结核性胸膜炎不除外，并于 2003 年 2 月 21 日调整抗结核方案为帕斯烟肼 0.4g/次、3 次/d，利福喷丁 0.6g/次、2 次/周，乙胺丁醇 0.75g/次、1 次/d，合并使用泼尼松 30mg/次、1 次/d，一个月后每天减 2.5mg，减完为止。我院胸腔穿刺抽液化验提示偏漏出液，仍无结核病及肿瘤依据。上述治疗结果不佳，胸腔积液反复增长，且增长速度逐渐加快。住院期间多次行心脏超声检查提示肺动脉高压（估计肺动脉压 90~95mmHg），并出现右房增大、右室肥厚，考虑为肺源性心脏病，2003 年 4 月 8 日开始口服地尔硫䓬 30mg/次，3 次/d。后复查胸部 CT 发现双下肺动脉周围淋巴结肿大、钙化压迫肺动脉，并有小叶间隔增厚、淋巴结肿大，考虑不除外由结节病引起的肺动脉高压及胸腔积液。2003 年 10 月 28 日停抗结核药物。2003 年 11 月 5 日行胸腔镜下左侧胸膜活检及胸膜粘连术（应用滑石粉），术后病理：壁层胸膜慢性炎症；肺与膈肌粘连带可见较多丛状增生的动静脉血管，伴偏心性动脉内膜及中膜增厚，符合动静脉畸形改变，考虑继发性肺动脉高压。2003 年 11 月肺血管 MRI 检查提示双下肺动脉狭窄超过 75%，肺静脉可见回流。2003 年 12 月 2 日行右心导管检查：右上肺动脉自起始部完全闭塞，右中肺动脉起始部狭窄 70%，右下肺动脉正常显影，左上及左下肺动脉局限性狭窄 90%~95%。2003 年 12 月 4 日再次院内外专家联合会诊，确定试验性治疗结节病，口服泼尼松 30mg/d，并同时口服抗结核药物（异烟肼 0.3g/次、1 次/d，利福平 0.45g/次、1 次/d，乙胺丁醇 0.25g/次、3 次/d）。治疗 1 个月，患者呼吸困难改善，胸腔积液减少，2004 年 1 月复查肺血管三维重建：肺门区血管狭窄，狭窄血管周围肿大淋巴结，肺内多发微结节。继续口服激素，30mg/d 应用 3 个月后减量，于 2004 年 1 月 9 日出院。

总结上述治疗经过，第一次抗结核治疗共 333 天（2002-11-01—2003-10-28），第二次抗结核治疗共 146 天（2003-12-05—2004-05-01）；第一次应用泼尼松 161 天（2003-04-28—2003-10-08），第二次应用泼尼松 375 天（2003-12-05—2004-12-14）。出院后在外院多次复查，心脏超声显示肺动脉压 70~86mmHg，左侧无胸腔积液，右侧间断出现少量胸腔积液，2010 年开始服用贝前列素 40μg/次、3 次/d。2014 年 7 月因双肺间质改变加重住院，服用泼尼松 30mg/d，服用近 3 个月时，出现左上腹部不适，行胃镜检查见两处胃溃疡，遂逐渐减量泼尼松直至停药，总疗程约 6 个月，并正规治疗胃溃疡，后复查胃镜显示溃疡灶愈合。2014 年 11 月地尔硫䓬加量至 60mg/次、3 次/d。患者自觉症状不明显，轻度活动后呼吸困难，无明显缺氧表现。冠心病、完全性右束支传导阻滞病史多年，2006 年 11 月 23 日因心动过缓行人工心脏起搏器植入术。

【诊治过程】

1. 入院查体　体温：36.5℃，脉搏：76 次/min，呼吸频率：20 次/min，血压：130/60mmHg。

身高 178cm，体重 68kg。神志清楚，左肺叩诊呈清音，右下肺叩诊呈浊音，听诊呼吸音减低，双下肺可闻及少许湿啰音，心率 76 次/min，律齐，P2>A2，主动脉第二听诊区可闻及收缩期 2/6 级杂音，其余瓣膜听诊区未闻及病理性杂音，腹平软，全腹无压痛、反跳痛及肌紧张，肝脾未触及，肝颈反流征阴性，全腹叩诊呈鼓音，移动性浊音阴性，肝肾区无叩击痛，肠鸣音正常，双下肢无水肿。

2. 辅助检查 动脉血气分析(吸氧 2L/min) (2016-05-12)：酸碱度 7.424，氧分压 111.3mmHg，二氧化碳分压 35.1mmHg，氧饱和度计算值 98.4%，实际碳酸氢根 22.5mmol/L，剩余碱−1.3mmol/L。血常规：白细胞计数 6.44×10^9/L，中性粒细胞 0.742，血红蛋白 128g/L，血小板计数 140×10^9/L。凝血功能：血浆 D-二聚体 2.27μg/ml，凝血酶时间 15.4 秒。肿瘤标志物：CA125 36.11U/ml。生化检查：碱性磷酸酶 139U/L，前白蛋白 18.5mg/dl，肌钙蛋白 I 0.237μg/L，肌钙蛋白 T 0.018ng/ml，脑利钠肽前体 1 053pg/ml。红细胞沉降率、结核抗体、降钙素原、呼吸道病原九项均正常。血清血管紧张素转化酶、抗核抗体、抗中性粒细胞胞质抗体、类风湿因子均正常。肺功能：轻度阻塞性通气功能障碍，中度限制性通气功能障碍，支气管舒张试验阴性。

心脏超声：肺动脉高压(重度，估计肺动脉收缩压>87mmHg)，右房、右室扩大伴右室壁肥厚[右室内径 48mm(正常参考范围：36mm ± 4mm)，右房内径 50mm(正常参考范围：37mm ± 3mm)]，主肺动脉扩张[主肺动脉 37mm(正常参考范围：19mm ± 3mm)，右肺动脉 20mm(正常参考范围：13mm ± 3mm)]，三尖瓣反流(中—重度)，左室舒张功能减退，升主动脉扩张[升主动脉 35mm(正常参考范围：26mm ± 3mm)]。

胸腔超声：右侧胸腔内可见游离液体，最大深度约 7.5cm，内透声尚可。左侧胸腔内未见异常回声，双侧胸膜稍增厚，右侧厚约 1.4cm，左侧厚约 1.6cm。

浅表淋巴结超声：左侧颈部及锁骨上窝可见数个中等回声结节，部分淋巴门结构不清，较大者约 1.7cm × 1.3cm，可见淋巴门结构，有少许血流信号。右侧锁骨上窝可见一低回声结节，大小约 1.0cm × 0.8cm，淋巴门结构不清，结节内可见少许强回声灶，结节内血流信号不丰富。右颈部未见明显肿大淋巴结。腋窝及腹股沟未见肿大淋巴结。

胸部 CT(图 21-6-1、图 21-6-2)：双上肺血管束增粗；双肺可见多发粟粒样至 7mm 小结节影，部分有钙化，双上肺部分小叶间隔增厚；右肺中叶支气管腔变窄、中叶体积缩小并片状实变；左下肺体积缩小，可见片状与蜂窝状影。气管通畅，部分肺段支气管狭窄。双肺门与纵隔内多发淋巴结肿大与钙化。右侧心膈角前方、心尖部可见多个稍大淋巴结。右房、右室扩大。主肺动脉干增粗，内径约 43mm，同层面升主动脉内径约 35mm。右侧胸膜增厚，右侧胸腔中等量积液，左下肺后方胸膜增厚。

PET/CT：①颈、胸及上腹部多发高代谢肿大淋巴结，首先考虑炎性反应性改变，建议抗炎后 CT 复查；②两肺炎性改变，右侧胸腔积液、叶间积液伴包裹性改变，右肺受压膨胀不全；③两肺多发钙化及微小无代谢结节，考虑良性肉芽肿性病变。

3. 治疗经过 入院后完善相关检查。2016 年 5 月 27 日，请院内外专家联合会诊，诊断

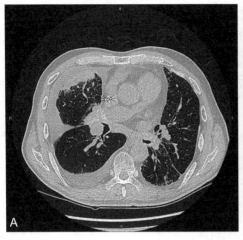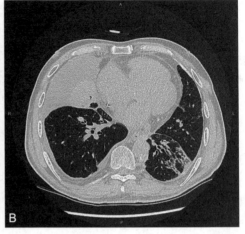

图 21-6-1　2016 年 5 月 18 日胸部 CT（肺窗）

A. 双肺多发结节影，右肺中叶支气管腔变窄、中叶体积缩小并片状实变，右侧胸膜增厚，右侧胸腔中等量积液；B. 双肺多发结节影，左下肺体积缩小，可见片状与蜂窝状影，左下肺后方胸膜增厚。

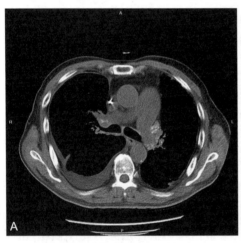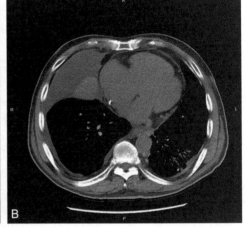

图 21-6-2　2016 年 5 月 18 日胸部 CT（纵隔窗）

A. 双肺门与纵隔内多发淋巴结肿大与钙化，主肺动脉干增粗，内径约 43mm，同层面升主动脉内径约 35mm；B. 右房、右室扩大。

考虑为结节病，最好能行浅表淋巴结活检，获取病理学依据。肺动脉高压及胸腔积液均为继发改变，是肺结节病长期病变的结果。结节病引起肺动脉高压的原因有以下三个方面：①肿大的淋巴结压迫肺动脉及其分支；②晚期肺间质纤维化引起肺血管床破坏及慢性缺氧导致肺动脉高压；③结节病免疫反应本身也可以导致肺血管炎，肺小动脉因血管炎而狭窄、闭塞，进而引起肺动脉高压。治疗：甲氨蝶呤口服 12.5mg/周＋羟氯喹 0.2g/次、2 次/d，试用 1 个月，观察肺内结节及间质性病变是否有好转。加用波生坦 31.25mg/次、2 次/d。会诊结束后，院方向患者及家属详细告知会诊情况。患者及家属考虑后表示接受会诊的药物治疗意见，但不同意行创伤性检查，如支气管镜、浅表淋巴结活检等。

2016 年 5 月 30 日开始予甲氨蝶呤 12.5mg/次 1 次/周、羟氯喹 0.2g/次 2 次/d,以及波生坦片 31.25mg/次 2 次/d。6 月 1 日因血压偏低,将波生坦剂量减至 15.625mg/次 2 次/d,监测血压回升至基础水平。6 月 6 日复查胸腔超声:右侧胸腔内可见游离液体,最大深度约 8.5cm,内透声欠佳,可见纤维粘连带。考虑胸腔积液较前有所减少,但较入院后初次检查时有所增加,指示增加氢氯噻嗪为 25mg/次、1 次/d,螺内酯为 20mg/次、1 次/d。患者要求 6 月 6 日出院,出院后继续服用目前药物,定期复查血常规、生化及凝血等指标,3 周后再次入院全面复查。

【最后诊断】

1. 肺结节病Ⅲ期。
2. 继发性肺动脉高压(重度)。
3. 肺动脉狭窄。
4. 肺源性心脏病。
5. 右侧胸腔积液。
6. 左侧胸膜粘连术后。
7. 左下肺局限性间质纤维化。
8. 慢性阻塞性肺疾病。
9. 冠心病。
10. 心律失常 完全性右束支传导阻滞。

评述

◆ 患者序贯出现肺门、纵隔淋巴结肿大、肺间质改变、胸膜多发结节、肺动脉高压及胸腔积液,抗结核治疗效果不佳,而既往糖皮质激素治疗曾经有效,基本可以肯定是肺结节病引起肺动脉高压,进而出现右心功能不全、胸腔积液。国外有资料显示,肺结节病晚期合并肺动脉高压并不少见。

◆ 结节病引起肺动脉高压的原因有以下三个方面:①肿大的淋巴结压迫肺动脉及其分支;②晚期肺间质纤维化引起肺血管床破坏及慢性缺氧导致肺动脉高压;③结节病免疫反应本身也可以导致肺血管炎,肺小动脉因血管炎而狭窄、闭塞,进而引起肺动脉高压。诊断方面,唯一的遗憾就是缺乏病理依据,而本次入院 B 超发现颈部及锁骨上淋巴结肿大、PET/CT 可见左侧胸部皮下高代谢灶,尽管这两处病灶都很小,取活检难度较大,如果可以进行活检,且明确肉芽肿性病变,那么诊断结节病的把握就非常大了。另外,也可以考虑气管镜检查,一方面观察支气管内膜是否有结节,另一方面可行肺泡灌洗,如果灌洗液中淋巴细胞 $CD4^+/CD8^+$ 比值明显升高,也更加肯定是结节病。但患者及家属表示拒绝气管镜等有创检查。

◆ 关于结节病的治疗，糖皮质激素是最重要的治疗药物。患者既往应用糖皮质激素，虽然有效，但并未完全控制病情，且 2014 年再次应用泼尼松 30mg/d 三个月，内镜下见两处胃溃疡，故应用糖皮质激素风险较高。治疗方面，采用如下方法：甲氨蝶呤口服 12.5mg/ 次 1 次/ 周 + 羟氯喹 0.2g/ 次 2 次/d，试用 1 个月，观察肺内结节及间质性病变是否有好转，如有好转，可以继续应用，如好转不明显，只能同时应用小剂量糖皮质激素，同期要做好胃黏膜保护。上述两种免疫抑制剂剂量较小，安全性有保障。关于肺动脉高压的治疗，建议加用波生坦，也是从小剂量开始，31.25mg/ 次 2 次/d，观察病情变化，及时复查肺动脉压力。

◆ 患者已 75 岁，如果从首次疑诊肺结节病的 1981 年算起，至 2016 年结节病的病程已 30 余年，现已合并肺间质纤维化及肺动脉高压、肺心病，是病情的晚期，已很难完全逆转，而且手术、介入治疗均不再考虑。因心功能较差，支气管镜风险大，最好也不做，家属拒绝也在情理之中。患者整体预后不良，所以在药物治疗及内科综合治疗上需要再精细一些。因此除上述提到的免疫抑制治疗及加用降肺动脉压药物外，还要注意传统的内科治疗方法，比如控制入量、间断利尿等。另外，如果系统应用糖皮质激素有顾虑，可以考虑吸入糖皮质激素。

（徐国纲）

参 考 文 献

［1］ JUDSON M A. Pulmonary sarcoidosis a guide for the practicing clinician ［M］. New York：Humana Press，2014.

［2］ BAUGHMAN R P，VALEYRE D. Sarcoidosis：A clinician's guide ［M］. Missouri：Elsevier，2019.

第二十二章

老年结节病

　　结节病是一种病因未明的全身性肉芽肿疾病,通常累及多个系统或器官,临床以呼吸系统受累最为常见,常表现为双侧肺门淋巴结肿大和肺内浸润。多数结节病患者预后较好,部分患者可自行缓解。在过去 20 年中,因结节病导致死亡的患者以每年 3% 的速度递增,死亡原因主要是肺和心脏结节病。结节病多见于青中年,发病高峰在 20~39 岁,男女相同,女性患者常在 65~69 岁有第二个高峰。我国缺乏结节病的流行病学调查资料,但 60 岁以上患结节病者并非罕见。北京医院经病理组织学确诊并追随 4 年以上 133 例结节病患者的年龄分布中,患病时 60 岁以上老年人 14 例,占 10.5%;50 岁以上老年前期患者 27 例,占 20.3%。老年人及老年前期共 41 例,占 30.8%。老年人结节病的病理组织学改变及诊断标准,与非老年人患者并无区别。由于老年人的病理生理特点、危险因素与非老年人不同,使其临床表现、X 线征象、鉴别诊断及治疗诸方面有其独特的特点。

第一节　老年结节病的诊断

　　目前临床诊断结节病大多基于以下 3 项标准:临床表现,受累部位病理检查结果提示非干酪样坏死性上皮样细胞肉芽肿性炎,且需排除其他已知原因的肉芽肿性疾病。

一、老年结节病的特征性临床表现

　　老年结节病患者临床症状同青年结节病患者,可出现呼吸系统症状,如咳嗽、呼吸困难、胸痛。多数结节病患者表现为亚急性或慢性病程,少数患者急性起病,表现为双侧肺门淋巴结肿大、关节炎及结节性红斑,伴发热和肌痛,也称之为 Lofgren 综合征。结节病患者可无症状,也可出现疾病进展及疾病复发。当疾病进展时,可出现肺功能不全、肺纤维化甚至心脏受累导致死亡,如心律失常导致的心搏骤停和/或心肌炎引起的充血性心力衰竭。

部分临床特征具有结节病高度特异性,如 Lofgren 综合征、狼疮、Heerfordt 综合征,具有诊断意义。其他与结节病密切相关的临床特征还包括"无 B 症状"(出现发热、盗汗及体重减轻)的双侧肺门淋巴结肿大。高度提示结节病诊断的影像学特征表现包括:胸部 X 线、CT 或 PET 检查提示双侧肺门肿大;淋巴管周围结节;中枢神经系统 MRI 扫描出现钆增强;X 线、CT 或 MRI 检查提示溶骨、囊肿及穿孔病变,骨小梁出现;镓(^{67}Ga)扫描和 PET 检查提示腮腺摄取增多。此外,肺上叶或弥漫性浸润影,支气管周围增厚,两个及以上的胸外淋巴结肿大,MRI、PET 或 ^{67}Ga 扫描提示心脏炎性活动增加,CT、PET 或 MRI 检查提示肝脏或脾脏增大或出现结节,^{67}Ga 扫描、PET 或 MRI 检查示骨炎性改变也提示结节病诊断可能。而第七对脑神经麻痹、治疗反应性肾衰竭、治疗反应性心肌病或房室传导阻滞及无明显诱因的自发性或触发性室性心动过速也提示结节病可能。

高度提示结节病的体征包括:狼疮、葡萄膜炎、视神经炎及结节性红斑;提示可能结节病诊断的体征包括:紫红色皮损、皮下结节、巩膜炎、视网膜炎、泪腺肿胀、喉镜直接活检肉芽肿性病变、腮腺对称性肿大及肝脾肿大。其他高度提示结节病的检查结果包括:高钙血症或高钙尿症伴维生素 D 代谢异常。可能提示结节病的诊断包括:左室射血分数降低、血管紧张素转化酶水平增高、肾结石(钙成分为主)、支气管肺泡灌洗液(BALF)的淋巴细胞增多或 CD4$^+$/CD8$^+$ T 淋巴细胞比值增高、碱性磷酸酶(ALP)高于 3 倍正常参考值上限及青年或中年时期出现新发的三度房室传导阻滞。老年患者由于身体退行性变化及基础病情仍有其特点,需引起临床重视。

二、老年结节病的心脏受累

心脏结节病仍是老年患者的重要死亡原因,但目前临床识别、诊断心脏结节病仍存在一定困难,老年结节病患者出现异常心电图时,应警惕心脏结节病的可能性。

结节病的心脏受累临床表现无特异性,主要表现为充血性心力衰竭、室壁瘤、休克、心律失常、心包损害、瓣膜病变、心肌炎和心肌病等。最常见的为束支传导阻滞(发生率 26%)和完全性房室传导阻滞。心律失常亦较常见,其中室性心律失常发生率为 22%~40%。室性期前收缩和完全性房室传导阻滞常是患者猝死的主要原因(67%)。心包积液发生率仅为 3%,可呈血性。心脏结节病常无典型临床表现,多数呈隐匿型临床经过,因此极易漏诊、误诊。

老年人心电图异常的常见病因是冠心病及传导系统的退行性病变,老年人室性心动过速常发生于急性心肌梗死及严重心肌缺血;目前对于老年人发生房室传导阻滞及室性心动过速的情况,医师常按冠心病或老年退行性病变治疗,很少想到结节病。Yoshida 等报道日本一组 89 例死于心脏病的分析结果,其中男性 40 例、女性 49 例,平均年龄 69.1 岁。该组病例中的多数因高度房室传导阻滞而住院,经超声心动图、放射性核素检查及活检组织学确诊为心脏结节病者 10 例,占 11.2%。然而由于心肌活检的安全性远低于经支气管镜肺活检、EBUS 或经皮肺活检,故在生前确诊心脏结节病者甚少,鉴于我国尸解率仍较低,故很难估计结节病侵害心脏的实际发病率。但当临床遇到老年结节病患者出现异常心电图、持续性房室传导阻滞或心律失常时，在鉴别诊断中，应注意考虑心脏结节病的可能性。

三、老年人结节病的眼部受累

肺结节病合并肺外结节病的情况（国内统计资料），眼部受累占19%（57/300），眼部受累为首发症状者占7%~25%。老年人结节病眼部受累并不少见，需引起临床足够重视。

（一）眼葡萄膜炎

Favre等报道欧洲一家眼科医院于1990—1993年的3年中，收治的435例眼葡萄膜炎病例中的94例（21.6%）为60岁以上发病的老年人。在引起葡萄膜炎的诸多病因分析中，经活检病理组织学确诊的结节病，排在第三位。赖特综合征导致的葡萄膜炎、青光眼睫状体炎综合征（Posner-Schiossmann综合征）及白塞病性葡萄膜炎在老年组少见。结节病性葡萄膜炎的发病率老年组明显高于非老年组（$P<0.01$）。

眼葡萄膜炎如早期诊断后应用皮质激素治疗，可获较好预后，有可能避免视力障碍，反之，视力可能完全丧失。Sekiya等报道1例女性患者，77岁，首发眼葡萄膜炎，开始胸部X线片无异常，病后6个月，再次摄胸片见双肺门淋巴结肿大，结核菌素皮肤试验阴性，sACE增高，最终病理确诊结节病。

（二）脉络膜视网膜炎

1997年，Lardenoye等分析828例脉络膜视网膜炎病例的病因中，25%属于结节病侵害眼部表现。Rothova等总结48例多灶性脉络膜视网膜炎病例中的6例为结节病，经血管造影发现8例/48例并发巨大动脉瘤，3例/8例为60岁以上结节病患者。该类病例为脑血管意外及心肌梗死的高危人群。

（三）眼眶内肉芽肿

由于老年人是恶性肿瘤的高发人群，当眼球突出、CT或磁共振提示眶内占位性肿物，常首先考虑肿瘤。2000年Shaikh等报道1例男性患者，74岁，主诉右眼疼痛、复视、眼球突出伴面部皮损；磁共振提示右眶内肉芽肿，确诊结节病，皮质激素联合荷包牡丹碱治愈。Shaikh认为，老年结节病易以眶内假瘤形式出现，即使不同时出现系统性结节病临床或X线征象，亦应考虑结节病的可能性。

（四）其他疾病合并结节病的眼部受累表现

Arqki等报道2例70岁患者（男女各1例），均以干燥综合征（Sjögren syndrome）收入眼科医院，1例表现为角膜干燥、唾液缺乏、腮腺肿大、多关节炎及葡萄膜炎，腮腺活检淋巴细胞浸润。另1例诊断干燥综合征及葡萄膜炎的第二年，出现呼吸困难、活动后发绀。2例均经支气管镜肺活检（TBLB）确诊肺及肺外系统性结节病。

综上所述，老年结节病易侵害眼部，常以葡萄膜炎、脉络膜视网膜炎、眶内假瘤及干燥综合征的形式出现，临床应予重视。

第二节　老年结节病的鉴别诊断

虽然结节病可发生于任何年龄段,65岁以上老年患者结节病仍较少见,肿瘤仍是老年人的常见病,应重视结节病与肿瘤的鉴别。由于我国结核病多发,老年结节病仍需与肺结核进行鉴别。

北京医院曾诊治过4例肿瘤(肺癌、胃癌、结肠癌及多发性骨髓瘤各1例)及2例结缔组织病(类风湿关节炎及干燥综合征致肺纤维化各1例),浅表淋巴结活检组织学为非干酪样坏死性上皮样细胞堆集;经全身系统检查、化验、手术及尸解,否定了结节病诊断,局部淋巴结病理改变为结节病样反应。Tachibana等报道日本结节病流行病调查结果提示,60岁以上老年结节病易与肿瘤及结核病合并存在;鉴于我国结核病多发,仍需注意鉴别。

儿童及老年人是结核高危易感人群。老年人胸片有陈旧结核病灶者多见,肺结核与肺结节病较难鉴别,PPD试验是重要鉴别指标之一,但免疫功能极度低下的老年人可呈阴性反应,故增加鉴别诊断难度。对于出现高度可疑的肺结节病临床表现(如Lofgren综合征、狼疮、Heerfordt综合征等)或出现双侧肺门淋巴结肿大的患者,建议对其密切随访,不建议行淋巴结活检;目前推荐支气管镜引导下的淋巴结活检替代纵隔镜活检作为纵隔及肺门淋巴结活检方法。如有表浅淋巴结肿大或皮肤病变,亦可取得相应组织病理学依据,以助诊断。

在难以确诊时,亦可在排除结核病的基础上行激素治疗,一般2~4周即可见效。如疑及结节病合并结核病,临床上难以区分,可在抗结核1~2周后,加用激素治疗。结核病一般在抗结核1~3个月后才能见效。

第三节　老年结节病的治疗

临床20%~70%的结节病患者需要系统性治疗,而是否需要立即治疗或随诊时开始治疗取决于是否出现严重的功能受损或主要脏器不可逆损伤、死亡风险增高及是否出现功能丧失或全身症状。结节病患者的用药指征包括出现结节病心脏、神经系统、泌尿系统受累,眼部结节病局部治疗无明显效果及高钙血症引起症状的情况。老年患者由于器官功能衰退应用激素或免疫抑制药物时需密切监测脏器功能,定期随诊,避免出现脏器损害及不良反应。

一、治疗药物的选择

结节病的治疗需根据疾病是否影响患者的生存或器官功能而定。目前,系统性糖皮质激素治疗仍是肺内及肺外结节病的首选治疗方式。糖皮质激素可抑制巨噬细胞及淋巴细胞的活化,并可调控部分参与肉芽肿浸润的细胞因子,但并不改变疾病进程,长期使用可影响患者的安全性和耐受性。

当糖皮质激素治疗无效、疾病进展或患者不耐受时可考虑使用细胞毒性药物作为结节病的二线治疗药物,主要包括甲氨蝶呤、硫唑嘌呤、来氟米特及吗替麦考酚酯。甲氨蝶呤(MTX)具有抗炎及免疫抑制作用,当患者出现肺部、皮肤及中枢神经系统受累时推荐使用。通常起始剂量为每周5~7.5mg口服或肌内注射,每周逐渐递减,至少每半年复查一次。MTX治疗可出现肝不良反应、感染及增加骨髓抑制风险,为降低骨髓抑制风险,可补充叶酸每周5mg。硫唑嘌呤由于药物不良反应较多,较少应用于结节病的二线治疗。而吗替麦考酚酯的药物不良反应较甲氨蝶呤及硫唑嘌呤更少,通常治疗起始剂量为500mg/d,每日两次,之后可增加剂量至750~1 500mg/次,每日两次。生物制剂等其他药物可作为结节病的三线治疗药物,主要为抗TNF-α靶点的单克隆抗体,可用于治疗已使用糖皮质激素及一种二线免疫抑制剂治疗的活动性或进展性结节病患者,代表药物包括英夫利西单抗、利妥昔单抗和阿达木单抗等。

二、糖皮质激素治疗的适应证及剂量

糖皮质激素目前是肺结节病的一线治疗药物。当肺结节病患者出现如下症状时需考虑激素治疗:呼吸功能降低(如呼吸困难、咳嗽、胸痛等);肺功能严重受损包括TLC降低≥10%,和/或FVC降低≥15%,和/或D_LCO 3~6个月内降低≥20%,或出现胸部影像学异常表现(如间质异常表现加重、肺空洞增大或肺纤维化蜂窝影加重)。部分出现肺外结节病受累的患者需要糖皮质激素治疗,包括眼部、心脏、神经系统、肾脏受累和/或出现高钙血症。

一般推荐口服泼尼松(或同等剂量的其他激素)起始剂量0.3~0.5mg/kg(20~40mg/d),具体剂量视疾病严重程度而定。老年患者通常起始剂量维持使用4周,然后对患者进行重新评估。若患者的临床表现、肺功能及影像学特征稳定或改善,可每1~2个月减量5~10mg,总疗程6~9个月。由于有患者1年后停糖皮质激素后出现复发,故部分患者需长期维持治疗。

(王 艳 方保民)

参 考 文 献

[1] FAVRE C,TRAN V T,HERBERT C P. Uveitis in the elderly [J]. Klin Monbl Augenheilkd,1994,204(5):319-322.

[2] CLIATZISTEFANOU K,MARKOMICHELAKIS N N,CHRISTEN W,et al. Characteristics of uveitis presenting for the first time in the elderly [J]. Ophthalmology,1998,105(2):347-352.

[3] SEKIYA M,UEKI J,LENAGA H,et al. A case of elderly onset sarcoidosis [J]. Nippon Ronen Lgakkai Zasshi,1999,36(10):730-733.

[4] KOSMORSKY G S,MEISLER D M,RICE T W,et al. Chest computed lomography and mediastinoscopy in the diagnosis of sarcoidosis-associated uveitis [J]. Am J Ophthalmol,1998,126(1):132-134.

［5］GMANT E F，GLICKSTEIN M F，MAHAR P，et al. Pulmonary sarcoidosis in the old patients：Conventional radiolo - graphic features［J］. Radiology，1988，169：315-319.

［6］SHAIKH Z A，BAKSHI R，GREENBERG S J，et al. Orbital involvement as the initial manifestation of sarcoidosis：Magnetic resonance imaging findings［J］. J Neuroimaging，2000，10（3）：180-183.

［7］LARDENOYE C W，VANDERLELIJ A，DE-LOES W S，et al. Peripheral multifocal chorioetinitis：A distinct clinical entity？［J］. Ophthalmology，1997，104（11）：1820-1826.

［8］ROTHOVA A，LARDENOYE C. Arterial macroaneurysms in peripheral multifocal chorioretinitis associated with sarcoidcsis［J］. Ophthalmology，1998，105（8）：1393-1397.

［9］MAURIELLO J A，LAMBERL W C，MOSTAFAVI R. Granuloma annulare of the eyelid［J］. Ophthal Plast Reconstr Surg，1996，12（2）：141-145.

［10］ARAKI T，KATSURA H，MOTEGI T，et al. Two elderly patients with sarcoidosis and Sjögren's syndrome［J］. Nippon Ronen lgakkai Zasshi，2001，38（2）：229-234.

［11］YOSHIDA Y，MORIMOTO S，HIRAMITSU S，et al. Incidence of cardiac sarcoidosis in Japanese patients with high-degree atrioventricular block［J］. Am Heart J，1997，134（3）：382-386.

［12］中华医学会呼吸病学分会间质性肺疾病学组. 中国肺结节病诊断和治疗专家共识［J］. 中华结核和呼吸杂志，2019，42（9）：685-693.

［13］张倩，黄慧，徐作军. 肺结节病的诊治进展［J］. 临床内科杂志，2020，37（10）：684-688.

［14］THILLAI M，ATKINS C P，CRAWSHAW A，et al. BTS clinical statement on pulmonary sarcoidosis［J］. Thorax，2021，76（1）：4-20.

［15］缪竞智. 结节病［M］. 北京：科学技术文献出版社，2003.

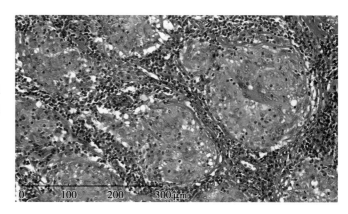

图 4-1-1　上皮样细胞、多核巨细胞、淋巴细胞构成境界清楚的肉芽肿结节,没有干酪样坏死(HE 染色 ×200)

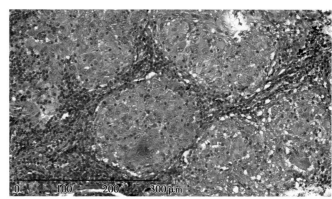

图 4-1-2　淋巴结结节病,非干酪样坏死性肉芽肿,境界清楚(HE 染色 ×200)

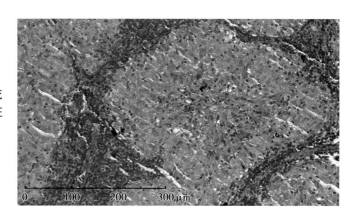

图 4-1-3　淋巴结结节病,非干酪样坏死性肉芽肿,中央可见纤维素样坏死(HE 染色 ×200)

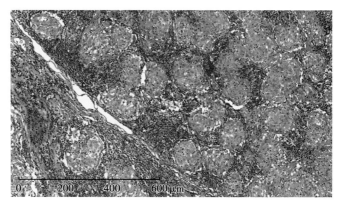

图 4-1-4　淋巴结结节病,肉芽肿形态结构单一、分布均匀(HE 染色 ×100)

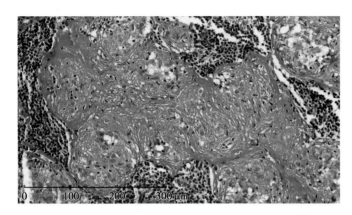

图 4-1-5　淋巴结结节病,肉芽肿结节互相融合(HE 染色 ×200)

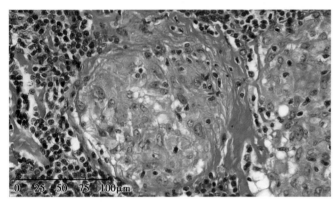

图 4-1-6　结节病后期,肉芽肿周围有纤维化(HE 染色 ×400)

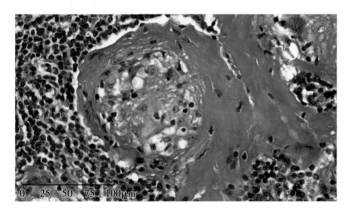

图 4-1-7　结节病后期,肉芽肿周围有纤维化及玻璃样变性(HE 染色 ×400)

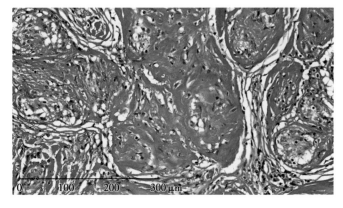

图 4-1-8　结节病晚期,肉芽肿互相融合,发生纤维化及玻璃样变(HE 染色 ×200)

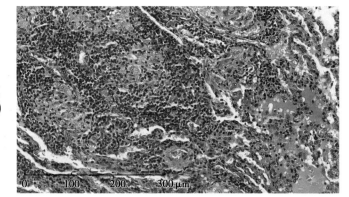

图 4-1-9　结节病肉芽肿形成早期,巨噬细胞聚集,边界不清(HE 染色 ×200)

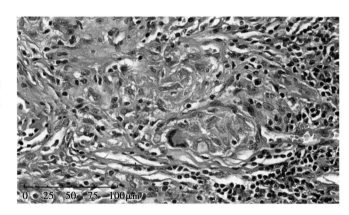

图 4-1-10　上皮样细胞体积较大,胞浆丰富、边界不清,核圆形或卵圆形,染色质少呈空泡状,核仁明显(HE 染色 ×400)

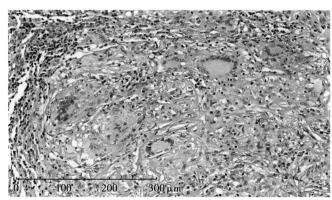

图 4-1-11　肉芽肿内的多核巨细胞,核呈环形排列的巨细胞为朗汉斯巨细胞(HE 染色 ×200)

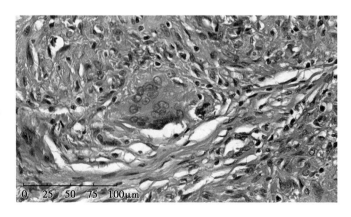

图 4-1-12　肉芽肿内的多核巨细胞,核不规则排列的细胞为异物巨细胞(HE 染色 ×400)

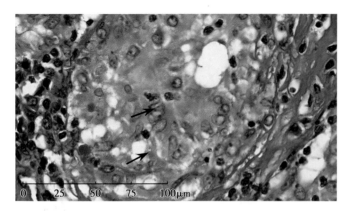

图 4-1-13　多核巨细胞胞浆内可见星状小体（箭头）（HE 染色 ×400）

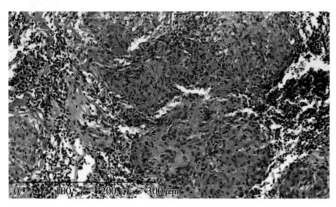

图 4-1-14　结节病肉芽肿周可见淋巴细胞浸润，以 T 淋巴细胞为主（HE 染色 ×200）

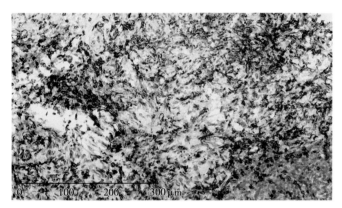

图 4-1-15　结节病肉芽肿内可见多量 T 淋巴细胞，免疫组化 CD3 阳性（免疫组化染色 ×200）

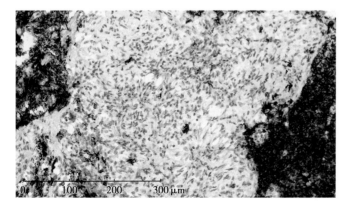

图 4-1-16　结节病肉芽肿内可见少量免疫组化 CD20 阳性的 B 淋巴细胞（免疫组化染色 ×200）

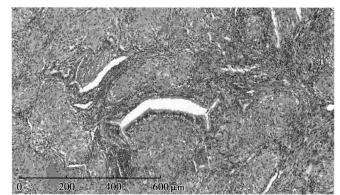

图 4-2-1　肺结节病,肉芽肿位于支气管旁肺组织(HE 染色 ×100)

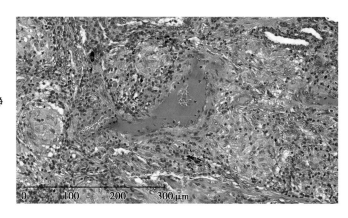

图 4-2-2　肺结节病,肉芽肿侵及肺静脉(HE 染色 ×200)

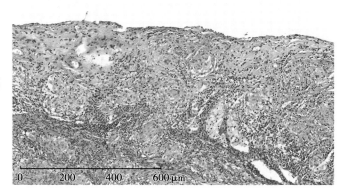

图 4-2-3　肺结节病,肉芽肿侵及胸膜(HE 染色 ×100)

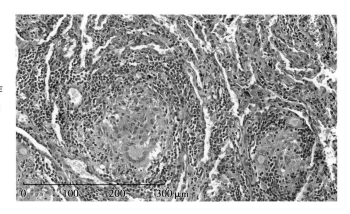

图 4-2-4　肺结节病,肺泡内可见肉芽肿形成,肺泡壁不规则增厚(HE 染色 ×200)

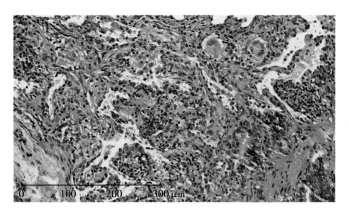

图 4-2-5 肺结节病,可见非特异性间质性肺炎(HE 染色 ×200)

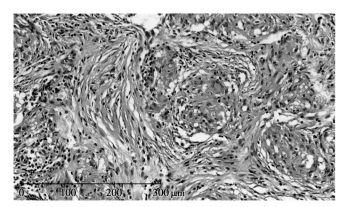

图 4-2-6 肺结节病后期,肺间质纤维化(HE 染色 ×200)

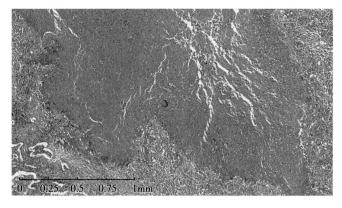

图 4-3-1 肺结核,可见有明显干酪样坏死的肉芽肿结节(HE 染色 ×40)

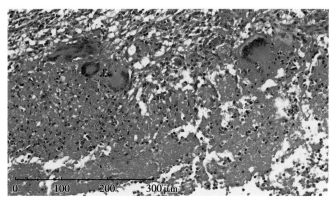

图 4-3-2 肺结核,干酪样坏死周围有多核巨细胞、上皮样细胞及淋巴细胞(HE 染色 ×200)

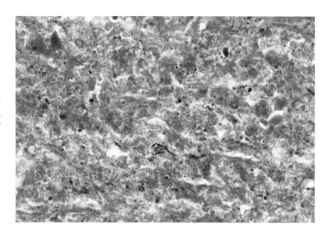

图 4-3-3　肺结核,干酪样坏死灶内可见少量抗酸染色阳性的结核分枝杆菌(红色)(抗酸染色 ×1 000)

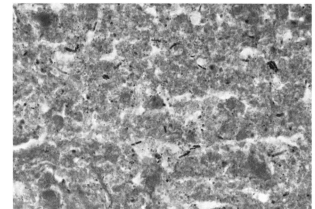

图 4-3-4　肺结核,干酪样坏死灶内可见多量抗酸染色阳性的结核分枝杆菌(红色)(抗酸染色 ×1 000)

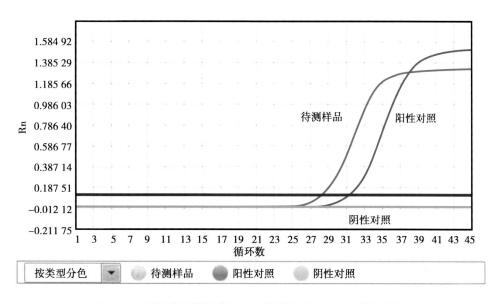

图 4-3-5　分子生物学技术(PCR 技术)结核菌 DNA 检测为阳性

Rn:荧光报告基团的荧光发射强度与惰性参比染料的荧光发射强度的比值。

注:本图由北京胸科医院车南颖教授提供。

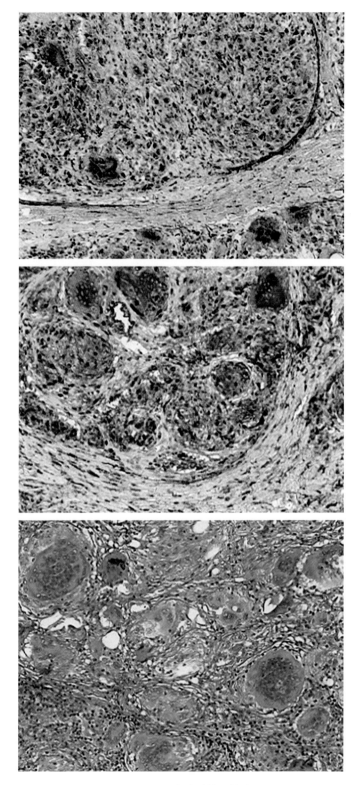

图 8-3-2　左侧小臂肿块活检病理
左侧小臂皮下脂肪组织肉芽肿性炎,符合结节病。

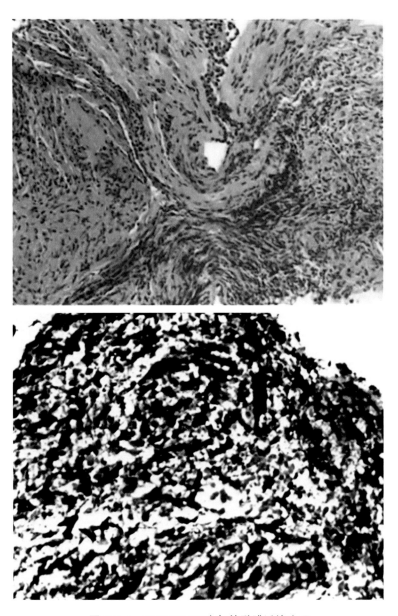

图 8-3-4　2018-02-09 支气管黏膜活检病理

少量气道黏膜活检组织中可见肉芽肿性炎,可见纤维素样坏死,考虑结节病可能性大;免疫组化结果:CD68(++),CD163(++),溶菌酶(+++),CK1/3(−)。特殊染色:抗酸染色(−),网状纤维染色(+)。

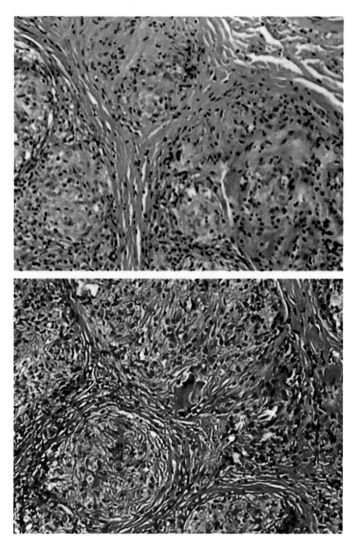

图 8-3-5 2018-02-11 右腕部皮下结节活检病理
皮肤组织肉芽肿性炎,考虑结节病或结核病可能性大。

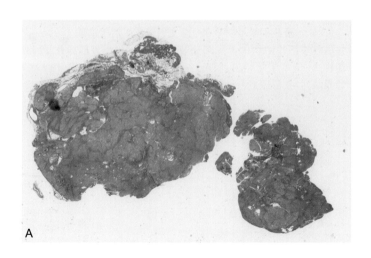

A

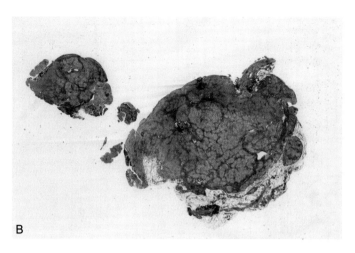

B

图 9-6-5　纵隔镜淋巴结活检
A.HE 染色,低倍放大;B.网织染色,低倍放大。

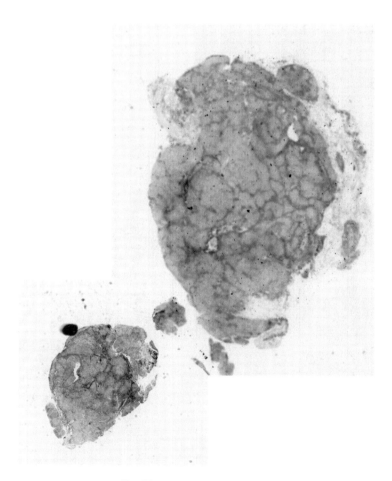

图 9-6-6　纵隔镜淋巴结活检抗酸染色找到分枝杆菌

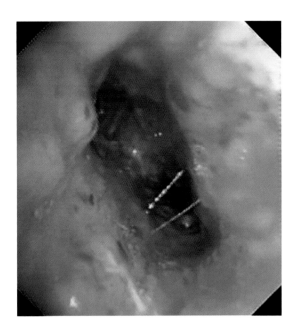

图 9-6-12　患者支气管镜图像
左支气管上叶黏膜肿胀,表面多发结节病变,管腔
狭窄。

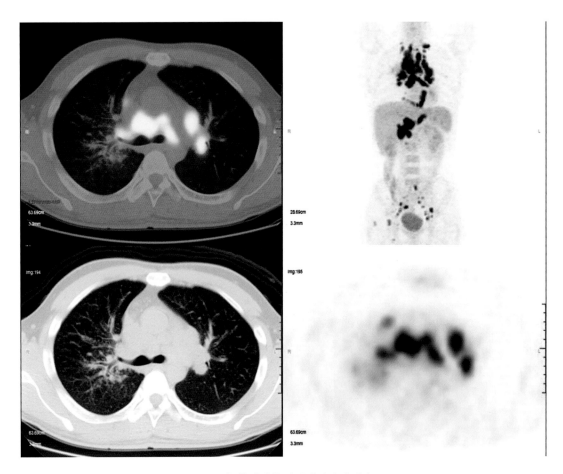

图 9-6-14　累及气管黏膜的肺结节病患者胸部 PET/CT

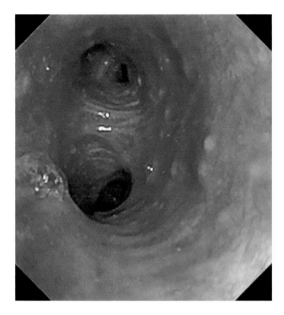 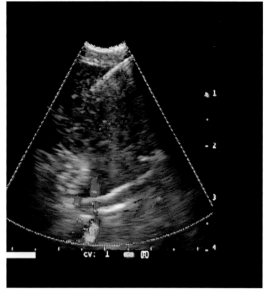

图 9-6-15　累及气管黏膜的肺结节病患者气管镜　左主支气管黏膜可见结节样隆起

图 9-6-16　累及气管黏膜的肺结节病患者 EBUS-TBNA 行第 7 组淋巴结穿刺活检

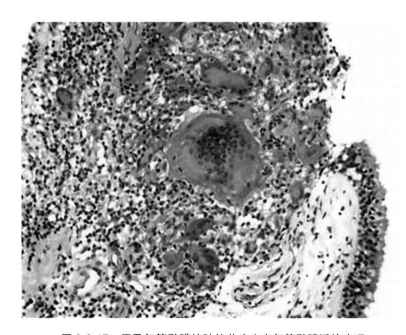

图 9-6-17　累及气管黏膜的肺结节病患者气管黏膜活检病理

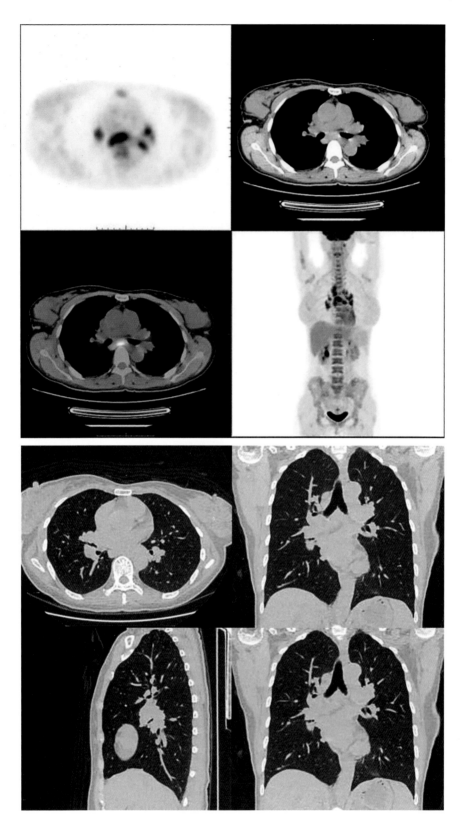

图 12-3-2　肺结节病伴眼部结节病患者胸部 PET/CT

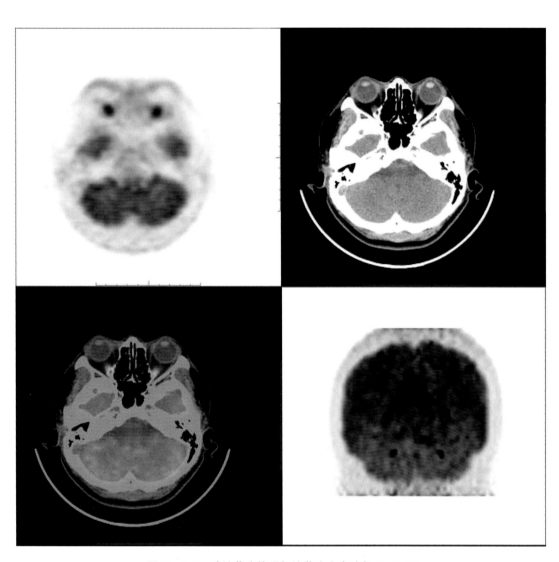

图 12-3-3　肺结节病伴眼部结节病患者头部 PET/CT

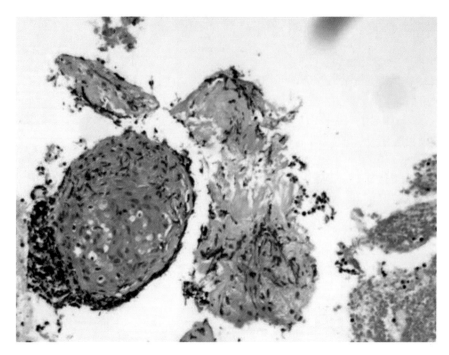

图 12-3-4　肺结节病伴眼部结节病患者 7 组淋巴结穿刺活检病理

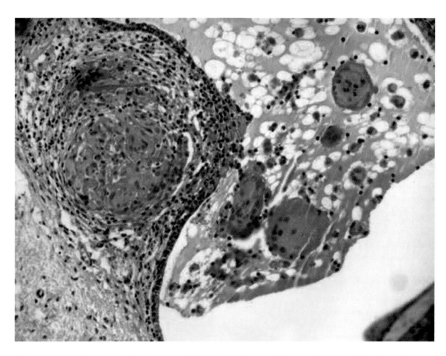

图 14-1-2　乳突内容物组织病理学检查显示非干酪样肉芽肿,上皮样细胞被淋巴细胞包围(HE 染色×200)

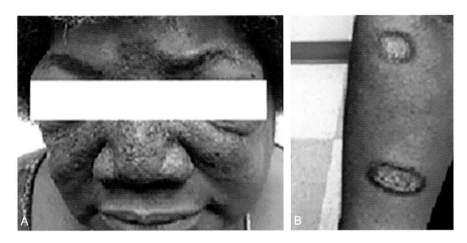

图 14-2-1　头面部及外鼻皮肤典型结节皮肤病表现

A.面部及鼻部冻疮样狼疮;B.同一患者前臂结节皮肤病表现,暗红色皮损。

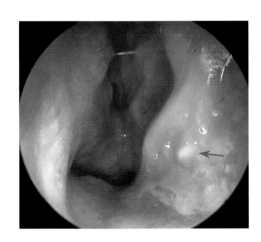

图 14-2-3　右侧鼻中隔结节病(箭头所示)

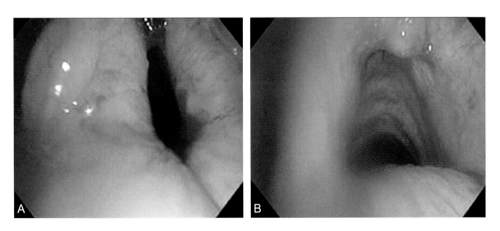

图 14-3-1　喉结节病纤维喉镜下观

A.声门上炎症充血水肿,累及杓状体、假声带或前庭皱襞;B.声门下区可见一孤立结节,表面充血水肿。

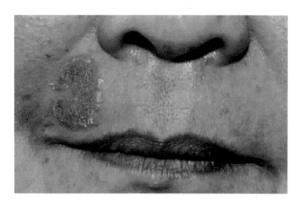

图 14-4-1　面部溃疡型结节病
右唇上方红色斑块,表面有少量鳞屑,境界清楚。

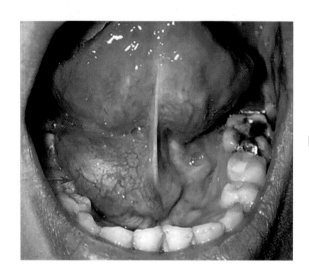

图 14-4-2　右侧舌下腺结节病

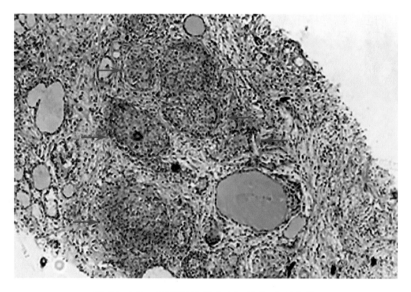

图 14-4-5　甲状腺结节病 HE 染色病理切片
正常甲状腺滤泡结构被大小不一的非干酪样肉芽肿组织(箭头)替代。

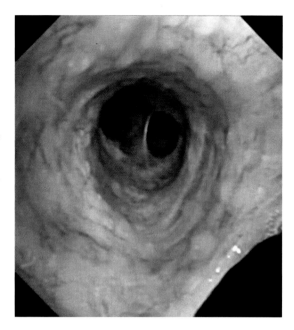

图 17-4-3　患者右中叶支气管黏膜可见多发结节样隆起

BALF:CD4$^+$/CD8$^+$ T 细胞比例 5.35,涂片及培养、GeneXpert-TB、CMV 核酸检查均为阴性。

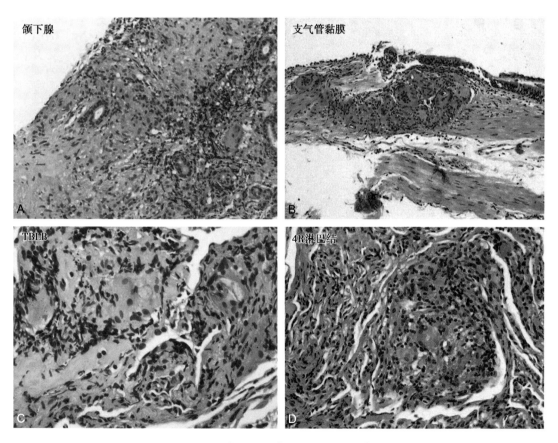

颌下腺

支气管黏膜

TBLB

4R淋巴结

图 17-4-4　患者病理切片(可见上皮样肉芽肿性炎)